现代家庭疾病防治手册

腰腿痛

自助防治 方案

YAOTUITONG
ZIZHU FANGZHI FANG'AN

许彦来◎主编

冯智勇◎副主编（解放军61786部队门诊部）

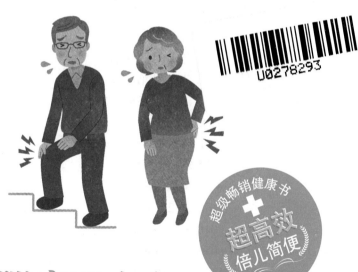

超级畅销健康书

超高效 倍儿简便

腰腿痛看专家

怎么治、怎么防、怎么有效调养

中国人口出版社
China Population Publishing House
全国百佳出版单位

图书在版编目（CIP）数据

腰腿痛自助防治方案 / 许彦来主编 . 一北京：中
国人口出版社，2015.6
ISBN 978-7-5101-3293-3

Ⅰ.①腰… Ⅱ.①许… Ⅲ.①腰腿痛—防治—问题解
答 Ⅳ.① R681.5-44

中国版本图书馆 CIP 数据核字（2015）第 057979 号

腰腿痛自助防治方案

许彦来　主编

出 版 发 行	中国人口出版社
印　　　刷	北京威远印刷有限公司
开　　　本	710 毫米 × 1000 毫米　1/16
印　　　张	16.75
字　　　数	250 千字
版　　　次	2015 年 6 月第 1 版
印　　　次	2015 年 6 月第 1 次印刷
书　　　号	ISBN 978-7-5101-3293-3
定　　　价	32.80 元

社　　　长	张晓林
网　　　址	www.rkcbs.net
电 子 信 箱	rkcbs@126.com
总编室电话	(010)83519392
发行部电话	(010)83534662
传　　　真	(010)83519401
地　　　址	北京市西城区广安门南街 80 号中加大厦
邮　　　编	100054

前 言
PREFACE

　　腰腿痛是一种严重影响学习、工作和生活的常见病。它的发病率非常高，不仅会发生在中老年人身上，也会发生在年轻人身上。此病的诱发因素有很多，如慢性劳损、急性损伤、风寒湿侵袭、过敏性炎症等。较轻的腰腿痛，经休息后可缓解，再遇轻度外伤或感受寒湿仍可复发或加重；较重的腰腿痛，会向大腿后侧及小腿后外侧及脚外侧放射疼痛，转动、咳嗽、喷嚏时加剧，严重影响患者的生活质量。

　　腰腿痛疾病有难治易复发的特点，需结合实际病症选择正确的治疗方法。腰部组织结构复杂，造成腰腿痛的具体原因亦多种多样，如果在未辨识具体原因之前盲目施治，譬如腰椎间盘突出造成压迫刺激脊髓、神经根而引起疼痛，由于突出髓核压迫部位与方向不同，盲目推拿容易造成血管神经受到进一步的压迫和刺激，使原有病情加重。

　　为了更好地从实用角度减轻腰腿痛患者的痛苦，促使其早日康复，我们将患者日常生活中经常遇到的问题汇集起来，编写了《腰腿痛自助防治方案》 一书，并分类逐一解答，以使广大腰腿痛患者可根据自身需要找到参考答案。全书分为三章，共十九节，分别介绍了腰腿痛的基础知识、临床诊断、西医治疗、推拿治疗、饮食治疗及生活、劳动保健防护知识等。本书内容丰富，通俗易懂，方法科学，实用有效，适合广大群众阅读，也可供基层医生阅读参考。

编　者
2015年3月

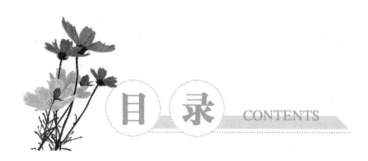

目 录 CONTENTS

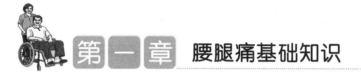

第一章 腰腿痛基础知识

第一节

腰腿痛的病因

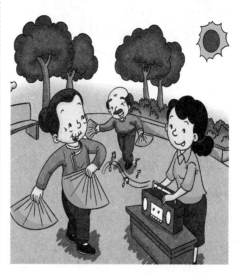

第二节

腰腿痛的临床表现

第三节

常用的检查方法

第四节

如何爱护腰和腿

第二章　简便防治腰腿痛

第一节

急性腰扭伤

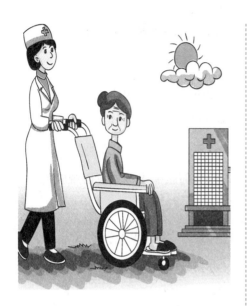

第二节

腰椎间盘突出

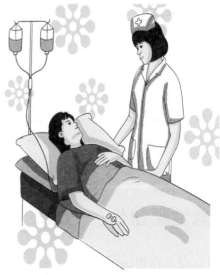

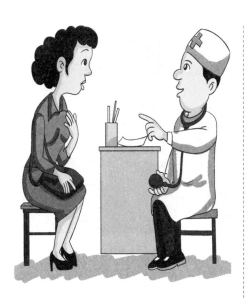

第三节
腰肌劳损

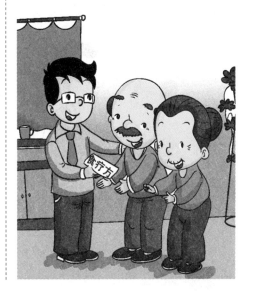

强直性脊柱炎

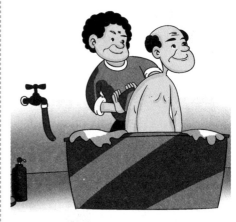

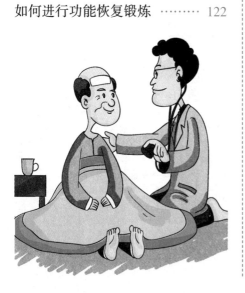

第三腰椎横突综合征

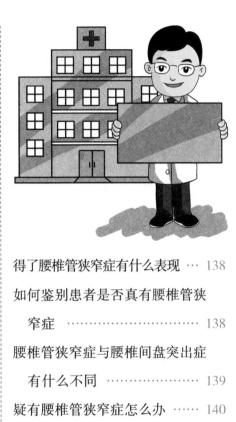

第六节

腰椎管狭窄

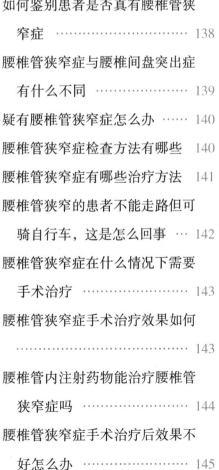

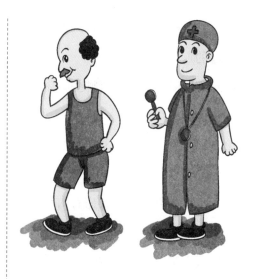

第七节

梨状肌综合征

梨状肌综合征

第八节

类风湿性关节炎

腰腿痛自助防治方案

第九节

骨关节炎

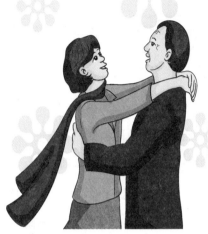

第十节

关节滑膜炎

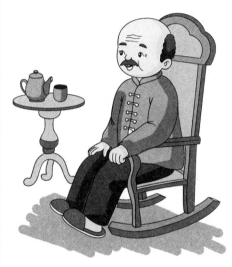

第三章 治疗方法与用药

腰腿痛自助防治方案

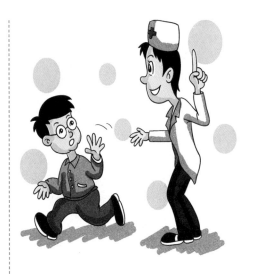

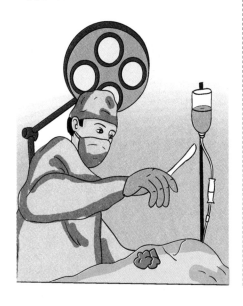

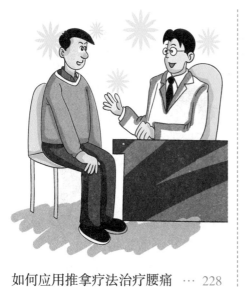

第四节

常用药物

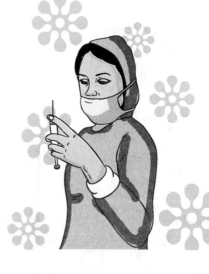

第一章

腰腿痛基础知识

腰腿痛的病因复杂，有先天性的，有外伤、身体功能退变造成的，还有一些内脏疾病也可表现为腰腿痛，甚至心理因素引起的腰腿痛近年也逐步增多。只有弄清楚病因才能对症施治，获得最佳治疗效果。所以大家要谨记，如果出现明显腰腿疼痛的症状，不要过于简单处理，只有到医院确诊才能彻底治疗。

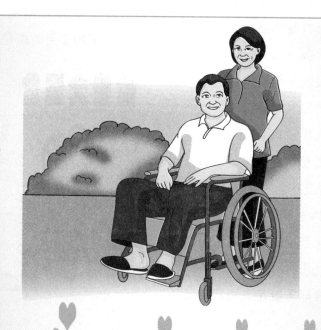

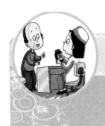

第一节

腰腿痛的病因

 ## 腰腿痛是生理功能造成的

腰腿痛不是病名，而是症状，是指下腰、腰骶、骶髂、臀部等处的疼痛，在体力劳动者、运动员、驾驶员及长期坐位工作人员中很常见。有的仅有腰腿痛，有的合并一侧或双侧下肢痛，因为其解剖结构和临床表现上均有密切关系，故常将其笼统归入"腰腿痛"这一大类。由于其病因复杂，表现多样，大部分病变易反复发作，故越来越受到医学界及社会的重视。

从生物进化的角度，腰腿痛是人类进化产生的一个不良反应。因为人不同于其他灵长类哺乳动物的一个重要标志就是直立行走，不再爬行。其优点是将其他动物用来行走的前肢解放出来，变成灵巧的双手，创造了无比辉煌的人类文明。与此同时却将原本由四肢与脊柱共同支撑的体重及运动时产生的负荷变为现在通过脊柱由下肢单独承担。而在颈、胸、腰、骶四段脊柱中，颈椎活动度大但负荷最小；胸椎的主要功能是传递重力及

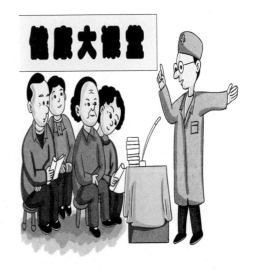

与肋骨、胸骨形成胸廓保护胸腹腔内脏器，活动度很小；骶椎相互融合且通过耳状关节面固定于骨盆，基本上无活动度；只有腰椎位于脊柱下段，处于活动度很小的胸椎和固定于骨盆的骶椎之间，是躯干活动的枢纽，又是单个椎体承递重力最大的部分，虽经千万年的进化单个腰椎椎体比其他椎体要粗大强壮一些，但它仍有"不堪重负"之感，如果日常工作、生活中不注意锻炼、保护，就极易发生腰椎及其附属的韧带、肌肉及通过其间的脊髓、神经的损伤，而发生腰腿痛。不幸的是几乎我们每个人一生中均无把握做到运动工作万无一失，故或多或少、或轻或重地都遭受过腰腿痛的折磨，所以了解一些腰腿痛的常识可以避免或减轻病情，提高工作效率及生活质量。

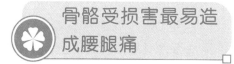

骨骼受损害最易造成腰腿痛

腰腿痛是许多疾病共有的症状，而不是一种单独存在的疾病。疼痛是机体受到某种伤害性刺激时，通过神经系统传入大脑，产生不适感和即时防御反应。这种应激反应与生俱来，是机体本能的自我保护反应，对机体安全生存极为重要。如果伤害或不良刺激过于强烈，则会对机体的正常生命活动产生扰乱甚至危害。因此，必须设法找到腰腿痛的病因，作出正确诊断，进行及时有效的治疗，才能彻底根除病痛，阻止腰腿痛的肆虐。

脊柱是人体的"主心骨"或"脊梁骨"，它的功能是多方面的，既保护脊髓和神经根，还支撑体重、传递重力，又参与胸、腹、盆腔的构成，而且是骨骼肌的附着部。一旦脊柱受到损伤或染上疾病，则会引发全身疾病，甚至瘫痪。

脊柱共有26个椎骨，其中颈椎7个，胸椎12个，腰椎5个，骶骨1个，尾骨1个。椎骨的结构由椎体、椎弓、棘突与横突、小关节突和椎间盘组成。椎间盘有23个，约占脊柱全长的1/3。正常脊柱各段均具有一定弧度，称为"生理曲度"。胸段及骶段凸向后方，颈段和腰段凸向前方。脊柱的弯曲可协助椎间盘减少震荡，但使支撑力减弱，在弯曲交界处易产生损伤（如胸11、12椎，腰1椎）及慢性劳损

（颈5、6椎及腰4、5椎），成为颈胸腰背痛的易发部位。

脊柱的关节及韧带较多。关节有关节突关节、钩椎关节、椎间盘（也是关节）、腰骶关节和骶髂关节。韧带包括前、后纵韧带，黄韧带，棘间及棘上韧带。脊柱韧带众多，长短不一，具有强大韧力，好似脊柱上的"钢筋"，刚柔相济，保持脊柱的稳定性与灵活性的统一。美中不足的是，这些韧带在腰骶交界处比较薄弱，容易受到损伤而引起腰腿痛。

专家提醒

脊髓位于椎管内，上与延髓相接，下与马尾相连，自上而下共分出31对脊神经：颈段8对，胸段12对，腰段5对，骶段5对，尾神经1对。在脊髓圆锥以下的腰骶神经根称为"马尾"，马尾由腰2至尾节共10对神经根组成。神经的分布和腰腿痛有着直接的关系。脊柱哪个部位的椎骨或肌肉受到损伤，压迫了神经根，该神经根即将信息通过脊髓传递到大脑，大脑即指令释放一种致痛物质，引起腰腿痛反应。

与韧带相伴对脊柱起支撑作用的另一股力量是强大的腰背部、胸腹部和臀髋部肌肉。特别是骶棘肌，又称"伸脊肌""竖脊肌"，长大而有力，为伸腰和转腰提供动力。如果这些肌肉出了问题，则椎间关节或韧带也会受到挤压和牵拉而引起腰腿痛。

腰腿痛的致病因素有哪些

引起腰腿痛的各种致病因素如下。

（1）先天性因素：脊柱先天性畸形是胎儿时期脊柱发育异常造成的，大多数发生在腰椎和骶椎。这些畸形对腰骶部的骨性结构形成了薄弱缺陷，削弱了脊柱的稳定性，使腰背肌的运动不平衡，不协调，因而可能使脊柱及其附近的结构较容易受到损伤、挤压和牵扯，导致各种急慢性腰腿痛。真正因腰骶椎畸形引发的腰腿痛症状并不多见。据统计，约有1/3的健康人存在着不同程度的腰骶畸形，平常没有任何症状，只是在受到外伤或因其他疾病做X线检查时才被发现。因此，脊柱先天畸形不是都会引起腰腿痛的。常见的脊柱先天性畸形有隐性脊柱裂，腰椎骶化，骶椎腰化，腰椎管狭窄症，腰椎滑脱，先天性短颈和脊柱侧弯等。

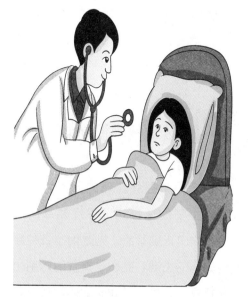

（2）外伤性因素：外伤性腰腿痛包括急性外伤和累积性损伤两种因素。因各种直接暴力、间接暴力或肌肉、韧带的牵拉所致的脊椎骨折、脱位和小关节肌肉损伤等引起的疼痛，为急性创伤性腰腿痛。因劳动、生活、工作和学习中的不良体位日积月累形成的颈肩腰腿肌劳损所致的疼痛，为慢性累积性劳损痛。任何超限的外力、负载、频率及活动范围，均可加重颈肩腰部肌肉、韧带和骨关节的应力，机体为

了代偿，肌肉不得不持续处于紧张或痉挛状态，久而久之，肌肉、筋膜、韧带甚至脊椎关节必然发生急性或慢性病变。常见的外伤性腰腿痛有落枕，肩部损伤，急性腰扭伤（也称"闪腰"或"岔气"），腰肌劳损，腰椎后关节紊乱症，骶髂关节扭伤，棘上韧带损伤，棘间韧带损伤，脊椎骨折，第3腰椎横突骨折和棘突骨折等。

（3）炎症性因素：引起腰腿痛病变的炎症性因素包括两方面：一是由特异性感染源引发的颈肩腰腿部骨、关节及软组织感染性炎症，如伤寒、梅毒、结核等，以及各种化脓性细菌对机体侵犯形成的感染性炎症，如骨髓炎等，均可导致腰腿痛。二是因创伤、劳损、寒冷、潮湿和肌肉痉挛等因素引起的软组织无菌性炎症，病变部位充血、水肿、渗出和纤维组织粘连，从而导致腰腿痛。常见的无菌性炎症引起的腰腿痛病有颈椎病（颈型、神经根型），肩周炎，强直性脊柱炎，腰背部筋膜纤维织炎和骶髂关节致密性骨炎等。

（4）退行性因素：人体发育成熟后物质的新陈代谢逐渐发生变

化，引起组织器官性能和结构的一系列衰老性变化，称"退行性改变"。脊柱的退变涉及骨骼、软骨和软组织。先见于椎间盘的脱水、变性及容积减少所引起的脊柱不稳，接着继发髓核的突出与脱出，韧带骨膜撕裂，韧带与椎间盘间隙血肿形成，继而椎体边缘骨刺形成，以及肌腱、韧带、关节囊等纤维组织变性、断裂，纤维组织增生等。退变随年龄增长而逐渐加剧，超出代偿能力，破坏了脊柱力学平衡，导致腰腿痛症状。脊椎退行性改变引起疼痛的比例在腰腿痛患者中占大多数。退行性改变的病症有颈、腰椎间盘突出症，退行性脊柱炎，骨质疏松症，老年性脊柱后凸畸形（驼背），假性脊椎滑脱和继发性腰椎管狭窄症等。

（5）肿瘤性因素：脊柱肿瘤分为良性和恶性两种。该病有的是脊柱自身发生的，称为"原发性肿瘤"；有的是从其他器官转移过来的，称为"转移瘤"。脊柱恶性肿瘤表现为疼痛剧烈，进行性加重，后果严重，应提高警惕，争取早发现、早诊断和早治疗。

（6）内脏疾病牵涉性因素：全身各系统疾病均可波及脊柱，包括消化系统，泌尿生殖系统，呼吸、循环系统，内分泌紊乱，代谢障碍和妇科疾病等均可影响颈肩腰腿部，出现疼痛等症状。因此，要对腰腿痛患者作全面深入的了解，作出正确的诊断，切忌就事论事，张冠李戴。

腰腿痛如何分类

全面掌握腰腿痛的分类，是在宏观上把握这类病证诊疗要点的前提。作出正确诊断，则是治愈各种腰腿痛病的关键。熟悉了脊柱的解剖生理特点，了解了腰腿痛的病因病理，就可以理解腰腿痛的分类了。

（1）脊柱本身疾患：如脊柱急慢性损伤、炎症、退变、发育异常及肿瘤等。

（2）椎管内疾病：如椎管内炎症、椎间盘突出和肿瘤等。

（3）脊柱旁肌筋膜疾患：如腰肌劳损、肌筋膜纤维组织炎等。

（4）骶髂关节疾患：骶髂关节劳损、脊索瘤等。

（5）内脏疾病牵涉性疼痛：包括妇科、泌尿系统和代谢障碍等。

专家提醒

为了对复杂多元的腰腿痛病因作出及时、正确的判断，必须熟练掌握有关的检查方法。要采集详尽的病史，了解发病情况，特别是外伤史非常重要。还应尽可能多地询问既往史、家族史、妇女的月经史、分娩史、手术史等，再进行仔细全面的体检，包括一般检查、特殊检查和神经系统检查等。检查要规范有序，从上到下，由外及内，以免遗漏。根据各部位疾病的不同，可对颈肩部、腰背部、骶髂关节和下肢分别进行体检。

神经性腰腿痛为何围困成功男士

许多成功男士一天工作下来，常会感到腰酸背痛。这是由于长期处于某种姿势，缺乏运动的结果。心理学研究发现，成功男士时刻承受着来自各方面的巨大压力，在压力的"如影随形"之下，常出现生理疾病，这些压力的"副产品"主要有疲倦、失眠、腰酸背痛等。研究表明，在众多的腰腿痛年轻患者中，绝大部分都属于神经性腰腿痛，而病源都是由于工作压力大造成的，并且，职位越高的人越容易腰酸背痛，这其中以男性居多。腰酸背痛看起来好像不是什么病，但它会使人精力不能集中，烦躁不安，影响工作，有时还会不由自主地发脾气。真正要缓解腰酸背痛最重要的就是减轻压力，面对压力要学会正确宣泄。首先，可以自我宣泄，凡事要大度，不要苛求自己；其次，可以通过向亲朋好友倾诉的方法化解心中的苦闷；最后，还可以去看心理医生。

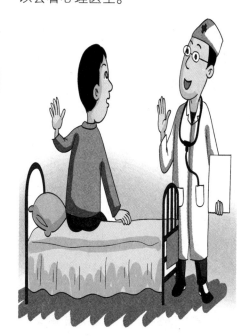

急性腰腿痛是怎样产生的

引起急性腰腿痛的原因有很多，大多数与外伤有关，部分与受凉有关。常见的有急性腰肌扭伤、腰棘间韧带损伤、腰椎小关节紊乱症、腰椎压缩性骨折、骶髂关节半脱位、腰椎间盘突出症、膝关节内外侧副韧带损伤等。

（1）致病原因：①无准备活动。无论是体力劳动或是各种体育运动，如果正式开始前对脊椎及四肢进行由慢到快，由小幅度到大幅度的准备活动，不仅可以获得最佳效果，而且不易发生损伤。反之，无准备活动情况下突然加重脊椎负载量，则极易引起损伤及韧带撕裂，严重者甚至骨折。②姿势不当。各项运动均有其十分科学的训练程序，教练及运动员极为重视，从而大大降低了腰部损伤的发生率。但在日常生活中的家庭妇女或脑力劳动者，当遇到较重物体需要搬动时，往往不习惯将身体向前靠拢、屈膝、屈胯，由双手持物，并在抬起的同时，膝及髋关节逐渐伸

直这一正常步骤，以致易因用力不当而将腰部损伤。③劳动方式不当。例如接送患者的推车，如果不是采用"推"，而是采用"拉"的方式，则由于椎旁纵向肌群用力较大而易引起腰部损伤。④相互配合不当。两人以上的劳动或体育运动项目，如其中一人动作不协调，则由于重力偏移而易引起他人的腰部扭伤、骶或髂关节半脱位。⑤此外，自高处跌下、平地滑倒、交通意外、长时间睡在水泥地板上等均可引起急性腰肌损伤。

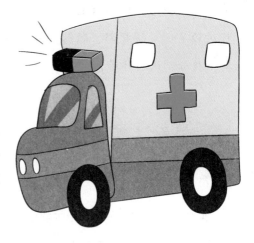

（2）临床特点：①疼痛剧烈、急骤，疼痛突然发生或早晨不能起床，自觉腰部疼痛难忍，并随腰部活动而加剧，平卧后可减轻，压痛点较固定、明确，也可向大腿部放射。②被迫体位，严重者多卧床

不起，站立时不能直腰，腰弯向一侧，走路跛行，在床上不能翻身，但可以找到一种减轻疼痛的姿势，如侧卧、屈膝、屈胯等。③活动受限，腰椎前屈、后仰、侧弯、前后旋转、伸膝、屈膝可引起疼痛。④肌肉痉挛，受伤肌肉反射性引起改变，触之呈粗条状。⑤有些患者做"4"字试验阳性，直腿抬高试验阳性等。⑥X线片、CT等可鉴别腰椎间盘突出症、腰椎压缩性骨折等。

（3）防治及预后：①制动、休息，尽量避免可致损伤的原因。②口服、外用消炎镇痛药。③局部理疗、按摩、针灸、牵引等。④神经阻滞，痛点阻滞有奇效，常立竿见影。⑤95％以上急性腰腿痛可完全治愈，不遗留任何后遗症。若治疗不当可转成慢性腰腿痛。

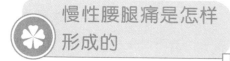

慢性腰腿痛是怎样形成的

慢性腰腿痛较急性腰腿痛在就诊患者中多见，引发慢性腰腿痛的疾病常见的有腰腿部软组织损伤；腰、膝骨质增生症；腰骶膝部的先天性畸形、腰椎结核、强直性脊柱炎、肿瘤等。

（1）致病原因：①急性腰腿痛的后遗症，急性腰腿痛十分多见，且经过治疗后95％患者可痊愈，但是如果早期治疗失误，没有获得满意的制动与固定，则由于受损的软组织仍处于被牵拉状态，或是由于局部的频繁活动而影响组织的正常愈合，或是用重手法按摩等操作使刚刚愈合的纤维组织又被拉开，均可造成这一不良后果。②累积性慢性损伤，一些不足以引起肌肉韧带撕裂的外伤，使腰腿部肌肉长期处于高张力状态下的被迫体位（如汽车驾驶员、翻砂工及坑道作业、农民、工人的强体力劳动等）则可引起腰腿部肌肉骨骼附着点处过度牵拉，以致出现断裂状态，此时局部则可出现反应性炎症，包括局部血供受阻、缺血、缺氧，长期以来造成局部机化、增大、肥大，逐渐形成恶性循环。③骨质增生、退变、肿瘤浸润，都是一个长期、慢性过程，出现腰腿痛表现时好时坏。

（2）临床特点：①病程时间长，一般在3个月以上，多有职业特点。②各个年龄段均可见，但以中老年人为多。③疼痛局限，两侧交替出现，叩痛、压痛明显，一般痛时不太剧烈，反复发作。④用镇痛药物可以缓解，但不能巩固，易复发。⑤X线片多显示增生或畸形等。

（3）防治及预后：①以理疗、针灸、按摩等为主，急性腰腿痛应及时治疗。②配合用消炎止痛、活血化淤药物。③神经阻滞加针刀松解效果明显。④有功能障碍者实行手术治疗。⑤大多数慢性腰腿痛可缓解并治愈，少数预后不佳。

膝关节有多少种关节炎

侵犯膝关节的病有很多，其中不少都叫"关节炎"或者"关节病"，例如：退行性骨关节炎也叫老年骨关节病，是老年人膝关节疼痛的最常见疾病，另外还有类风湿关节炎、强直性脊柱炎性膝关节病、痛风性关节炎、血友病关节炎、神经性关节病等。这些病除了它自身特有的临床表现外往往还因为侵犯关节而出现关节症状和体征，容易与退行性骨关节炎相混淆，造成诊治上困难。那么如何来鉴别这些疾病呢？

（1）类风湿关节炎：好发于40岁以下的女性，起病缓慢，呈现全身慢性消耗性病态。局部症状以小关节为主，出现关节对称性、游走性、多关节肿胀、疼痛，患病病灶常累及指间关节、掌指关节、趾关节，并可向大关节，例如腕关节、膝关节等扩展。病程后期，常出现关节畸形，严重影响四肢功能。

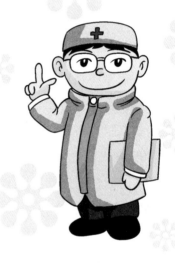

（2）强直性脊柱炎：这是一类属于血清阳性脊柱关节病。病变常侵犯脊柱或大关节，常表现为关节间隙狭窄且很均匀。后期表现为关节完全强直。

（3）痛风性关节炎：这是一个以代谢紊乱为主的疾病，发作时出

腰腿痛自助防治方案

现关节红、肿、痛、热。起病急，常有明显诱发病史，例如大量饮酒或食肉类食品后急性发作，好发第一跖趾关节，偶尔也可侵犯大关节，例如膝关节等。该病另一个特点，常在耳轮部或手指的关节周围皮下可触及痛风石，大小不等。如果患病部位局部破溃，常有结晶沉着物排出，那么诊断即可成立。

（4）神经性关节病：临床较少见，该病最鲜明特点是关节可出现明显的X线征象，关节面破坏、增生、骨质疏松、间隙狭窄、关节畸形，但临床疼痛症状不明显。

（5）血友病性关节炎：极为少见的遗传性疾病，常有明确的遗传史。

为什么平地走路膝关节不痛而上下楼梯痛呢

临床上引起膝关节疼痛的原因很多，而且表现的形式也不一致。有些人在平地行走时，膝关节无任何症状，可是一旦上下楼梯或下蹲时，膝部前方明显疼痛，这是什么原因呢？回答这个问题还得从膝关节受力状况来说明这个问题。正常

站立时，构成膝关节的内侧和外侧胫股关节面承受人体主要的重量，因此只要胫股两相对关节面无严重病损，人体可承受相当压力不引起任何症状。可是当上下楼梯、下蹲或爬坡，膝关节受力状态就与平地行走时不一样。上下楼梯时除了胫股关节受力外，髌骨关节受力相当大，甚至远远超过胫股关节受到的力。这是由于平地行走膝关节伸屈活动幅度只需要0~30°就可满足，可是上下楼梯，膝关节活动幅度要超过60°，下楼时甚至超过90°才能满足，如此髌骨关节受到的力远远超过平地行走时候胫股关节所受到的力，而且从大量病例分析来看，当发生膝关节骨关节病时，构成膝关节的髌骨关节、内侧和外侧胫股三个关节间隙中，病损出现最早的往往是髌骨关节，因此平地行走时不痛，上下楼梯就出现疼痛也就不足为奇了。

骨刺是什么

在广大人群特别老年人群中"骨刺"这一名词并不陌生，有不少患者在骨科门诊就医时，向医生

要求开刀切除骨刺。他们认为关节疼痛，就是骨刺在作怪，戳在皮下的骨刺怎么不痛呢？要回答这个问题，让我们一起来看看骨刺是怎样形成的。

骨刺又称骨赘，它被认为是退行性关节炎最具代表性的X线异常表现。由于骨赘的形成，临床上又称之为肥大性关节炎，骨赘通常好发在遭受应力较低区域。例如沿着关节边缘生长。但有时候骨赘生长部位很独特，例如髋关节股骨头内下方，这主要取决于受累的特殊关节部位和受力方式。事实上，骨赘的出现是一种人体的自我修复反应，当关节遭受异常应力，除了关节软骨面磨损、剥脱外，残余软骨同时存在修复反应。增生的骨赘也像正

常骨组织一样，它的内部也有疏松的骨小梁、脂肪、骨髓，并与母体骨组织、骨小梁连成一体。骨赘表面甚至有软骨或纤维样软骨覆盖。因此通过X线检查就可发现关节边缘周围的唇状骨赘。

有哪些疾病可导致腰痛

腰部的概念相对较为宽泛，它可以泛指包括腰椎、骶椎、双侧骶髂关节及其邻近组织在内的区域，其所包含部位的组织发生病理改变而导致的疼痛均称为腰痛。每一个人都或多或少、或轻或重地有过腰痛的历史，有些人甚至此时此刻正饱受腰痛的疾苦。从腰部的概念就不难看出，虽然腰椎间盘突出症是产生腰痛的主要原因，但并不是所有的腰痛症状均由腰椎间盘突出症所引起。那么，除了腰椎间盘突出症之外，还有哪些疾病可导致腰痛？其他导致腰痛的疾病是较多的，大致可分为如下几类：

（1）腰部损伤：包括急性腰肌

专家提醒

骨赘形成是自我修复反应，它与临床关节疼痛症状无直接联系，也就是说好多患者X线片上显示出有骨赘，但患者不一定有疼痛表现，甚至单纯手术切除骨赘，不对致病原因进行处理，那么手术是无效的。

扭伤、慢性腰肌劳损、腰椎骨折、腰椎关节脱位、骶尾部损伤、腰部韧带损伤等。

（2）腰部炎症：包括腰背部筋膜纤维组织炎、化脓性脊柱炎、腰椎结核、骶髂关节炎等。

（3）腰椎先天性畸形：包括先天性腰椎融合、半椎体畸形、隐性脊柱裂、腰椎骶化、骶椎腰化、脊柱侧弯、第三腰椎横突肥大、游离棘突、先天性腰椎管狭窄症等。

（4）腰椎退变：包括腰椎肥大性脊柱炎、假性腰椎滑脱、老年性驼背、继发性腰椎椎管狭窄症、腰椎退变性小关节损伤等。

（5）腰部肿瘤：包括原发性和转移性肿瘤。

①原发的良性肿瘤，如脊柱骨血管瘤、骨样骨瘤、骨囊肿、神经鞘膜瘤、椎管内脂肪瘤、脊髓血管瘤等。②原发的、有恶变倾向的肿瘤，如脊索瘤、骨巨细胞瘤、成软骨细胞瘤等。③原发性恶性肿瘤，如腰骶部肉瘤、恶性淋巴瘤、多发性骨髓瘤等。④转移性恶性肿瘤，如乳腺癌、前列腺癌等恶性肿瘤转移至腰骶部也可产生腰痛。

（6）邻近组织的疾病：包括坐骨神经炎、梨状肌损伤综合征，消化系统的消化性溃疡、直肠癌，泌尿系统的肾盂肾炎、肾周围脓肿，妇科系统的子宫体炎、附件炎、子宫后倾、盆腔肿瘤等。另外，腹膜后的肿瘤侵犯脊柱也可导致腰痛。

除了腰椎及其邻近组织的疾患可产生腰痛之外，一些全身性疾病也可出现腰痛。如骨质软化症等营养性疾病、氟骨症等中毒性疾病、神经症等神经系统疾病，均可在不同程度上引起腰痛。

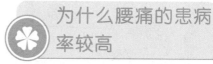

为什么腰痛的患病率较高

腰痛的患病率较高。腰痛对80%的成年人有影响，是45岁以下人群中最常见的限制活动的原因。一般来说，急性腰痛的首次发作年龄为25岁左右，35岁时明显，发作高峰为40~45岁。上海伤科研究所曾经进行过一项普查研究。结果表明，重工业单位的工人腰痛患病率约为20.6％，其中翻砂工人的患病率可高达60.9％。国外的研究也表明了同样的结果，美国每天因腰痛而病休的人数高达100万人，每年因腰痛病休造成的工业损失达140亿美元；英国每年因腰痛损失150万工作日。职业伤病中25％为腰痛，而且腰痛的发病率越来越高。

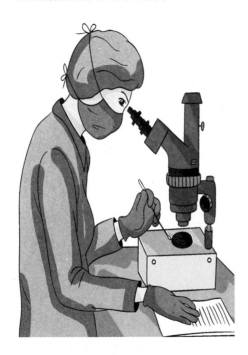

这些数据仅是从一个侧面反映了腰痛的患病率，而事实上，几乎每一个人都曾有过腰痛的经历，有些人甚至还对此记忆犹新。那么，为什么腰痛的患病率会如此之高？

在前面一个问题的解答中，我们已经罗列了相当多的引起腰痛的

疾病。就如此众多的疾病而言，腰痛患病率这样高，似乎已不言自明了。具体地说，腰痛患病率较高的原因有如下方面：

（1）腰部所包括的范围较大：上起自第12胸椎、第12肋骨下缘，下抵骶髂关节下缘，前至腰椎前纵韧带，侧方可达背阔肌外缘。在整个范围之中，存在着许多骨骼、关节、韧带、肌肉及筋膜等解剖结构，仅关节就有20多个。就解剖因素来说，这些解剖结构与神经组织的关系密切，许多结构的神经支配来源于腰椎椎间孔发出的脊神经。因此，一旦这些解剖结构因损伤、退变、炎症等原因而产生各种各样的病变时，均可能在不同程度上产生腰痛。

（2）外界因素的影响较多：负重、闪挫等力学因素；风寒潮湿等环境因素；高节奏、高效率的社会因素；精神过于紧张、心理压力过重等心理因素等，也是促成腰痛高患病率的重要因素。

除了在这一区域内的各种解剖结构病变可产生腰痛外，邻近的器

官、脏器，尤其是腹腔及盆腔脏器的疾患，也可因为神经支配的缘故而累及腰部，反射性地产生疼痛。

不同人群腰痛的常见原因有哪些

虽然引起腰痛的疾病很多，腰痛的患病率又高，但就各种不同的人群来说，其腰痛的原因有所不同。

（1）不同年龄导致的腰痛原因

小儿或少年导致腰痛的常见原因主要是先天性畸形，如隐性脊柱裂等；姿势性疾病，如腰椎侧弯等；炎症性疾病，如腰椎结核、腰椎化脓性脊髓炎等。

青壮年引起腰痛的常见原因主要是损伤性的，如腰肌扭伤、劳损、腰椎间盘突出症、腰椎压缩性骨折等。此外，免疫系统方面的疾病，如强直性脊柱炎等也是引起青壮年腰痛的较常见原因。

中老年人引起腰痛的常见原因主要为退行性改变，如退行性腰椎骨关节病，具体可表现为椎体边缘及关节突边缘骨唇形成、骨质疏松

及腰椎间盘缩窄等；其次可能为腰骶部的肿瘤。

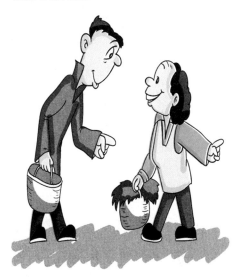

（2）不同性别导致腰痛的原因

男性一般由于日常劳动和活动中腰部的运动量较大，一旦活动时姿势不当，负荷过大，防护有所缺陷，就有可能因此而造成腰骶部软组织及骨、关节损伤。因此，男性腰痛一般多因损伤引起。

女性由于解剖及生理特点而产生一些女性特有的腰痛疾病，如子宫体炎、附件炎、子宫后倾、盆腔肿瘤、子宫脱垂等均可引起腰痛。此外，有些女性在月经期间也可出现腰痛；怀孕期间，因为腰椎负荷发生较大改变，也可引起腰痛；产后，由于生产时内分泌的改变，骨关节松弛，在用力不当的情况下也

可引起腰痛。

（3）不同职业导致腰痛的原因

体力活动较大者，尤其是强体力劳动者、运动员、战士等，常以损伤性因素导致腰痛。

汽车司机除了由于开车时腰部的姿势长期处于过度板直状态之外，腰骶部还因长期处于上下震动更易导致腰痛发生。

长期在矿洞、冷库等环境工作的人员，潮湿、寒冷的侵袭是造成他们腰痛的常见原因。

办公室工作人员因长期伏案，姿势变化较少，坐姿不良等引起腰部肌肉力量较弱，极易在十分轻微的外界因素（如夏季空调环境）下促发腰痛。

不同的腰痛患者可有不同的原因。上面所列举的仅是各种人群中较为常见的一些原因。发现每一个腰痛患者造成腰痛的缘由，对治疗和预防无疑是极为有益的。

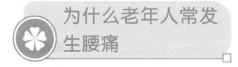

为什么老年人常发生腰痛

从年龄上讲，老年人在腰痛患者中占很大比例，而且伴随着人均寿命的延长，老年人腰痛的患病率有明显增高的趋势。老年人腰痛的主要原因为腰椎退行性疾病、骨质疏松和体型改变等。

（1）腰椎退行性疾病：与随着年龄增长而产生其他退行性改变一样，老年人腰椎也可相应发生退变，腰痛即为腰椎退行性改变后所表现出的一种症状。老年人腰椎退行性改变的原因较为复杂，甚至是多方面的。除了长期的腰椎活动量及负荷过大、脊柱姿势不正等原因外，内分泌功能紊乱、体型改变等随年龄发生的变化都可促成这种退变。

长期腰椎活动量及负荷过大、脊柱姿势不正，首先可造成髓核脱水、体积缩小，以致失去与原来周围组织之间的动态及静态平衡，逐渐造成腰椎间隙变窄、椎体边缘骨唇形成和关节突关节退变，刺激并压迫周围组织，尤其是神经组织，从而产生腰痛。腰椎其他结构的退行性改变，如腰椎肥大性脊柱炎、下腰椎失稳症、老年性驼背畸形等也可导致腰痛。腰椎退行性疾病所致的腰痛性质一般以酸痛为主，且活动过多时疼痛加重。

（2）内分泌功能改变导致的骨质疏松：老年人性激素分泌的改变可引起腰椎（也包括身体其他部位骨骼）的骨质疏松，韧带及关节囊松弛，弹性降低。对于更年期女性，这些改变更为多见。在这些改变的基础上，腰椎负荷力量突然增加，就有可能引起腰痛。有关骨质疏松导致腰痛的问题将在后面予以重点介绍。

（3）体型改变：老年人通常会随年龄而发生体型方面的改变，过胖或过瘦的老年人易引起腰痛。过胖者可因躯干前部重量的增加而加重腰椎前凸的负担；过瘦者则可引起腰椎处韧带、关节囊松弛，导致腰椎失稳，从而产生腰痛。

专 家 提 醒

老年人腰痛应注意一些特殊情况，如肾脏疾患、脊髓肿瘤等，也可引起老年人腰痛。因此在诊断上，对老年人的腰痛要仔细鉴别诊断，警惕除腰椎退行性改变之外的疾病存在。

第二节
腰腿痛的临床表现

腰椎间盘突出症有哪些典型症状

腰椎间盘突出症的典型症状是腰痛及腿部放射性疼痛。但由于髓核突出的部位、大小、椎管管径、病理特点、机体状态及个体敏感性等不同，临床表现也有一定差异。

（1）腰痛：95%以上的腰椎间盘突出症患者有此症状。患者自觉腰部持续性钝疼，平卧位减轻，站立则加剧，一般情况下尚可忍受，腰部可适度活动或慢步行走，另一种为突发的腰部痉挛样剧痛，难以忍受，需卧床休息，严重影响生活和工作。

（2）下肢放射疼：80%患者出现此症，常在腰痛减轻或消失后出现。表现为由腰部至大腿及小腿后侧的放射性刺痛或麻木感，直达足底部。重者可由腰至足部的电击样剧痛，且多伴有麻木感。疼痛轻者可行走，呈跛行状态；重者需卧床休息，喜欢屈腰、屈髋、屈膝位。

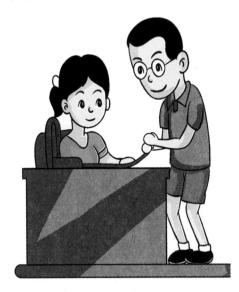

（3）下肢麻木、冷感及间歇性跛行：下肢麻木多与疼痛伴发，少

数患者可表现为单纯麻木，有少数患者自觉下肢发冷、发凉。主要是因为椎管内的交感神经纤维受到刺激所致。间隙性跛行的产生机制及临床表现与腰椎管狭窄相似，主要是由于髓核突出的情况下可出现继发性腰椎管狭窄症的病理和生理学症状。

（4）马尾神经症状：主要见于中央型髓核突出症，临床上较少见。可出现会阴部麻木、刺痛、大小便障碍。女性出现尿失禁，男性可出现阳痿。严重者可出现大小便失控及下肢不全性瘫痪。

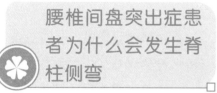

腰椎间盘突出症患者为什么会发生脊柱侧弯

腰椎间盘突出症患者多有不同程度的脊柱侧弯，多数患者弯向患侧，少数弯向健侧。这主要因为髓核突出的位置不同，神经根为躲避髓核的压迫，以减轻疼痛症状，保护性地使腰部脊柱发生不同方向的侧弯。

椎间盘和椎体的关节突是脊柱

为什么阴雨天腰腿疼症状会加重？

此为湿邪致病的常见表现。湿邪重浊且黏滞，故湿邪致病后多见身重、四肢无力、关节疼痛等症状。又称"湿痹"。其症状多是缠绵难愈，反复发作，而所引起的疼痛却不是非常剧烈。与四季相应，在夏季湿气重，故此时因感受湿邪致疼的患者往往会见到症状加重的现象。此外，湿邪还多与风寒之邪相混杂，共同侵犯机体致病，称为"风寒湿痹"。此类病患者，在腰腿痛患者中有着相当大的比例，寒湿环境对他们尤为不利，常可导致腰痛急性发作。

运动的基础，椎间盘髓核的张力和关节突关节内的压力及周围韧带的张力，在脊柱处于任何状态体位时都是互相平衡地保持椎体之间关节的稳定，构成脊柱的内在平衡。脊柱前、后、侧方的肌肉群是控制脊柱活动的主要力量，可使脊柱在各个姿势维持协调和稳定，称之为外在平衡。人直立时，从前后位看脊柱应正直无侧弯，一旦髓核突出，破坏了脊柱的内在平衡，会使内外平衡失去协调，导致两椎体相对位置的改变。椎体位置改变导致棘突和关节的相对位置改变，表现为棘突偏歪和关节突错缝，使脊柱在外观上发生侧弯。此外，髓核突出后，腰肌都有不同程度的痉挛，腰肌痉挛若是单侧，则对侧腰肌相对松弛，故发生侧弯，如双侧腰肌发生痉挛，可使腰部生理性前凸加深或变直，或后弓腰。所以腰肌痉挛不仅可以改变腰部生理弯曲，还可造成侧弯。

急性腰扭伤会有什么表现

因劳动或运动时，腰部肌肉、筋膜和韧带承受超过负荷活动引起的纤维断裂，导致一系列临床症状，称为急性腰扭伤。

本病多见于青壮年的体力劳动者、运动员或偶尔参加体力劳动的人，常因动作不协调而罹患。本病以男性为多见。

患者有抬重物、弯腰、转身、失足、滑跌等扭伤史。损伤后一般立刻感到腰骶部剧烈疼痛，甚至不能活动，但有的人当时疼痛不重，仍可继续工作，次日早晨往往因组织水肿、疼痛加重而不能起床或活动。每遇到腰部活动、咳嗽、打喷嚏、大喘气，甚至笑都可使疼痛加重。身体往往有一特定的固定姿势，活动及翻身困难，为了减少疼痛，患者常用一手或两手撑住腰部以保护，行走时步伐缓慢，迈步小，落脚平稳，表情痛苦。

为什么有时腰痛的表现不相同

有过腰痛经历的人，或许会有各种各样的疼痛感觉。腰痛可突然发作，也可缓慢出现；可为持续性疼痛，也可为间歇性疼痛，并时轻时重。有时疼痛的部位还会与实际的病变部位不相符合，如疼痛有时可局限于腰部，有时也可向下肢放射，甚至伴有全身其他关节疼痛。就疼痛的性质来说，也会有许多不同之处，有的可表现为钝痛、酸痛；也有的可表现为烧灼样疼痛、刺痛等。那么，为什么腰痛患者会有这样或那样的不同表现？

（1）通常认为，腰痛是突然还是缓慢发生的原因主要与诱因有一定关系。例如，突然的闪腰可引起急性发作，而反复、长期的不良姿势则引起慢性腰痛。疼痛时轻时重的现象可能与患者体位的调整、休息等有关，有时还与气候变化有一定的关系。

（2）腰部的疼痛部位与实际病变部位不相符合，主要与痛觉的神经支配及神经反射有一定关联。

脊神经根部或起始段因炎症、骨刺或突出的椎间盘等刺激后，可沿该神经的走行和分布向末梢方向传导，造成放射性疼痛。最常见的腰部放射性疼痛可沿坐骨神经干，由腰臀部放射到下肢后侧，并可到达足部。

内脏病变可刺激内脏痛觉传入纤维，通过交感神经干和交通支入后根和脊髓，然后刺激并转移扩散到该段脊髓和神经根所支配的皮肤、筋膜组织，由此产生牵涉痛。腹腔和盆腔疾患引起的腰痛多属于牵涉痛。

除了局灶性疼痛之外，一处的神经分支受刺激，可在所支配区产生疼痛的同时，累及该神经的另一分支的支配区而产生疼痛，这就是扩散痛。

（3）腰部疼痛的性质一般与受累的解剖结构有关，即不同的解剖结构受到刺激后，可产生不同性质的疼痛。肌肉和韧带多产生钝痛或酸痛，神经受累后多为灼痛、刺痛或放射性痛。

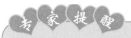

专 家 提 醒

各种各样的腰痛表现，除了与疾病的种类有关外，还与受累的解剖结构有密切关系。所以，患者一旦产生了腰痛，就应注意回忆疼痛的发生、发展情况，体会疼痛的部位和性质，便于在就诊时能准确地描述完整的病史，为医生的诊断和治疗提供较好的帮助。

慢性腰肌劳损是办公室工作人员最为常见的腰痛。由于过度地坐位工作、缺乏运动（尤其是腰部的活动）、室内空调的调节等问题，办公室工作人员慢性腰肌劳损的发病率有增无减，这不得不提醒大家予以更多的重视。

哪些韧带损伤最易造成腰痛

腰椎部位的韧带较多，除了前纵韧带、后纵韧带和黄韧带之外，还有横突间韧带、关节囊韧带、棘间韧带、棘上韧带等。其中，最易造成损伤并因此而产生腰痛的韧带主要是位于棘突上的棘上韧带和两个棘突间的棘间韧带。

1. 棘上韧带损伤

（1）解剖特点：棘上韧带自上而下附着于脊椎的各棘突上，其纤维与棘突骨质紧密相连，是稳定脊柱的主要韧带之一。

（2）损伤的发生因素：腰部棘上韧带除腰$_5$~骶$_1$处较为薄弱之外，其余部位的均较强大，但因腰部活动范围较大，活动频率较高，故其余部位的棘上韧带也易造成损伤。棘上韧带损伤可以是急性的，也可以是慢性的。急性棘上韧带损伤多由于棘上韧带位于最外层，故易在腰椎过度屈曲时被暴力牵拉造成急性撕裂伤。慢性棘上韧带损伤多因长期反复多次的弯腰造成损伤，造成韧带的部分纤维撕裂，或本骨质

附着处轻微掀起，久而久之发生剥离或断裂，局部产生少量渗液、出血，因而出现疼痛。

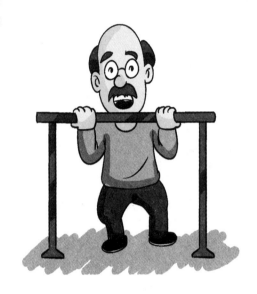

（3）临床表现：急性棘上韧带损伤多因突然造成腰椎向前屈曲的暴力所致。常发生于弯腰劳动、搬取重物或运动训练、比赛之中。韧带发生断裂时，患者可自己听到一突然的响声，并随之产生宛如腰部"折断"的感觉；局部疼痛剧烈，并在腰椎前屈时加重，而后伸则可使之减轻；腰部的前屈、侧屈及旋转活动明显受限。腰部检查时，可发现相应部位有条索状剥离感，或明显的钝厚感，并感到纤维束在棘突上滑动，患者压痛感明显。普鲁卡因封闭试验时症状可迅速消失，

但麻醉效果消失后症状再现。慢性棘上韧带损伤多由于腰部长期反复的损伤引起，常有弯腰受伤的病史，一般发生于30岁左右的中年男女。主要表现为腰背部的疼痛，性质多为酸痛，并可向臀部放射，疼痛可持续数周或数月。腰部检查时，压痛局限在1~2个棘突，部位较表浅；前屈时疼痛加重，后伸时疼痛减轻，故表现为屈曲功能受限；椎旁肌无压痛及肌紧张。X线检查无明显改变。

2. 棘间韧带损伤

（1）解剖特点：棘间韧带位于上下两个棘突之间，棘上韧带的深部。虽然它由左右两侧及中间3层互相交叉排列的纤维组成，但因为其纤维短而弱，腰$_5$~骶$_1$棘突间又因棘上韧带可能缺如而承受较大的负荷，且在腰部活动时为防止腰椎过度屈曲，棘间韧带的各层纤维易互相摩擦、耗损，故日久可引起退行性改变。在上述基础上，一旦附加外伤的诱发因素，该韧带则有可能发生松弛或断裂，造成损伤。

（2）损伤的发生因素：棘间韧带的损伤除了外力因素（以屈曲性暴力为主）外，主要还是由于存在多年反复劳损的基础。因此，患者的年龄常在30~40岁，好发部位主要在棘上韧带缺如，又受多种力量集中作用的腰$_5$~骶$_1$处，其次是腰$_{4~5}$处。外伤因素导致的属急性棘间韧带损伤；反复慢性劳损引起的属慢性棘间韧带损伤。腰$_4$以上的棘间韧带损伤，尤其是断裂，往往会合并棘上韧带同时断裂。

（3）临床表现：急性棘间韧带损伤。腰部疼痛发生在明显的外伤后；棘突间压痛十分明确，基本位于上下棘突之间的正中处，且较深；普鲁卡因局部封闭可使疼痛在麻醉期消失。棘间韧带损伤有时可合并腰椎间盘突出症。慢性棘间韧带损伤。患者常诉腰痛无力，并有扭伤及反复发作史。直立位或腰椎伸展位疼痛减轻或消失，屈曲位疼痛加重且感腰部无力，不能持久弯腰工作，不能进行旋转躯干的活动。另外，X线检查可无明显的骨、关节改变，但在屈曲状态下腰椎侧位片可示棘突之间的间隙增宽；韧带造影可发现部分断裂、完全断裂、囊腔及松弛等改变。

棘上韧带损伤和棘间韧带损伤在临床上并不少见，无论是急性损伤还是慢性损伤，均应予以高度重视，因为韧带损伤的愈合相对于其他软组织而言，更具有难度。

 ## 什么是姿势性腰痛

许多人都有这样的切身体会，如果长时间保持一个姿势（如站着、坐着、蹲着或是"猫腰"）之后，腰部会感到极度不适，特别是弯腰姿势时间过久之后，有时会有无法直立起来的感觉。由此可见，姿势与腰痛之间有着十分密切的联系。

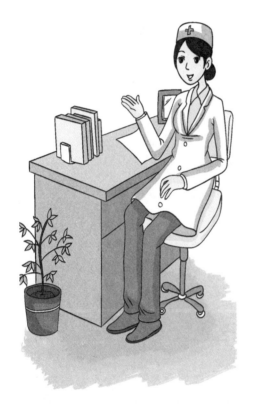

人体的脊柱为了适应人类直立行走的生理需要，存在有4个生理曲度，即颈椎、腰椎的前凸生理曲度及胸椎、骶椎的后凸生理曲度。除了骶椎曲度外，其他部位的曲度改变（或增大，或减小）均可造成相应部位的劳损性疼痛，腰椎曲度自然也不例外。正常情况下，人体的重力线通过腰椎的椎体或椎间盘的后部而不通过关节突关节。但如果腰椎前凸曲度增加，一方面可使关节突关节发生劳损，引起退行性改变；另一方面腰部伸肌为适应前凸曲度的增加逐渐先松弛，然后又收紧，从而引起腰痛。除了腰椎前凸增加可致腰痛外，人体若处于头部前倾、胸椎后凸、髋关节及膝关节过度伸展这些松弛站立姿势过久之后，也可产生腰痛。

姿势性腰痛不仅可在站立时产生，在坐位、卧位情况下也可因为同样的原因发生。坐姿不良、坐具不合适等均可在不同程度上影响脊柱腰段固有的生理曲度，使腰肌及韧带产生慢性劳损，从而出现腰痛。在卧位情况下，卧姿不良、床铺等卧具不合适也会因同样原因使患者出现腰痛。

因此，如果在工作、学习、休息等状态下，对脊柱姿势不加注意，长时间处于不良姿势，不仅会导致腰痛，而且还会加重由其他原因引起的腰痛。

为什么骨质疏松症可引起腰痛

骨质疏松症是指单位体积内骨质和无机盐减少的一种骨代谢病。具体而言，是指骨的单位容积内骨组织总量的减少。其形态学的特点是骨小梁变细，皮质变薄和髓腔增宽，骨的化学成分正常，骨组织总量减少导致骨的脆性增加。轻微的外伤甚至没有明显的外伤即可能引起骨折。

老年妇女绝经后骨质疏松和老年性骨质疏松最为常见。目前较为共识的观点是此类骨质疏松与雌激素水平低下有关。性腺功能减退、甲状腺功能亢进、甲状旁腺功能亢进、肾上腺功能亢进或长期使用糖皮质激素等导致的为继发性骨质疏松。此外，营养缺乏、酒精中毒、药物作用也可导致继发性骨质疏松。

1. 主要临床表现

（1）症状：主要为疼痛，严重者甚至可影响生活质量。特征以腰背部疼痛最为明显。性质为酸痛、剧痛不一；疼痛常在清晨时较重，或可由久坐、久立等长时间保持固定姿势后的略微活动所引发，充分活动后可有所缓解，但负荷过重、过久后疼痛又可加重。疼痛可持续数天、数周至数月。出现压缩性骨折时，腰背部疼痛加剧，且患者被动侧卧位，同时相应部位脊柱的棘突强烈叩击痛。腰痛也可与随时间缓慢形成的姿势异常、随年龄发生的退行性改变等老年因素相关。

（2）体征：身高缩短、坐高与身高之间的比例下降是其特征之一。在身材矮小的妇女中常可见不同程度的驼背，特别为圆背畸形。发生腰椎压缩性骨折后，在相应部位出现明显的压痛，两侧腰肌或臀部也可出现压痛。

（3）骨折：通常为轻微外力作用下的脆性骨折，如在扭转身体、持物、开窗等没有明显的外力作用的日常活动中发生；也可逐渐形成，导致隐袭的不适症状；发生部位较固定，多见于胸椎、腰椎椎体。各种骨折的发生与年龄、绝经（女性）有一定关系。骨折可致进一步日常生活活动能力的障碍。

（4）辅助检查：单纯X线检查可见脊柱透光度增大、椎体骨小梁的变化，以及双凹形（"鱼椎"）、楔形改变、扁平椎等影像。骨定量测定法包括双能X线骨密度测定、定量CT和全身中子活性分析等方法，其中双能X线骨密度测定法较为精确。应用骨密度测定尚可进行骨折危险性预测，采用测量各骨骼点的数据可进行全身性的骨折危险性预测。一般骨密度低于一个标准差，骨折的危险性增加50％～100％，治疗措施中应增加降低骨折危险性的内容。骨密度测量还有助于评估治疗效果。

2. 骨质疏松引起的腰痛有以下诊断标准

（1）世界卫生组织（WHO）诊断标准：以骨密度减少为依据，将同性别峰值骨密度平均值减去所测骨密度值（用标准差表示）。≤1标准差为正常；1.0~2.5标准差为骨密度量减少；>2.5标准差为骨质疏松症；>2.5标准差伴有脆性骨折为严重骨质疏松症。

（2）国内建议标准：以骨密度减少为依据，将同性别峰值骨密度平均值减去所测骨密度值（用标准差表示，针对女性制定，男性可参照执行）。<1标准差为正常；1~2标准差为骨密度量减少；>2标准差为骨质疏松症；>2标准差伴有脆性骨折为严重骨质疏松症；>3标准差无骨折为严重骨质疏松症。

由骨质疏松症的临床表现可见，腰痛是其临床的重要特点之一。因此对于老年人，尤其是老年妇女，在进行腰痛诊断时应将骨质疏松症作为重点考虑的疾病。

妇科疾病引起的腰痛有哪些特点

（1）妇科疾病产生腰痛的原因：患子宫体炎、附件炎、子宫后倾、盆腔肿瘤、子宫脱垂等妇科疾病的妇女，常会有腰痛。这些妇女之所以有腰痛，主要是因为子宫及其附件的神经来自腹下与卵巢交感神经丛和副交感神经的盆腔内脏神经。这些神经起自第二至第四骶神经，当上述器官的病变刺激这些神

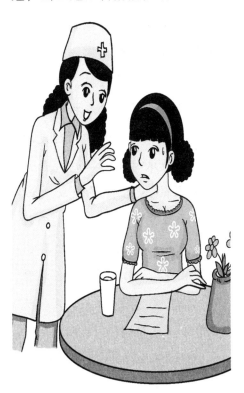

经时，就可反射性地引起腰痛。

（2）妇科疾病产生腰痛的特点：妇科疾患所致的腰痛与其他原因引起的腰痛有一定的区别，其特点如下：①疼痛部位相对较为局限，通常位于腰骶部，且很少有下肢症状。②腰痛性质一般为钝痛、胀痛或隐痛，常无明显的放射性疼痛。③腰痛症状与月经期或原发的妇科疾患有密切关系。例如子宫后倾的妇女，可在月经来潮时出现腰痛症状。④除了腰痛症状外，更多表现为妇科疾病的症状。如下腹胀痛、坠痛、白带增多、痛经、月经不规则等症状。⑤腰部物理检查无阳性发现。如压痛点不集中、压痛不明显、直腿抬高试验等阴性，叩诊有舒适感。⑥X线等影像学检查无腰骶部方面的阳性征象，而B超等检查盆

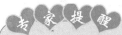

对于女性而言，妇科导致的腰痛情况可能相对较多，因此在女性腰痛的鉴别诊断中千万不要忽略这方面的问题。对于妇科疾病引起的腰痛问题一般需要妇科专科的治疗，故在此不做专门的介绍。

腔部位、子宫及附件可能会有影像学方面的改变。

引起坐骨神经痛的原因较多。除了坐骨神经炎等来身的疾病外，更多的是由于腰骶部的刺激或压迫所致。临床上对以坐骨神经痛为主要症状，同时又难以确定病因的疾病常用坐骨神经痛作为诊断名词。腰椎间盘突出症的后期症状主要也

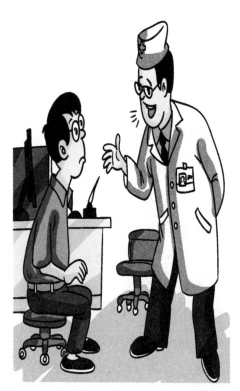

为此类疼痛。除了腰椎间盘突出症之外，其他以坐骨神经痛为主要症状的疾病如下：

（1）第五腰椎肥大或第一骶椎一侧腰化：这两种情况均可使一侧横突与骶骨或髂骨形成假关节，并增生肥大，刺激走行于其前方的腰$_4$或腰$_5$神经根，产生相应的疼痛和功能障碍。患者侧屈活动受限较屈伸活动受限明显。影像学检查不能发

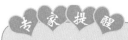

专家提醒

此外，妊娠妇女有时也可因胎儿压迫而产生坐骨神经痛。坐骨神经痛可根据受刺激或受压迫的部位不同而分为根性及干性坐骨神经痛。根性坐骨神经痛受累部位在椎管或根管内，并可沿坐骨神经行走放射，屈颈试验常为阳性，并产生相应的感觉障碍和反射改变。干性坐骨神经痛受累部位一般在椎间孔之外，以盆腔出口处最多见。自觉症状主要在臀部，棘突旁无明显压痛，屈颈试验阴性，感觉障碍及反射改变常位于胫神经及腓总神经支配区。

现椎管内的病因。X线检查可见横突肥大等变异改变。

（2）盆腔肿瘤或炎症：骶髂部肿瘤或炎症、盆腔腹膜后肿瘤可侵及腰骶神经根或骶丛，产生坐骨神经痛。若无其他症状出现，诊断则较困难。肿瘤患者往往在晚期出现其他症状时或出现骨破坏时才有可能得以确诊。

（3）梨状肌综合征：坐骨神经与梨状肌解剖关系的异常，可导致坐骨神经痛，称为梨状肌综合征。此外，梨状肌劳损肥大、炎症粘连等也可刺激或压迫坐骨神经，产生疼痛。

 ## 哪些情况可以引起髋关节疼痛

髋关节疼痛是临床上较为常见的症状。有些患者可因疼痛而造成活动受限，甚至行走时患肢不敢用力负重，负重期时间缩短，患肢迅速起步，形成保护性跛行；有些患者可因疼痛导致生活不能自理、卧床不起；有些患者需要服用镇痛药，甚至用麻醉药品止痛。

许多疾患，如炎症、骨折、股骨头缺血性坏死、骨关节炎、肿瘤，甚至邻近关节疾病及全身性疾病，均可引起髋关节疼痛，但不同疾患的疼痛表现有各自的特点。例如，骨关节炎患者疼痛有典型规律，即每次休息久后开始活动时出现疼痛，活动一段时间后，疼痛可以缓解，再活动后疼痛加重；恶性肿瘤患者的疼痛常表现为夜间加重；小儿髋关节结核可有"夜啼"现象，骨样骨瘤的疼痛服用水杨酸类镇痛药后有较好的疗效；强直性脊柱炎累及髋关节后，髋关节疼痛

专家提醒

有些髋关节疼痛可由其他部位的疾病所致。例如，腰骶部疾病可引起髋关节后侧型疼痛，腹部疾病，如疝气等，可致髋关节前侧型疼痛。这些在诊断时应加以鉴别。此外，髋关节病变早期有时疼痛不先发生于髋关节，而是因神经反射作用先表现在膝关节，这在检查时也需加以注意。在检查压痛点时，还须注意检查内收肌。内收肌痉挛往往是髋关节疼痛的早期体征之一。

经休息也不能缓解，并有晨僵的表现。为了便于诊断，医生一般将髋关节疼痛按疼痛部位分为以下几个类型：

（1）闭孔型：疼痛在髋关节深部，并沿大腿内侧放射至膝关节。

（2）前侧型：疼痛自髋关节前方，沿大腿前侧向远方放射。

（3）外侧型：疼痛在股骨大转子处沿大腿外侧放射至膝关节。

（4）后侧型：疼痛在髋关节后侧臀部。

大多数髋关节疼痛的病例都属于闭孔型，而且常与后侧型同时出现。一般根据病史、体格检查和X线等影像学检查，再根据疼痛类型就可以明确诊断。

强直性脊柱炎患者为什么常伴有髋关节疼痛症状

强直性脊柱炎患者除了有腰痛症状外，还常伴有髋关节疼痛症状，并可相应出现髋关节活动受限。这主要是由于髋关节也产生与骶髂关节等部位的相同病理改变所致。

统计结果表明，强直性脊柱炎患者的四肢关节（即所谓的外周关节）也可发生相同的病理改变，其中以髋关节为最先受累，发生率国外为17%~36%，国内则高达70%，而且发病年龄越轻，髋关节受累发生率越高，预后越差。随着发病年龄增大，髋关节受累发生率随之降低，严重性也随之减小。

一旦髋关节受累后，就可出现一侧或双侧髋关节明显的疼痛，同时可有相应髋关节运动受限。疼痛症状可逐渐加重，以致穿鞋、脱裤等日常活动也可感到困难。如病变得不到有效控制，最终可出现髋关节屈曲位或外旋位的畸形强直。

髋关节受累后的X线表现为早期骨质疏松、关节囊膨隆、闭孔缩小和软组织肿胀。中期关节间隙变窄，关节边缘囊性改变或髋臼外缘、股骨头边缘骨质增生。晚期髋臼内陷，关节间隙消失，骨小梁通常呈骨性强直。

此外，在强直性脊柱炎早期，也可因骶髂关节部位的炎症，反射性地造成部分患者出现一侧或双侧的坐骨神经疼痛症状。

股骨头缺血性坏死是怎么回事

股骨头缺血性坏死或无菌性坏死并非是一个单独性疾病，而是各种不同原因导致股骨头血液供应障碍，使部分或全部股骨头出现缺血的病理现象。

引起股骨头缺血性坏死的病因很多，但大体上可分为创伤性和非创伤性两大类。导致创伤性股骨头缺血性坏死的疾病主要为股骨颈骨折、髋关节脱位等；导致非创伤性股骨头缺血性坏死的疾病主要为某些血液系统疾病、脂肪代谢紊乱、酒精中毒、肾上腺皮质功能亢进或肾上腺皮质激素服用或注射过量等。当然，股骨头本身的解剖特点，特别是血液循环方面的特点，以及髋关节生物力学方面的特征，也是股骨头病变较易发展而引起缺血性坏死的内在因素。总的来讲，股骨头缺血性坏死的发病机制可能是血流动力学、代谢生化和生物力学等多种因素改变并彼此影响的结果。

股骨头缺血性坏死的主要临床表现为髋部疼痛。疼痛可为间歇

性或持续性钝痛或酸痛不适，常位于腹股沟区，站立或行走活动后加重，休息后减轻。后期可出现休息痛。髋关节可因疼痛引起的肌痉挛而活动受限，关节僵硬，屈伸活动不灵活，外展和旋转受限明显；症

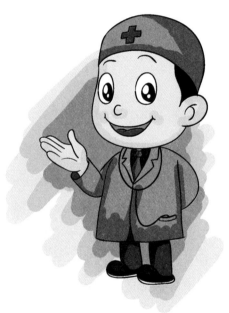

状加重时，可出现跛行及下蹲、盘腿等动作障碍，有的患者甚至需持拐行走。创伤性股骨头缺血性坏死则有明显的暴力外伤史，并在外伤愈合后逐渐或突然出现髋痛。股骨头缺血性坏死的体征为局部深压痛，内收肌止点压痛，4字试验阳性，托马斯征阳性等。

对于股骨头缺血性坏死的诊断有赖于X线检查，包括髋关节的后前

位、侧位及断层片等，必要时还应拍摄对侧髋关节做对照。通常在侧位和断层片上发现早期病变，其病程发展可有相应的X线征象出现。

股骨头缺血性坏死是一种致残率较高的疾病，因此早期诊断、早期治疗是十分重要的。

什么是髋关节骨关节炎

髋关节是骨关节炎的最好发部位，而骨关节炎又是髋关节疾患中最常见的疾病。其特征是髋关节软骨发生原发性（生理性）或继发性（病理性）退行性改变，并在关节边缘有骨赘形成（俗称骨刺），由此而产生疼痛、功能障碍等症状。原发性骨关节炎无明显的局部致病原因，而是一种生理性的退行变性。它多见于老年人，随着年龄的增长，发病率也相应增大。其发生可能与遗传和体质有关，肥胖超重的老年人容易患此病。继发性骨关节炎是指由于各种原因造成股骨上端或髋臼外形或结构的异常，如畸形、创伤、感染等，以致日后发生骨关节炎。原发性骨关节炎与继发

性骨关节炎的病理变化相似，都是以髋关节软骨变性及软骨下骨质病变为主。髋关节骨关节炎的临床表现有如下方面的特点：

（1）原发性骨关节炎多见于50岁以上的老年人，女性略多一些。继发性骨关节炎发病年龄小，常继发于先天性髋关节脱位、髋臼发育不良、股骨头缺血性坏死、骨折、脱位、炎症之后。

（2）起病缓慢，有时因受凉、劳累或轻微外伤才感到局部不适、酸胀、疼痛。

（3）疼痛开始仅为早晨起床时出现，可伴有活动受限。以后白天也感到疼痛并逐渐加重，有时可向膝部放射。可因肌肉痉挛引起屈曲、内收、外旋畸形。病变继续发展，可出现髋关节畸形及强直而影响日常生活，如下蹲、起立、上下楼梯、穿鞋、脱袜等，均可有不同程度影响。病变晚期可因局部动脉充血、静脉淤滞导致髓内压增高而出现静止痛。

（4）病程晚期还可因髋关节畸形、功能受限，骶髂关节、腰椎处于不利的生物力学位置，而引发腰部疼痛症状。

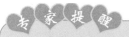

专家提醒

髋关节骨关节炎的确诊一般借助X线前后位片即可。X线片上特征性改变首先是关节间隙狭窄，然后出现骨赘、软骨下骨质硬化及囊肿。骨赘多位于股骨头内下方，骨质硬化、囊肿多见于股骨头及髋臼上方。此外，通过X线检查还可找出继发性骨关节炎的原因。不过，X线片上的变化程度与临床症状并不一定成正相关，这在诊断时应引起注意。

髋部滑囊炎有哪些类型

髋关节周围有许多滑囊，它们分布于髋关节周围肌肉、肌腱之间或骨隆突部位，是结缔组织形成的闭合性囊腔，内层有内皮细胞分泌滑液，有些还与关节腔相交通。滑囊的功能主要是减少组织间摩擦，保护组织免受压迫。如果由于创伤、感染、化学性刺激等因素造成滑囊积液、肿胀和炎性反应，则称

为髋部滑囊炎。最常见的滑囊炎有大转子滑囊炎、髂耻滑囊炎、坐骨臀肌滑囊炎。

（1）大转子滑囊炎：大转子滑囊位于臀大肌附着点与大转子后外侧外旋肌群之间。大转子滑囊炎多见于青年患者，慢性起病。发生炎症时，大转子上方疼痛，不能向患侧卧位，并出现跛行。当髋关节内旋时，因臀大肌紧张，压迫滑囊疼痛加剧。反之，髋关节外旋，放松臀大肌，则疼痛减轻。髋关节被动活动不受限制。屈曲挛缩不明显，如滑囊有积液、肿胀时，大转子后方凹陷消失，局部可摸到囊样肿块，有压痛，患者常采取屈髋体位以缓解疼痛。X线片上无骨质破坏，有时可见大转子处有一软组织密度增高影。由于本病有时疼痛向大腿后侧放射，故应与腰椎间盘突出症相鉴别。

（2）髂耻滑囊炎：髂耻滑囊位于髂腰肌深面，故又称为髂腰肌滑囊。它是人体最大、最恒定的滑囊，并在相当数量的人群中与髋关节囊相通。髂耻滑囊炎时，可在股三角外侧出现疼痛或压痛，并可刺激股神经出现大腿前侧和小腿上方

内侧的反射痛。髋关节伸直使髂腰肌紧张或髋关节过屈，可加重疼痛。滑囊炎症肿胀时，腹股沟正常凹陷消失，可有隆起或波动感。X线检查主要是除外其他相关疾病，有时髋关节的炎症性疾病也可因与此滑囊相通而受累。

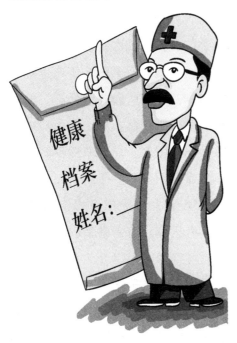

（3）坐骨臀肌滑囊炎：该滑囊位于臀大肌深面，附着于坐骨结节上。坐骨臀肌滑囊炎多见于老年女性，特别是长期坐硬座位的人，长期反复地摩擦或刺激，可使滑囊肿大。因其发病与职业有关，故又被称为编织工臀或裁缝臀。当坐骨臀肌有炎症时，患者不能久坐，臀

肌收缩时可产生疼痛。屈曲髋关节时，在坐骨部可触摸到鸽蛋大小的肿块，压痛且有波动感，但若与下面组织固定在一起，则不能移动。如果坐骨臀肌滑囊肿大明显，可刺激坐骨神经干，出现坐骨神经疼症状，这时应与梨状肌综合征及腰椎间盘突出症相鉴别。

髋部滑囊炎的诊断相对困难，有时需要在良好的鉴别诊断基础上，排除其他疾病，方可获得正确的诊断。

常见的膝关节周围韧带损伤有哪些

膝关节周围有许多韧带，这些韧带在保持膝关节稳定性方面起着十分重要的作用。但是膝关节周围的韧带是静力性稳定结构，它们既不能随关节松弛而收缩，也不能随关节紧张而伸长，因此，在某一外力作用下，膝关节的某一韧带或其他结构就很容易遭到不同程度的损伤。常见的膝关节韧带损伤有内侧副韧带损伤、外侧副韧带损伤等。

（1）膝内侧副韧带损伤：膝内侧副韧带具有限制膝关节在伸直位和屈曲位时所受的外翻应力及外旋应力的作用。因此，无论是膝伸位或膝屈位，各种造成小腿外展的暴力均可使膝关节突然外翻，从而引

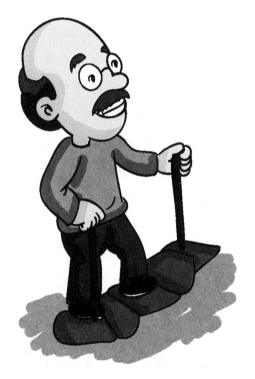

起膝内侧副韧带不同程度的损伤。最常见的损伤部位是股骨或胫骨的附着点，轻者发生部分纤维断裂，重者可造成完全断裂，甚至合并十字韧带或半月板损伤。内侧副韧带损伤常为运动损伤，如足球运动员内侧踢球用力过猛、铁饼和铅球运动员在投掷过程中作旋转动作时。

内侧副韧带损伤后常表现为膝关节内侧疼痛，并随损伤的严重程度而疼痛加剧，出血和组织反应引起膝关节肿胀，局部疼痛及反射性肌痉挛致膝关节活动障碍，局部有明确的压痛点。

（2）膝外侧副韧带损伤：膝关节外侧副韧带是对抗膝关节内翻应力的主要静力结构。在伸膝位时，膝外侧副韧带处于紧张状态，膝关节外侧关节囊、股二头肌等也紧张，协同前、后十字韧带保护外侧副韧带。在屈膝位时，膝外侧副韧带处于松弛状态。因此，膝外侧副韧带一般不易损伤或断裂，只有暴力作用于膝关节内侧或小腿外侧，造成突然膝外翻情况下才有可能造成外侧副韧带损伤。这种损伤常发生于摔跤运动员、舞蹈演员和体力劳动者。同时，常合并十字韧带、半月板损伤，腓骨小头撕脱骨折和腓总伸肌损伤。外侧副韧带损伤后的临床表现为膝关节外侧疼痛、肿胀及皮下淤血和局限性压痛等。

膝关节周围韧带损伤是常见的运动损伤问题，不仅多见于运动员，普通人群的发生率也同样较高。

什么是十字韧带损伤

十字韧带是维持膝关节稳定不可缺少的结构，分为前十字韧带和后十字韧带，它们与膝内侧副韧带和外侧副韧带、髌韧带、膝部伸屈肌群和关节囊等共同实现膝关节的稳定。

（1）前十字韧带起于胫骨髁间隆突前方偏外凹陷处及外侧半月板前角，向后上外方斜行，止于股骨外上髁内侧面后部。其主要功能如下：①限制胫骨前移。②限制过伸。③限制内旋、外旋活动。前十字韧带不仅限制外旋活动，而且也限制内旋活动。④限制内翻、外翻活动，尤其是限制内翻活动的作用更为突出。

（2）后十字韧带起于胫骨髁间隆突的后方，向前内方斜行，止于股骨内上髁的外侧面。其主要功能如下：①限制胫骨上段后移，尤其在屈膝位时这一功能发挥得更加突出。②限制过伸。③限制旋转。后十字韧带明显地限制膝关节的内旋活动。④限制侧方运动。在伸直位限制膝关节内翻或外翻活动中，后十字韧带比前十字韧带发挥更重要的作用。

（3）损伤机制及临床表现：

专家提醒

前十字韧带损伤可采用前抽屉试验检查，具体操作为患者平卧床上，膝屈曲90°，屈髋90°，双足平置于床上，保持放松。检查者坐在床上，抵住患者双足，使之固定，双手握住膝关节的胫骨端，向前方拉小腿，如出现胫骨前移，比健侧大5毫米为阳性，提示前十字韧带部分或完全断裂。

后十字韧带损伤可采用后抽屉试验检查，具体操作为患者仰卧位，髋关节屈曲45°，屈膝90°，双手放在膝关节后方，拇指放在伸侧，重复向后推拉小腿近端，胫骨在股骨上向后移动为阳性，提示后十字韧带部分或完全断裂。

当膝关节过伸或强力外展时，往往造成前十字韧带损伤；屈膝位胫骨上端由前向后的暴力、过伸暴力或后旋暴力可造成后十字韧带损伤。损伤的类型有挫伤、部分或完全断裂、超弹性限度拉长等。前十字韧带损伤比后十字韧带损伤多见。十字韧带损伤即刻常可闻及帛裂声，膝部有撕裂感，继而膝部软弱无力倒地，膝部剧烈疼痛，迅速肿胀，关节内积血引起关节周围皮下淤斑，抽屉试验阳性。

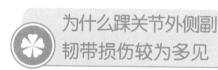

为什么踝关节外侧副韧带损伤较为多见

踝关节韧带损伤在日常生活、工作及体育运动中非常多见，其发病率在身体各关节韧带损伤中占首位，约占全身关节损伤的80%。踝关节韧带损伤多见于伤者在高低不平的路面上行走、跑跳或上下楼梯和台阶时不慎，导致踝关节外侧副韧带、内侧副韧带过度牵拉而发生损伤。若穿鞋跟外侧完全磨损的鞋子行走、跳跃，则更易造成踝关节

扭伤。

在踝关节韧带损伤中，以外侧副韧带损伤最为常见。其原因如下：

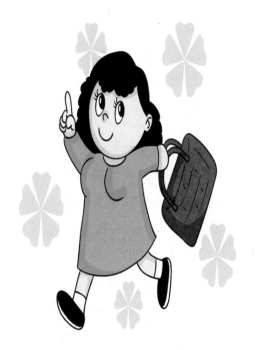

（1）踝关节直接负重力量较大，在行走跳跃时，要支撑全身的重量。

（2）外踝细长而靠后，内踝扁宽而靠前。

（3）外侧副韧带相对较为薄弱，而内侧副韧带较为坚厚，是防止足跟外翻、距骨异常外翻前后移动的有力结构。

（4）足跖屈时，距骨体前部较

宽处脱出，后方较窄的部分进入关节较宽的踝穴中，因此踝关节不够稳定。

（5）胫腓骨下端之间的横韧带纤维斜向下外，同时外踝内关节面比较倾斜，所以腓骨下端有少许向上和向外的活动，并非完全坚固。

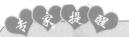

专家提醒

踝关节外侧副韧带损伤一般有足内翻扭伤的典型病史，外伤后可表现为局部疼痛、肿胀、皮下淤血、患足功能障碍、疼痛性跛行。局部压痛明显，韧带完全撕裂者，局部可触及凹陷缺损。足被动内翻跖屈时，外踝前下方发生疼痛。踝关节内翻损伤，X线检查可有助于诊断，并可发现是否有撕脱骨折。

（6）使足踝关节背伸外翻动作的第三腓骨肌远不如使足踝背伸内翻的胫前肌力量大，所以使足外翻的力量不如使足内翻的力量大。

基于这些解剖学因素，再加上前述致伤因素，也就不难看出为什么踝关节外侧副韧带损伤比内侧副韧带损伤多见了。

跗跖关节扭伤是怎么回事

跗跖关节扭伤也是足部常见的软组织扭伤。所谓跗跖关节指的是跗骨（楔骨和骰骨）与跖骨之间的关节，它由3部分组成。第一部分由第一楔骨与第一跖骨组成，有独立的关节囊和关节腔；第二部分由第二、第三楔骨与第二、第三跖骨组成；第三部分由骰骨与第四、第五跖骨组成。第二、第三部分的关节囊和关节腔与楔间关节和楔舟关节相通。跗跖关节周围有跗跖背侧韧带、跖侧韧带和楔跖骨间韧带等，分别连接跗跖关节之间。

跗跖关节为一平面关节，可有轻微的滑动和屈伸运动，内外侧的跗跖关节还有轻微的内收、外展运动。因此，在解剖方面跗跖关节有关节较为松弛、内翻活动度相对较大的特点。

跗跖关节扭伤的因素有从高处坠下、行走失足、跑跳过力等，这些致伤因素可使足背着地或直接暴力（如压砸等），进而使跗跖部足背侧韧带、关节囊及伸趾肌腱过度牵拉受伤，甚至部分断裂、关节失去稳定性，并可出现关节微细错动或半脱位。由于局部的解剖特点，足的内翻跖屈位扭伤机会较多。因此，临床上多见外侧的跗跖关节扭伤。

专家提醒

跗跖关节扭伤后急性期可表现为足背肿胀、皮下淤血、疼痛难忍的症状。患者活动明显受限，站立与行走均十分困难。行走时前足着力困难，只能用足跟走路。足内翻扭伤时，骰骨与第四、第五跖骨间压痛剧烈。外翻扭伤时，压痛多在第一楔骨与第一跖骨之间。有错位者可见跗跖部凸起，按之疼痛剧烈。被动重复足内翻或外翻动作时疼痛加剧。X线检查可排除局部撕脱骨折。

为什么中老年人常诉说足跟痛

许多中老年人经常诉说足跟疼痛，有时还因为疼痛加剧而影响行走。这种好发于中老年人的足跟疼

痛临床上称为跟痛症。那么，为什么会形成跟痛症？

人的跟骨近似长方形，其跖侧面有前结节、外侧结节及内侧结节3个结节。前两者范围小，不负重，内侧结节较大，接触地面，承负体重，而且在内侧结节浅层有强大的、维持足弓的跖腱膜附着其上。在正常行走过程中，内侧结节还要受到跖腱膜的牵拉，因此跟骨内侧结节平时承受的应力较大，久而久之就容易成为慢性损伤。

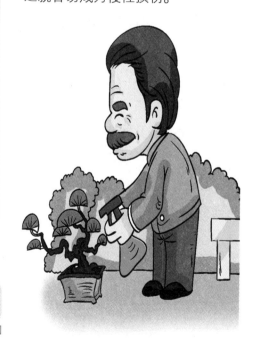

虽然人的足跟部皮肤较厚，并有特殊的脂肪垫起缓冲压力及减轻震动的保护作用，但是长期反复的

硬物硌伤或长期挤压，均可造成跟腱膜等在跟骨结节负重部分的无菌性炎症。这些慢性损伤、无菌性炎症若长期存在，就可在局部逐渐纤维化、钙化，形成与跖腱膜方向一致的骨刺。骨刺的形成更易使足跟部产生疼痛。

一般来说，跟骨结节骨刺与炎症是造成中老年人足跟痛的主要原因。患者常缓慢起病，多半为一侧发病，也可两侧同时发病，疼痛程度轻重不一。早晨起床下地站立较重，稍微走动片刻后减轻，但行走过久后疼痛又加重。此后逐渐加重，有碍行走活动。局部不红不肿，在跟骨内侧结节处，有局限性压痛点，有时可触及骨性隆起。跟骨侧位片常显示跟骨结节前骨刺形成，但临床表现与X线检查表现常不一致。

专家提醒

造成跟痛症的其他原因还有足跟脂肪纤维组织炎、跟下滑囊炎、跟腱周围炎等疾病。足跟脂肪纤维组织炎是因为足跟部被硬物垫伤，长期压迫或受风寒等因素影响而产生的无菌炎症；跟下滑囊炎是足跟部外伤或反复摩擦而发生的炎症改变；跟腱周围炎是外伤或劳损造成跟腱附着部位的周围组织发生的无菌性炎症。这些疾病也会因为足跟疼痛给患者生活和工作带来痛苦和不便。

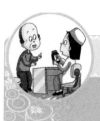

第三节

常用的检查方法

 怎样做物理检查

（1）行走步态：对腰痛患者的物理检查首先应从患者就诊时的行走步态开始。有经验的医生可根据患者进入诊室时的行走步态就可大致判断患者为某种腰痛。例如，患者弯腰侧凸、一侧臀部向后方突出、患肢不敢负重、跛行的特殊步态，一般考虑腰椎间盘突出症的可能性大。行走步态常能提示患者腰痛病变的部位和性质，并提示需要进一步进行的检查内容。腰痛患者常见的异常步态如下：

拘谨步态：腰部板直或向一侧后凸，行走迈步迟缓、拘谨，双手扶腰或需要他人搀扶，同时面部呈痛苦表情。多见于急性腰扭伤、急

性腰椎间盘突出症或急性肌筋膜炎等急性腰痛患者。

蹒跚步态：行走时双下肢僵硬，步态不稳，如同醉酒状。主要见于椎管狭窄、脊髓病变的患者。

傲慢步态：行走步履缓慢，挺胸凸腹，但上肢的摆动幅度小。多见于强直性脊柱炎等患者。

（2）腰背部的检查：腰背部的检查与普通的物理检查一样，以视诊、触诊、运动检查及测量、神经系统检查和特殊的物理检查的顺序进行。

视诊：观察腰椎及脊柱其他节段有无圆背、驼背等畸形：圆背是指背部弧形后凸，常见于强直性脊柱炎、老年人的骨质疏松症等情况；驼背指局限性成角后凸，常见于胸腰椎骨折未复位等情况。观察

腰椎生理曲度的改变情况：腰椎过度前凸可能是腰椎滑脱的表现；腰椎曲度变平或后凸常见于腰椎间盘突出症。观察脊柱棘突自上而下的排列情况：正常脊柱棘突存在一脊沟，自枕骨向下垂直至两臀之中间缝；若此沟向一侧倾斜，则有可能患者为腰椎间盘突出症、急性腰痛患者或脊柱侧弯患者（必要时对此应进行触诊检查和测量检查）。观察腰骶部有无毛发生长及表面凸凹情况：这些现象常为隐性脊柱裂的表现。

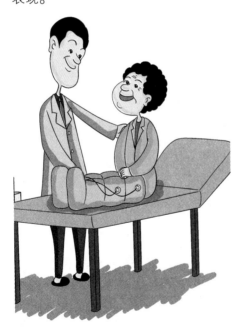

触诊：压痛点：主要是针对患者叙述的疼痛部位进行，压痛点常见于患部的棘间及椎旁肌等处。放射痛：按压腰椎棘突两侧检查是否存在下肢放射痛。生理曲度、脊柱侧弯检查：通过触诊可发现或明确腰椎生埋前凸的减小、消失甚至后凸，以及脊柱的侧弯。

运动检查和测量：可按如前所述的腰椎活动度测量方法进行。一般腰痛患者屈曲、后伸、侧屈及旋转等功能均有不同程度的受限。腰椎椎管狭窄症的患者后伸功能可明显受限。

神经系统检查和肌力评定：伴有下肢痛或怀疑有下肢神经功能障碍者应进行相应的神经系统检查和肌力评定。通常腰椎间盘突出症等影响到脊神经根的疾病可发现下肢某一区域皮肤感觉迟钝或丧失肌肉力量（如踝关节及拇趾背伸力量减弱）；膝腱反射和跟腱反射一般也可表现为减弱或消失。

特殊的物理检查方法：针对腰痛，尤其是腰椎间盘突出症，还有一些特殊的物理检查方法，如直腿抬高试验及直腿抬高背屈踝试验等。有时除了患侧肢之外，健侧下肢直腿抬高时，也可引发或加重患侧下肢的坐骨神经痛，这主要是因为健侧直腿抬高后可使神经根牵动脊髓，从而相应改变了对侧神经根和突出物的关系，故也称为健侧直腿抬高试验。

　　腰痛原因繁多。复杂的腰痛原因同样对医生也是棘手的问题，广为流传的一句俗语"患者腰痛，医生头痛"。因此，欲获得正确的腰痛诊断，医生需要有清晰的问诊思路和方法；而患者也应对询问病史的整个情况有所了解，这样可以更好地提供详尽而准确的病史，帮助医生进行腰痛的诊断。

　　不同体位下的检查：腰痛患者的腰背部物理检查还应根据需要在站立位、坐位、仰卧位、俯卧位等不同的体位进行，由此可进一步明确诊断。例如，坐位检查时的屈伸、侧弯及旋转活动检查结果若与站立位检查结果相一致，则表明腰痛的病变部位确实在腰椎，而坐位检查时阳性体征减轻或消失，则病变部位可能在骶髂关节。此外，坐位时更易进行腰椎旋转活动检查和棘突间活动情况的检查，故便于检

查腰骶部棘突间疼痛。俯卧位时由于肌肉处于松弛状态，压痛点可更为明确。仰卧位时可进行妇科及盆腔疾病的鉴别诊断。

　　其他物理检查：若怀疑有骶髂关节病变时，还应对骶髂关节进行必要的检查。视诊：骶髂关节病变的患者常采用健腿站立、患腿屈曲，使骶髂关节松弛的站立姿势；坐位时常采用健侧臀部着凳的姿势。触诊：腰骶三角两侧压痛。运动检查：站立位各方向活动均涉及骶髂关节而产生疼痛，导致活动受限；坐位时因骶髂关节相对固定，腰椎活动疼痛减轻。特殊检查：包括"4"字试验、骶髂关节分离试验、骨盆挤压分离试验等。"4"字试验：患者仰卧位，检查者将患者一侧下肢屈膝屈髋并外旋髋关节，将足踝部置于对侧伸直的大腿上，并以一手按压患者对侧骨盆，另一手将患者屈曲的膝部下压，骶髂关节部发生疼痛为阳性，表明骶髂关节部有病变；骶髂关节分离试验：患者近床边仰卧位，患侧靠外，两手抱紧健膝，使髋膝关节尽量屈曲至腹壁，患侧下肢置于床下，检查

者两手扶患者双膝，使其向相反方向分离，若骶髂关节疼痛为阳性；骨盆挤压分离试验：患者仰卧位，检查者双手分别放在患者两侧髂前上棘处，将骨盆向外分离或向内挤压，引起患侧骶髂关节疼痛为阳性。

对腰痛患者系统、有序而完整的物理检查是十分必要的，由此发现的阳性体征是向正确诊断迈进的基础。忽略检查项目或检查中的阳性体征，则有可能造成误诊或漏诊。

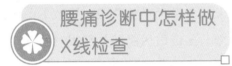

腰痛诊断中怎样做X线检查

目前，影像学检查是腰痛诊断中最主要的辅助检查手段，具体有X线检查、断层摄影、脊髓造影、电子计算机断层扫描（CT）、磁共振、腰椎间盘造影、选择性脊髓动脉造影、腰椎静脉造影等。其中应用最为广泛的是X线检查，其余的影像学检查则根据条件相应开展。

常规的X线检查可很好地达到诊断、鉴别的目的，特别有助于腰椎结核、肿瘤、强直性脊柱炎、腰椎退变性骨关节病等疾患的诊断。腰痛患者的X线改变，概括起来有如下

几方面的征象：

（1）正位片：可显示腰椎有无侧凸，两侧横突的大小及有无异常（如第三、第五腰椎横突肥大），有无移行椎，腰骶部隐裂，棘突偏歪，椎间隙两侧是否等宽，椎弓根、关节突关节形状，椎弓根间距（椎管横径）大小等。并可观察两侧腰大肌阴影是否清晰。

（2）侧位片：诊断价值较大，可观察测量腰椎的曲度、腰骶角大小、椎体指数、椎管矢状径、椎间隙大小、椎间孔大小，并可观察椎体有无压缩、楔形变等情况。腰椎的曲度正常情况应为前凸状态。腰骶角为腰椎椎体与骶骨轴线形成的向后开放的夹角。椎体指数为腰$_5$后缘高度与腰$_5$前缘高度的比值，正常值应大于0.80，如小于0.80则易造成峡部疲劳骨折。椎管矢状径可反映椎管先天性狭窄的程度；正常矢状径大于17毫米，先天椎管狭窄者小于15毫米，介于两者之间者为较小椎管；椎管较小及狭窄者容易因退变增生而引起腰椎管狭窄症。椎间隙，腰椎的椎间隙自上而下逐渐增大；椎间盘退变或椎间盘突出时，可表现为椎间隙变窄。椎间孔，腰

椎的骨性椎间孔自上而下逐渐变窄，至腰$_5$常呈耳形。正常情况时，下位椎体上关节突尖不高于上位椎体下缘水平，椎间盘退变后关节突可向上交错，如进入椎弓下切迹，易嵌压行走于其中的神经根。

（3）斜位片：对怀疑有关节突及峡部病变而正位、侧位片上显影不清晰者，应加照左右斜位片。斜位片上可清楚地显示一侧上下关节突的骨折、增生及峡部断裂、延长等病理改变。

（4）功能位片：让患者在屈曲位、伸展位拍摄侧位或斜位片，或在左右侧屈位拍摄正位片，以显示腰椎处于运动状态下病变的情况，特别适合检查腰椎不稳定的腰痛患者。

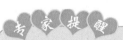

专家提醒

选择腰痛患者的影像学检查手段时，一是要注意是否是确诊所必需的；二是要考虑患者的经济条件；三是尽量采用无创检查。除了影像学检查之外，脑脊液检查、肌电图检查和关节镜检查等辅助检查手段对鉴别诊断也有帮助。

怎样进行腰痛的鉴别诊断

许多腰痛为主要症状的疾病常伴有下肢痛，尤其是腰椎间盘突出症。除此之外，尚有许多其他疾病也同样有腰痛伴有下肢痛的症状，因此在临床上有必要对此进行很好的鉴别。

（1）单纯的腰痛：常见于腰背部筋膜纤维组织炎、腰肌劳损、腰部扭伤、腰部先天性及后天性畸形、峡部裂、骨关节病等。

（2）腰痛同时伴单侧下肢放射痛：常见于腰椎间盘突出症、腰骶神经根炎、腰背部筋膜纤维组织炎等。

（3）腰痛同时伴双侧下肢放射痛：常见于中央型腰椎间盘突出症、腰椎管狭窄症、腰椎滑脱症、强直性脊柱炎等。

（4）腰痛同时伴有上下肢关节或肌肉疼痛：常见于风湿性关节炎、类风湿性关节炎及腰背部筋膜纤维组织炎等。

由于CT设备昂贵，在一些中小城市尚不能普及，且由于技术上的原因，CT检查仍不能作为脊柱检查的首选方法，其局限性在于扫描的范围受限，对于多节段病变的诊断较为吃力；对于硬膜外腔脂肪过少者，诊断腰椎间盘突出较困难，在横断面上观察，难以判断椎间盘的厚度和椎间孔的大小。

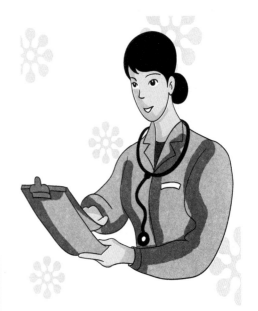

于腰腿痛患者，最常做的血液化验有以下几项。

专家提醒

经实践证实，同位素骨扫描不能用来诊断腰椎间盘突出症，但对于与腰椎间盘突出症症状相似的一些疾病，如椎间盘炎、强直性脊柱炎及继发性骨肿瘤等，有着较好的鉴别诊断作用。对于有能做造影检查的患者，作髓腔扫描还可以提供狭窄和梗阻的部位，但其效果不如影像检查准确。

腰腿痛患者应做哪些化验检查

化验检查是选择血液、尿液、大便、淋巴液等，在化验室里经过仪器检验和方法测定得出正常还是发生改变，从而为诊断疾病提供依据。对

（1）"血沉"：血沉是"红细胞沉降率"的简称，医生有时在化验单上用它的英文缩写"ESR"。成年男性正常值为1~10毫米/小时，女性为0~16毫米/小时。注意，虽然用了"/"号，但并非指每小时沉降多少，而是指到1小时末沉降多少。引起血沉值加快的常见腰腿痛疾病有强直性脊柱炎、胸腰椎结核、类风湿关节炎、胸腰椎骨髓炎、椎间隙感染和胸腰椎恶性肿瘤等。但不能认为腰腿痛患者血沉快就一定患了这些病，还要结合其他检查结果和临床症状来下结论。因为血沉

增快还有如下原因：妇女月经期、妊娠、贫血及患传染病和有些药物的干扰，都可引起血沉加快。同时也可能既有腰腿痛又有其他疾病存在。引起血沉加快，应全面进行检查，以免误诊。

（2）类风湿因子凝集试验：英文缩写"RF"。类风湿因子是一种自身抗体，正常一般为阴性。据研究类风湿因子不光存在于类风湿关节炎患者体内，有1%~4%的正常人也可出现阳性。下面列举出类风湿因子在多种疾病时的检出率，作为参考。

多种疾病的类风湿因子检出率。	
类风湿关节炎	79.6%
混合性结缔组织病	25.0%
多发性肌炎	20.0%
皮肌炎	10.0%
少年型类风湿关节炎	10.0%
结核病	10.0%
60岁以上老人	15%~50%

由此可以看到，类风湿因子阳性的人，不一定就是患了类风湿关节炎，同时类风湿因子阴性的人，也不能肯定没患病。对怀疑为类风湿关节炎的腰腿痛患者，检查类风湿因子以后，仍需要结合其他检查结果，来诊断疾病。

（3）抗溶血性链球菌"O"试验：英文缩写为"ASO"，正常值小于400单位。此试验是证明近期有无溶血性链球菌感染的一种免疫学检查，如抗溶血性链球菌"O"试验大于500单位且多次检查结果递进增高者，有助于活动性风湿病的确诊，同时患多发性骨髓瘤、肾炎等疾病的概率亦可增高。

为什么要进行磁共振成像检查

磁共振成像技术（即是MRI）是近十几年来发展起来的一项新技术。磁共振原理完全不同于传统的X线和CT检查原理，它是一种生物磁自旋成像技术。它利用人体中的遍布的氢原子在外加的强磁场内受到射频脉冲的激发，产生磁共振现象，经过编码技术；用探测器检测并接受以电磁形式放出的磁共振信号，输入计算机，经过数据处理转换，最后将人体的各组织的形态形成图像，以作诊断。它无须借助X线，对人体免除了辐射危害。其成像清晰度极高，在不向椎管内注射造影剂的情况下，就可以达到近乎于脊髓造影的分辨清晰程度。较之CT扫描和脊髓造影，磁共振成像技术对于软组织的显影能力要更胜一筹，它可以直接观察脊髓和髓核组织、纤维环。作为脊柱影像学检查的一种方法，其最大的不足是价格昂贵，通常拍摄一次腰椎MRI检查的费用要高达1000余元人民币，这使许多患者经济上承受有困难。但是对骨科医生尤其是脊柱外科医生来讲磁共振检查非常有帮助，它可以清晰地显示脊柱周围的相关软组织

情况，尤其是椎间盘、脊髓神经根管以及肌肉出血等情况，可以帮助医生早期发现微小疾病的变化。所以磁共振检查在骨科临床上应用非常普遍。

急性腰痛患者怎样进行自我检查

患者若在经历突然闪腰、扭伤或搬举重物等诱发因素后，出现急性腰痛、下肢串麻、疼痛等症状时，需从下面几个方面去自我观察和检查，以达到大致区分腰椎间盘突出症和其他腰痛的目的。

1. 腰痛后的姿势改变

（1）在急性损伤后，是否有跛行，如一手扶腰或患侧下肢害怕负重而呈一跳一跳的步态，或是喜欢身体前倾而臀部凸向一侧的姿态。

（2）腰椎是否因为试图避免疼痛而向一侧偏弯，偏弯后是否在一定程度上可缓解疼痛。

2. 体位对腰痛程度的影响

（1）仰卧位休息后，若疼痛仍不能缓解，可尝试在侧卧位、弯腰、屈髋、屈膝时疼痛是否缓解。

专家提醒

椎管造影是利用碘剂或空气做对比，注入蛛网膜下隙（脊髓造影）或硬膜外腔后，照X线片显示其中病变的检查方法。椎管造影术不但对诊断腰椎间盘髓核突出有重要的意义，更重要的是能排除椎管内肿瘤及其他占位性病变，但因为造影剂能刺激蛛网膜，多少要产生一些症状，故拍片后或手术时应将注入的造影剂吸出。

（2）俯卧位，自己或旁人用手轻轻触后腰部腰椎正中及两侧，检查是否有明确的压痛。

（3）仰卧位，然后坐起，观察患侧下肢是否因疼痛而使膝关节屈曲。

（4）仰卧位，患侧膝关节伸直，并将患肢抬高，观察是否因疼痛而使其高度受到限制。

引起腰痛的原因较多。从病因上看，腰椎的先天性畸形、退行性疾患、外伤、炎症、肿瘤及内科疾患等都有可能引起腰痛。因此，不仅是患者，即便是医生，有时也很难区别腰痛究竟由哪一种疾病引起。但各种腰痛终究有其自身的特异性，因此只要仔细检查，还是可以将各种腰痛加以鉴别的。患者也可以通过自我检查将腰痛大致分类，特别是将腰椎间盘突出症与其他腰痛予以区分。

3. 腹内压改变对腰痛的影响

轻轻咳嗽一声或数声，尝试腰痛是否加重。这种尝试不一定要刻意去做，在平时咳嗽、打喷嚏、大小便等增加腹压的动作都有可能引起腰痛。因此，只需在日常活动中稍加注意观察即可。

腰椎间盘突出症作为一种独立疾病，毕竟有它一定的特殊性，有时患者只要稍加注意，就可发现自己是否可能患有腰椎间盘突出症，这对及时去医院确诊和治疗是很有益的。患者可选择上面介绍的几种方法进行自我检查，一般如有几项符合，就应怀疑有腰椎间盘突出的可能。不过真正确诊，尚需请医生进一步检查证实。

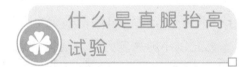

什么是直腿抬高试验

患者双下肢伸直仰卧，检查者一手托于腿踝部的后方，另一手压于膝前方，在保持膝关节伸直的同时，用托于踝部的手将下肢徐徐抬高直至患者感到下肢有放射性疼痛及检查者感到有明显阻力，此时下肢与床之间所形成的角度，即为直腿抬高角度。

一般正常人直腿抬高可达90°，幼年、青壮年直腿抬高也常高于中、老年。如抬不到70°，患者即电击样疼痛或腰痛，即为试验阳性。

直腿抬高试验多用于腰椎间盘突出症、腰椎侧隐窝狭窄、腰椎后小关节增生、腰椎神经根管狭窄及黄韧带肥厚等刺激或压迫腰神经根疾病的诊断与鉴别诊断，其原理是当直腿抬高时，坐骨神经受牵拉而紧张，加重了突出的腰椎间盘对神经根的压迫和刺激。坐骨神经来源于第4、5腰神经根及第1、2、3骶神经根，临床最多见的腰神经根，引起的疼痛和麻木感主要在小腿外侧，而腰$_5$骶$_1$间的椎间盘突出压迫的是骶$_1$神经根，引起的疼痛和麻木感觉以小腿后侧为主。值得注意的是并非所有的腰椎间盘突出症患者直腿抬高试验都呈阳性，如上腰椎间盘突出症患者此试验可能是阴性。

腰腿痛患者的感觉检查是怎么进行的

由于神经解剖的缘故，腰椎间盘突出症患者常常伴有下肢的感觉异常。因此，在临床检查时要注意作好其感觉检查及详细记录，这对病变的节段定位是十分重要的。

感觉检查常以针刺痛觉为主，佐以冷热觉及触觉，还可以检查本体感觉。具体方法是：

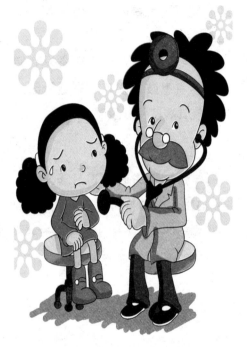

（1）浅感觉检查：以针尖用均匀力量自近端向远端轻刺患者皮肤，来测定其感觉是否发生变化及变化程度；分别以冷水试管和温水试管接触患者的皮肤，让其辨别冷热程度，以测定其冷热觉的变化；以棉签轻轻划过病变皮肤，观察并询问患者是否知道，以测定其感觉的变化，在腰椎间盘突出等病因导致的神经根受刺激时，患者的浅感觉可能会有过敏反应，当出现感觉

减退或消失时，常常表示着神经根因受压而变性。

（2）深感觉检查：固定患者足趾后活动其趾间关节，检查其关节位置感觉。用音叉叩击震动后，放在患者下肢骨突上，询问感觉震动的时间，用手指深压患者下肢，并询问其受压的部位感觉变化。

感觉程度可以分为6级：0级：无知觉。Ⅰ级：深区感觉存在；Ⅱ级：触觉及浅区感觉存在；Ⅲ级：能分辨锐性和钝性感觉；Ⅳ级：能分辨触觉的部位；Ⅴ级：两触点间的感觉及形体感觉正常。

当脊髓受损时，会导致相应节段以下的感觉及运动分离，即布朗氏综合征，而周围神经受损，如神经根受压受损，所表现出来的感觉丧失是不按节段分布的，而是与末梢神经的支配区域相吻合。

常见的腿痛病如何鉴别

常见的腰腿痛病很多，这里选择主要的、代表性的疾病作简要鉴别。

（1）急性腰扭伤：多有腰部的闪、扭、挫伤史，立即或短时就发生急性腰痛，往往剧烈难忍，活动时痛加剧；腰部有明显压痛点，腰肌痉挛，腰部姿势异常，活动障碍。但少有下肢放射痛。X线及化验均无特殊发现。

（2）腰肌劳损：过去可能有外伤史或劳累史；在某种动作或姿势下引发腰痛，多为胀痛；腰部压痛广泛；可有骶棘肌痉挛，脊柱活动受限。

（3）腰突症：外伤史；较重腰痛和放射性腿痛，腹压增加时，可加剧疼痛；可有脊柱侧弯，腰椎生理前凸消失；椎间隙变窄；直腿抬高试验阳性，伴下肢神经症状；X片：脊柱侧弯，椎间隙变窄，左右不对称或前后不对称；CT或MRI显示：椎间盘脱出。

（4）腰椎管狭窄症：外伤史不明显；腰腿痛反复发作，病史较长；下肢麻木，行走无力。自述症状重，客观体征轻。间歇性跛行是本病主要特点。X线可见椎间隙变窄，后关节肥大，椎管内径狭小。

（5）腰椎结核：可能有肺结核史；腰痛，晚上痛醒，活动时加重；全身乏力、消瘦、低热、盗汗；腰肌板样痉挛；脊柱活动受限，并可有后凸畸形和寒性脓肿；X线片：椎间隙变窄，椎体边缘模糊不清，有骨质破坏；寒性脓肿存在时，见腰大肌阴影增宽。血沉高。

（6）脊柱退行性骨关节炎：腰部钝痛，劳累或阴天时加重，晨起时腰部僵硬，活动后减轻；脊柱前屈、背伸活动受限；X线片：大多有椎体边缘骨质增生，椎间隙变窄，严重者见骨桥形成。

（7）类风湿性关节炎：自身免疫性疾病，全身性结缔组织病变。好发部位为手足小关节（周围型）和脊柱（中心型）。多见于青壮年。起病隐匿，先有乏力、肌肉酸痛等；随后出现关节疼痛、发僵、肿胀；全身症状有不规则发热、贫血、血沉快等；病变发作与缓解交替出现；最后关节活动极度受限，畸形或强直。类风湿因子阳性者约占八成。X线：骨质疏松，关节间隙变窄，关节畸形，骨柱强直等。

（8）强直性脊柱炎：以脊柱僵硬、强直为主要特征，是一种独立的疾病。病变多自骶髂关节开始，逐渐向上发展致颈椎。多发于青壮年男性，腰骶部、背部、胸部和颈部均可有疼痛；整个脊柱强直，活动极度受限，影响心肺功能。X线：骶髂关节变化最早：可见关节边缘模糊、硬化；脊柱小关节融合，驼背，骨桥或"竹节"样变；类风湿因子阴性；贫血；活动期血沉快。

（9）先天性变异（脊柱隐裂和移行腰骶）：摄X线片比较容易识别。

（10）老年骨质疏松症：腰部钝痛或剧痛；脊柱活动受限，圆背畸形；X线显示骨质疏松。

（11）脊柱肿瘤：腰部剧痛，夜间尤甚；体征各异；X线见椎体破坏，压扁，椎间隙完整。

（12）妇科性腰痛：腰骶部痛，常与下腹痛同时存在，与月经期有明显关系。

（13）内脏性腰痛：有某内脏病的主要特征，腰疼是附带症状之一。

（14）泌尿系统性腰痛：常为腰部绞痛，伴尿频、尿急、尿血；腰部叩痛；X线摄片：结石可能见到。

（15）其他：第3腰椎横突综合征、臀上皮神经和坐骨神经骨盆出口狭窄症等。

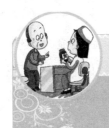

第四节
如何爱护腰和腿

 如何避免腰扭伤

现代科技的进步，许多繁重的工作已被现代化的机器所替代，大大减轻了人类的直接负担。但是仍有不少重物需要自己去搬运，去肩扛或手提完成，而人本身的负重能力是十分有限的。当你弯腰抬起重物时，当你提着重物行进时，如果不注意姿势，不量力而行，就很容易造成腰部损伤。

在弯腰搬重物的姿势中，最容易伤腰的就是直膝弯腰搬抬法。在这种姿势下，腰椎由屈曲位伸直时，主要依靠骶棘肌等的强力收缩，辅之以臀大肌等其他肌肉的协作，将躯干升起；稳住双下肢，再用双手将重物搬起。搬运的主力来

自骶棘肌，而骶棘肌承受了太大压力，极易拉伤，也可能至整个腰骶部扭伤，甚至引发腰椎间盘突出症。

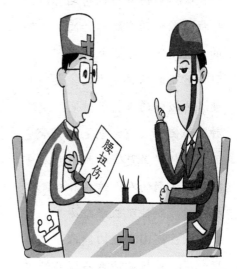

为了避免搬提重物时损伤腰部，那就要求弯腰发力要巧妙、合理、省劲。较为适宜的搬抬姿势是：先将身体尽可能靠近重物，然后屈膝、屈髋、抬腰、直腰，再用双手将重物搬抬起来。采用这一方

法搬取重物的优点是，屈膝、弯腰后，无须用太大的力量伸展腰部，仅在双手握住重物后，慢慢伸展髋及膝关节，重物即可被搬起，省时又省力。在伸展髋、膝关节时，主要依靠臀大肌及股四头肌的收缩力

量，而这两群肌肉比较强大，肌纤维也较长，且一前一后收缩时容易达到平衡、协调，它们的肌力、肌张力及爆发力远较腰部单一的骶棘肌强大，被撕裂的可能性较小，因此可避免腰部的损伤。但是，也要注意屈膝直腰时，先试探一下重物的重量是否在自己力所能及的范围内，太重了，即使搬运姿势正确，也力不从心，硬搬会扭伤腰部。有的人喜欢在搬抬重物瞬间大喝一声，使胸、腹腔内压力迅速增高，此时胸、腹腔浑然构成"实体"，似气功一般，可分担腰椎、腰肌的部分重力，是一种讨巧的方法。

专家提醒

手提重物行走也须防止腰扭伤。一是当出差或外出旅游时，应交叉换手提重物。人体为了手提行李箱行走，并保持平衡，必然会使脊柱向对侧弯曲，使提重物侧的肩胛部抬高，对侧的肩部下降。根据杠杆原理，这种情况下骶棘肌受力比较大，即使肌力较强的人，长时间经受这种腰椎侧弯应力，也是难以承受的，更何况若是骶棘肌肌力本来就比较薄弱的人。这种脊柱侧弯极易造成骶棘肌肌纤维撕裂，引起腰痛；还因脊柱凹侧椎间盘轻度受压，髓核易冲破凸侧的纤维环突出，形成腰椎间盘突出症。所以交叉换手是避免腰伤的一个好办法。二是尽可能用拉杆箱替代手提重物，可避免费力地手提行李箱行走，相应减少腰伤的发生率。

孕妇如何防腰痛

女性因其特殊的生理特点，腰部极易受伤，往往形成慢性腰腿痛。孕妇的腰痛是女性在特定阶段发生的一种特殊腰痛。如果早作预防，则不一定会发生。

妇女怀孕后，腹部逐渐增大，尤其到了妊娠中后期，一方面，因腹部重量的增加及距腰椎间盘中央的力臂延长，从而使腰部负荷增大，这种腰部负荷的增大与腹部增

大部分的体积、重量成正比；另一方面，由于妊娠时腹部肌肉松弛无力而不能正常地制约内脏，又使支撑内脏的腰椎负担进一步加重。这两方面的因素使腰椎生理曲度发生明显改变，即前凸后伸过度。在此基础上，孕妇只要稍不留神的举动就会使腰腹部失去平衡，造成腰部损伤，引发腰痛。而且有时这种腰痛还会放射至下肢，引起一侧或双侧下肢痛。

孕妇怎样预防腰痛呢？办法多样，但必须做到以下几点：

（1）充分休息：这可在很大程度上减少腰部的沉重负担。休息时可将枕头、软垫等柔软物垫在腘窝或小腿下面，让孕妇感到腰部和下肢轻松舒适。睡眠时可采用侧卧位，双膝屈曲，减少腰部负荷。行走时穿柔软轻便的平底鞋，不穿高跟鞋。

（2）注意腰部活动的合理姿势：避免突然弯腰、扭腰和下蹲等腰腿部过多或过度的动作。尤其是腰部前屈，应手扶支撑物，轻轻弯下，保持控制，前屈一定幅度后，若感到腰部明显酸痛或腰力不支，即停止弯腰，再慢慢伸腰，坐下休

息一会。孕妇扭腰、转身动作一定要慢而轻柔，稳而不晃，防止因腹部负荷的惯性作用造成猛烈的脊柱旋转，损伤腰椎。

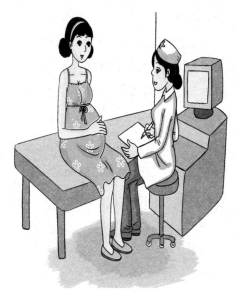

（3）适当做孕妇保健操：必须有人陪伴，协助完成。步骤为：①仰卧位，双膝屈曲，足根着床面；缓缓呼气；挺腹；再将腰腹部慢慢向床垫方向下沉。②改呈跪姿，膝慢慢伸直，变四肢撑地；腰背部缓缓向上弓起。③孕妇起立，背离墙壁30厘米站直；双手抱头；缓缓呼气，同时将背部尽可能后伸。④又回仰卧位。一侧膝关节先屈曲，再上抬并伸直；换另一膝，动作同前。左右交替进行。

上述4个动作组成一套孕妇保健

操，循序操练，每一动作静止保持5秒钟。反复操练5遍。每日早晚各进行1次。应注意在医生指导或同意后进行，动作轻缓。医嘱静卧的孕妇不宜做操。

总之，对于孕妇而言，怀孕后的腰痛有时也许难以避免，但如果能遵照上述要求认真预防，那么，孕妇的腰痛将会被减少到最低限度，或者腰痛程度会大大减轻。从而能顺利、愉快地度过妊娠期。

采取什么措施可避免产妇腰痛

孕妇的情况如此，那么产妇该轻松了吧？不！有两方面因素使产妇难以摆脱腰痛阴影。①产妇机体自身特定生理酿就的腰痛因素。产妇分娩后，机体的内分泌系统发生较大变化，使连接骨盆的韧带松弛，而且腰腹部肌肉也显得较为软弱无力。一旦有外力影响腰部活动。就会使腰、腹部肌肉难以适应，处于失衡状态，应对不当易导致腰痛。②产妇为照顾婴儿，经常忙忙碌碌，或换尿布，或喂奶，或洗澡，或将婴儿抱上放下，频频弯

腰，在产后生理因素的基础上，极易致腰肌劳损，产生腰痛。

产妇预防腰痛的办法也有几招，可供参考。

（1）照顾婴儿量力而行：合理安排，避免腰部过度劳累。特别要适当控制弯腰动作的频率和力度。不要去搬桌子、床垫等较重的物体。暂免洗菜、洗衣、做饭和洗碗等弯腰频繁的家务事。

有的年轻产妇为了尽快重现孕产期前的青春风采，在产后不久急于重新穿上了高跟鞋。由于高跟鞋使足跟升高，必然致腰部前凸后伸度加大，这无疑会增加腰椎间关节的应力而引发腰痛；尤其是双手抱孩子时，若是穿高跟鞋，会进一步使腰椎前凸，增加腰椎应力。因此，产妇过早穿高跟鞋不妥。待到腰背部和腹部肌力恢复到相当程度时，可以考虑穿高跟鞋，但需征得医生同意。

（2）做锻炼腰肌、腹肌和强健下肢的运动操：以增强其肌力与肌张力，尽快保持腰部的平衡、协调

与稳定，减少腰骶部劳损或受伤的机会。

（3）适当控制体重：有些产妇产后体重明显增加，使腰部负担加重，成为诱发腰痛的原因。产妇可适当节制饮食，适量活动，以控制或减

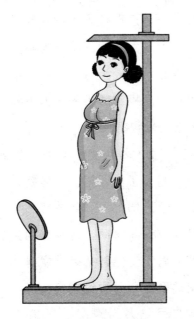

轻体重，减少腰椎的负荷。产妇较胖时，腰部不要过度后伸，以免伤腰，引发腰痛。抱孩子要尽量采取减轻产妇腰部负荷的姿势，双膝先蹲下，降低重心，再抱孩子。

怎样预防坐骨神经痛

（1）预防或治愈各种引发坐骨

神经痛的疾病：除了先天性畸形难以改变外，那些后天性疾病多数可以防患于未然。对于腰椎结核、化脓性脊柱炎等严重感染性疾病，以及肿瘤、腰椎间盘突出症、骨盆出口狭窄综合征等，必须尽快治愈，否则，不仅坐骨神经痛的问题解决不了，还会造成严重后果。另外，要严防腰骶、髋部、臀部和大腿部的外伤。

（2）保持脊柱正常的生理状态：训练卧、坐、站、行等规范的姿势。这对减轻腰部负担，减少腰椎疾病进而预防坐骨神经痛很有意义。

睡姿对中老年人尤为重要。因年龄关系，腰椎会发生不同程度退变，腰背部肌肉力量相对减弱，睡眠姿势不当，不仅可能引起腰肌劳损、腰椎间盘突出症，诱发坐骨神经痛，而且也易引起颈椎病。合理的睡姿以仰卧位或侧卧位为佳，可使四肢自然伸直或微屈，全身肌肉、神经放松，感到舒适。另外，枕头高低应适当。必要时，还可将小枕垫于腘窝处，以放松腰臀肌，避免牵拉坐骨神经。

无论什么坐姿、站姿和行走

姿势，如果造成腰椎过度屈曲，腰腹部肌肉不平衡，引起坐骨神经痛者，均属不良坐姿，应予纠正。平时训练正确的坐姿、站姿和行姿。

（3）注意腰、臀部及下肢的保暖：在冬季或天气转冷时节，应及时添加衣服，避免腰臀部及下肢受冻，引起坐骨神经痛；避免去阴暗、潮湿的环境里久坐。造成臀部软组织受湿寒侵袭产生炎症，刺激坐骨神经导致疼痛。同时，也不忽视看起来远离坐骨神经，实际上与坐骨神经密切关联的足部的防寒保暖，因足部受寒湿引起的疾病，会反馈性地导致下肢或坐骨神经不适或疼痛。

经过综合性、全方位的防范措施，一定能使坐骨神经"畅通无阻"，达到"通则不痛"的境界。

坐骨结节滑囊炎有何预防办法

对坐骨结节滑囊炎的预防，关键在于保持正确、稳定的坐姿。养成良好、优雅的坐姿，可以大大减少骨结节滑囊炎的发生率。

（1）找软垫：在家庭生活或工作、学习中，最好坐在带软垫的座位上，或坐在圆形气圈垫上，可避免坐骨结节直接受到硬物的挤压，造成滑囊挫伤或出血。有的坐椅为硬木板，应另加一块海绵或棉垫，起缓冲作用。带软垫的靠背椅最好，靠背还可分流身体重量对坐骨结节的压力。但是坐沙发不妥，因沙发除可减轻坐骨结节的负担外，对稳定腰椎和腰肌的张力不利，久坐会诱发腰痛。

（2）勿久坐：坐着工作或学习时间长了，调整一下坐姿是必要的，但是切记不可让臀部贴着椅面横向或纵向移动，这种移动会增加摩擦力，使坐骨结节滑囊内壁发生错动摩擦，易导致损伤及出血，形成坐骨结节滑囊炎。正确的方法是，如果坐久了，干脆站起来伸伸腰，捶捶臀部，彻底轻松一下。

（3）避损伤：避免直接损伤坐骨结节滑囊。部分人有个不良习惯，坐久起来后喜欢用手指将一侧臀部软组织外牵内挤，或上下推拉，意在起到松弛臀部组织、改善血液循环的作用，当时确实感到挺舒适。但是注意这些动作一定要轻柔、适度，不可用力过猛、过重、过多，否则会损伤坐骨结节滑囊，引发坐骨结节滑囊炎。

 如何预防骨关节炎

目前预防骨关节炎的重点是采取有效措施，尽量延缓退行性病变及骨关节炎出现的时间及进程，减轻骨关节炎引起的症状及由此而产生的各种不良后果。我们可以大致从以下几方面采取防范措施：

（1）避免长期、反复的剧烈运动和负重：否则，会使关节软骨面磨损、充血、出血、渗出、变性而形成骨质增生；还会使骨骼及周围软组织过度受压、扭扯及牵拉，造成局部软组织和骨骼的损伤，一旦组织受力不均，会加重骨质增生或加快骨关节炎的形成。资料表明，长期过度的剧烈运动是诱发骨质增生和骨关节炎的基本原因之一。

（2）适量、合理、规范地进行体育锻炼：这与避免长期剧烈活动并不矛盾。人体不是不需要任何活动，恰恰相反，适量、合理、科学地锻炼全身骨关节是预防骨关节炎的有效手段之一。因为关节软骨的营养来自于关节液，而关节液只有依靠活动性"挤压"效应，才能够进入软骨内，维持软骨正常的新陈代谢。适当运动，尤其是关节的运动，可增加关节腔内的压力，有利于关节滋养液向软骨渗透，减轻、延迟关节软骨的退行性改变，从而延缓或预防骨关节炎。如腰背肌锻炼，每日应不少于3次，每次至少做50套伸腰、屈腰和转腰活动，由医师或康复师指导更好。

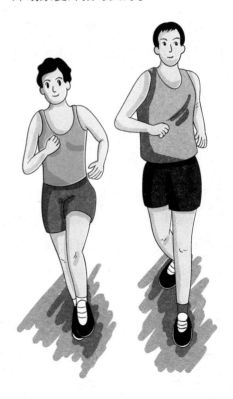

（3）防止骨关节的外伤及积累性损伤：外伤所致的各种关节病，

是该关节产生骨关节炎的病理基础。如膝关节创伤性滑膜炎、膝关节滑膜皱襞综合征、半月板损伤、交叉韧带损伤和关节韧带损伤等，均成为日后产生膝增生性关节炎的隐患。随着年龄增长，组织变性，长期的膝关节积累性损伤后遗症使关节张力与股骨对抗应力的组织功能失调，软骨及关节内容物的耐应力降低，造成膝关节不稳，致使软骨面与关节囊、韧带的附着处发生代偿性或保护性骨质增生，并出现相应的骨关节炎症状，如疼痛和活动功能障碍等。所以防止关节外伤及劳损很重要。

（4）保持强壮的身体素质，是对骨关节的最好保护：老年人应适当节制饮食，避免身体过重或肥胖；注意劳逸结合；节制房事；改善室内外环境，经常吸收新鲜空气；保持正常的脊柱姿势和关节功能活动；用具有弹性的软腰围保护腰部，用护膝保护膝部；平时睡硬板床；还要防止风、寒、湿对骨关节的侵袭。这些综合措施十分有助于提高身体素质，也就保护了关节的正常功能。

如何正确预防骨质疏松症

在骨质疏松症的预防观念上，有一部分人认为，骨质疏松症是老年疾病，其预防也只是老年人的事，与年轻人无关。实际上，这种观念是片面的。西医学研究证明，骨质疏松现象开始于年轻时代。在儿童时，人体骨骼中的骨量包括骨基质和矿物质稳定增加；青春期骨量迅速、大量增加；35~40岁后，骨量开始下降。女性绝经期后，骨量下降速度明显加快。每个人骨量的高峰值与骨质疏松症有直接的关系。骨量峰值越高，说明体内骨组织的储备量越高，足以延迟骨质疏松症出现的时间。

因此，维持骨量在一定峰值水平，成为我们预防骨质疏松症的关键与重点所在。其预防措施如下。

（1）膳食兼收并蓄，维持合理的营养结构。

（2）维持钙、磷的合理比值。

（3）平衡膳食是预防骨质疏松症的又一重要环节。

（4）注意饮食的适量。

（5）保持健康的生活方式，提高预防骨质疏松症的能力。

（6）适量锻炼，可改善与维持骨的正常结构。

综上所述，预防骨质疏松症的策略是有所为，有所不为。以早防、主动防为上策；早治、不防为中策；不防、不治为下策。

如厕为何不应该"马拉松"

许多人喜欢看报、阅读杂志和浏览小说，本是件好事，值得提倡。但若如厕时看得津津有味，欲

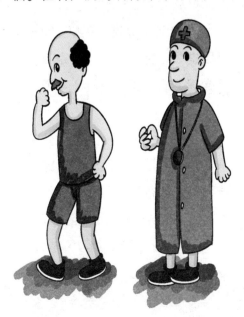

罢不能，坐得过久，就会压迫臀部坐骨神经，引起坐骨神经麻痹。因此，仅就保护坐骨神经而言，也希望在坐厕时不因阅读书报杂志而变成"马拉松"。

虽然臀部皮肤和脂肪较厚，肌肉很多，如臀大肌、阔筋膜张肌、臀中肌、梨状肌、股方肌和臀小肌

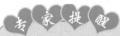

专家提醒

我们发现，脚上的特定部位与机体内部各脏器之间存在着直接、内在的联系，脚底分布有人体内脏器官的相应反射区，若内脏有病，就会在某个反射区上表现出来。根据这一对应原理，按摩相应的反射区，就可产生较强的刺激作用，促进相应器官的血液循环，改善新陈代谢，进而达到防治疾病、强身健体的功效。据此原理，人们开展足疗、足浴保健服务，通过刺激、按摩、温热足底，大大促进血液在足部与下肢的灌注和回流，有利于足正常功能的保持；而且对与足穴相对应的机体有关脏器功能产生良好的促进作用。

等，十分发达，齐集于臀部。但坐厕时人体约2/3的体重集中于臀部和股后部上方，而马桶圈仅为宽度约6厘米左右的蛋形环，质地坚硬无弹性，坐厕时臀股交界部受体重与圈环段两者的挤压，超过半小时，就可以导致臀股部受压组织血供障碍，造成坐骨神经麻痹，下肢有难忍的麻木感。再坐下去，坐骨神经麻痹加重。如厕经常"马拉松"，会引起坐骨神经炎或坐骨神经缺血萎缩，进而使下肢肌肌力、肌张力下降，影响下肢的各种功能。可以这样讲，坐厕太久，贻害无穷。

 ## 怎样轻便运动

轻便运动则有助于腿足保持活力。专家指出，人的肌力在45岁以后就逐渐减弱，尤其爆发力降得更快。据统计，65～80岁的健康老人，平均每年肌力下降1％～2％，爆发力下降3％～4％。肌力减弱的结果，对老人日常活动有很大影响。肌力减退的最大原因就是缺少运动。其实，肌肉的可塑性是终生

的，只要运动，特别是腿脚运动，即使因长期卧床而变得衰弱无力的肌肉，也可得到一定的改善或恢复。因此，专家建议采用以下轻便运动对腿足进行保健。

（1）卧位活动踝与趾：仰卧床上，双下肢平伸；双足一起作屈、伸趾交替运动30次；五趾分离、并拢30次；然后屈髋、屈膝，伸展、旋转踝关节30次。如此全套动作为一组，每天早晚各作一组。

（2）蹬圆木：备一长40厘米、直径15厘米左右的圆木，放在地上或地板上。人坐在椅上，以双足蹬圆木，前后滚动100次。可达到下肢舒筋活血、活动关节和增强肌力的作用。

（3）踮脚走路：踮脚走路就是足跟提起，完全用足尖行走百步，可强健下肢屈肌，也利于畅通足三阴经。

（4）足跟走路：即把足尖翘起来离地，用足跟走路，主要练习下肢伸肌，也行百步。除增强伸肌肌力外，也有助于疏通足三阳经。

（5）侧方行走：练习侧方行走，可使前庭的平衡功能得以强化，避

腰腿痛自助防治方案

免共济失调。先向右移动50步，再向左移动50步。一左一右移动为一组，每天两次，早晚各做一组。

（6）四肢爬行：人体爬行时，肢体变成水平位，减轻了下肢血管所承受的重力作用，血管及肌肉变得舒张松弛，心脏排血的外周阻力大大下降，有利于缓和或下降高血压。用四肢向前爬行50米，再倒爬50米。一天两次。

如何用手法改善腿足功能

除了足的轻便运动外，我们还可采用按、摩、揉、扳、搓、洗、甩等手法或脚法，进一步改善腿足功能。

（1）揉腿肚：以双手掌夹紧一侧小腿肚，旋转揉动，每次揉动20次；再以同法揉另一侧小腿肚。一左一右为一组，每天完成两组。可加强腿力，疏通血脉。

（2）"干洗"腿：用双手先抱紧一侧大腿根，稍用力从大腿根向下按摩，一直到足踝。然后，再从足踝往回倒摩至大腿根。以同法再按摩另侧下肢。一左一右为一组，

可重复3~4组，早晚各完成一次。此法可使下肢血液循环大为改善，腿肌力与步行能力增强，还可预防

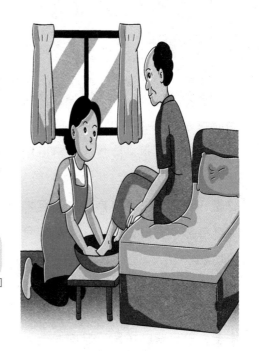

肌肉萎缩、下肢水肿和下肢静脉曲张等。

（3）甩小腿：一手扶树或墙，先向前甩动一侧小腿，使足尖向前向上翘起；然后向后甩动，脚尖、脚面绷直，下肢同时伸直。每次甩腿30下。甩腿时，上身正直，另下肢站稳不摇晃。双腿交换，同法甩腿。每日两次。此法可预防下肢肌萎缩，软弱无力或麻痛，小腿抽筋和半身不遂等。

（4）扳足趾：端坐，两腿伸直，低头，身体向前弯，以双手掌扳同侧足趾，背伸20~30次。每日两组，早晚各一组。可训练腿足肌力，增强脚力，防止足部绵软无力，走路不稳。

（5）搓脚心：将双手掌搓热，同时搓左右脚心100次。早晚各一遍。具有滋肾水、降虚火、舒肝胆和明双目等功能，可防治高血压、眩晕、耳鸣和失眠等病症。对足本身，自然也有活血化淤、强筋健骨的功效。

（6）踩足底：可借助一个3~5岁小孩的脚力作陪练，练习者俯卧床上，双足背贴床面，足心向上，让小孩赤足踩压练习者足底，孩子的足跟对准大人的足心，做踏步动作50~100次。早晚各一遍。可起到促进血液回流、疏通足踝部筋脉和强健足内肌的作用。

坚持腿脚按揉手法，一定能增强机体的肌力、耐力、柔韧度与关节活动度；改善感觉功能，增进肌肉协调、平衡能力；延缓骨质疏松，减少骨折发生；还可降低血压，增加心输出量与最大摄氧量；控制体重与糖尿病等。总之，可变

"人老脚先衰"为"人老脚不衰"。

 ## 为什么不宜久坐沙发

据专家统计，目前人们在生活、工作中保持坐姿的时间，一般是全天时间的三分之一左右。或坐着办公，或坐着吃饭，或坐着休闲娱乐。坐与卧、站一样，是人类生活中不可或缺的"三姿"元素之一，缺了它可不行。然而，坐久了，坐长了，无论多么健康的人，总是要出问题的，除了可能出现腰酸背痛外，还有一点不可忽略，那就是会损伤臀部神经。

沙发柔软舒适。但是，沙发作为生活中的坐具，除了它的优点之外，也有它的不足。

近年来，研究人体力学的专家指出：因沙发过于柔软，坐于其上，人体重心的支撑就欠稳定，使用者常常会有意无意地挪动身躯，去寻求身体新的平衡与稳定。因而长时间坐沙发，会让人感到腰酸背痛，疲倦乏力，难以适从。同时，当坐于沙发上，由于身体重力的作用，易使腰部前屈，难以保持脊柱正常的生理弧度，还会使背部肌肉

牵伸紧张，腰椎后突，诱发或加重腰痛。已患腰肌劳损、腰椎间盘突出症、腰椎压缩性骨折和腰椎结核的患者，倘久坐于沙发，会使病情加重。

另有医学专家论证，久坐沙发可导致臀腿部肌肉中纤维组织过度生长，结果会使神经、血管和淋巴管受到挤压，使人感到局部不适或疼痛；严重者还会使肌肉萎缩，功能减弱；坐骨神经也可能受到影响。

由此可见，使用沙发不当，特别是无节制地沉醉于松软的沙发中，会带来腰腿痛等一系列危害。看来，享受沙发的舒适也该有个"度"，过"度"则必反。警惕"沙发性腰痛"！

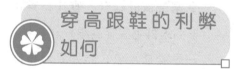 穿高跟鞋的利弊如何

时髦女郎喜穿高跟鞋，应是人之常情，无可厚非。爱美，爱曲线美，是年轻女性的本能。身材苗条匀称的女性，穿上适中的高跟鞋，会恰到好处地调整身体的生理曲度，使胸部乳房更丰满挺拔，骨

盆前倾度增大，腰部前凸，臀部微翘，更凸现出柔和、协调、自然、性感的曲线美。高跟鞋塑造的女性那漂亮优雅的身姿，实在让人无法舍弃。

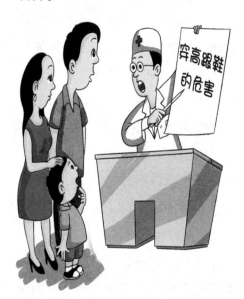

但事物总是一分为二的，高跟鞋好是好，但问题也不少，要理性地掌握。

专家指出，高跟鞋的跟高应该适当，过犹不及。西方有的高跟鞋跟高达20厘米，国内也有十几厘米高的，显然有点过，不宜提倡。长期穿高跟鞋弊多利少。

高跟鞋的造型往往是前部窄而尖，5个脚趾勉强挤进狭小的三角空间，常使踇趾关节呈外翻成脚畸形；大踇趾内收紧靠其余四趾，

第一章 腰腿痛基础知识

065

牵伸紧张，腰椎后突，诱发或加重腰痛。已患腰肌劳损、腰椎间盘突出症、腰椎压缩性骨折和腰椎结核的患者，倘久坐于沙发，会使病情加重。

另有医学专家论证，久坐沙发可导致臀腿部肌肉中纤维组织过度生长，结果会使神经、血管和淋巴管受到挤压，使人感到局部不适或疼痛；严重者还会使肌肉萎缩，功能减弱；坐骨神经也可能受到影响。

由此可见，使用沙发不当，特别是无节制地沉醉于松软的沙发中，会带来腰腿痛等一系列危害。看来，享受沙发的舒适也该有个"度"，过"度"则必反。警惕"沙发性腰痛"！

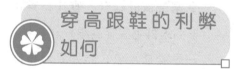 穿高跟鞋的利弊如何

时髦女郎喜穿高跟鞋，应是人之常情，无可厚非。爱美，爱曲线美，是年轻女性的本能。身材苗条匀称的女性，穿上适中的高跟鞋，会恰到好处地调整身体的生理曲度，使胸部乳房更丰满挺拔，骨

盆前倾度增大，腰部前凸，臀部微翘，更凸现出柔和、协调、自然、性感的曲线美。高跟鞋塑造的女性那漂亮优雅的身姿，实在让人无法舍弃。

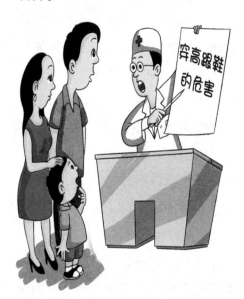

但事物总是一分为二的，高跟鞋好是好，但问题也不少，要理性地掌握。

专家指出，高跟鞋的跟高应该适当，过犹不及。西方有的高跟鞋跟高达20厘米，国内也有十几厘米高的，显然有点过，不宜提倡。长期穿高跟鞋弊多利少。

高跟鞋的造型往往是前部窄而尖，5个脚趾勉强挤进狭小的三角空间，常使踇趾关节呈外翻成脚畸形；大踇趾内收紧靠其余四趾，

第一章 腰腿痛基础知识

不透气不发汗，闷热不适，易患足癣等足病，而且踇趾外翻受摩擦易继发滑囊炎；受鞋压挤后，不仅足趾十分疼痛，而且易致嵌甲、甲沟炎、鸡眼和胼胝等，以及足跟痛。经常穿高跟鞋，更会使足的正常解剖结构，特别是跗、跖、趾骨关节间的相互关系受到破坏，足弓（纵弓，横弓）力线改变，足底弓的韧带因拉扯而松弛，足弓会渐渐塌下，形成扁平足，使足的负重功能削弱，足的行走与支撑活动发生障碍。脚掌受压不均，站立易产生疲劳感，脚踝也易扭伤。

长期穿高跟鞋还会引发或加重腰骶关节痛。穿高跟鞋站立时因使身体支点落在腰骶部，此时腰椎间隙前宽、后窄，易致椎间盘突出，引起腰痛；两侧腰肌及背后骶棘肌为维持身体平衡与稳定，处于高度紧张状态，久而久之，又会导致腰肌劳损。

穿高跟鞋也易造成骨关节变形；7cm以上的高跟鞋会影响髋、膝部血液供应，导致退行性髋、膝骨关节炎；由于小腿肌肉为了平衡向前倾斜的重心而经常拉紧，一旦扭伤，会导致"胫后肌功能障碍"；多穿高跟鞋还可能引起下肢静脉曲张。

就年轻女性而言，腰部过于前凸，会致骨盆的骶尾骨后突，骨盆过于前倾，给分娩带来麻烦，甚至难产。腹腔脏器也因此受影响，由于腹部肌肉受高跟鞋经常性的足底震动、刺激，反射性地发生抖动与收缩，常处于紧张状态，可影响胃肠的蠕动与消化吸收，引发胃肠疾病。美国哈佛医学院的教授研究指出，经常穿高跟鞋的女性，因加大了骨盆的震荡及压力，使附近肌肉包括尿道外括约肌退化加快，尿道控制排尿的功能减弱，会导致尿失禁。

哪些人不宜穿高跟鞋

专家告诫高跟鞋不宜作日常用鞋。下列人群不宜穿高跟鞋。

一是腰痛患者，特别是腰椎间盘突出症患者。穿高跟鞋会加重病情，因为腰部过伸，小关节囊太紧张，腰痛会加剧。专家指出，高跟鞋高度每加高1厘米，腰部后伸及腰背肌紧张度会加大2倍。

二是少女不宜穿高跟鞋。因其处于生长发育阶段，骨结构以软骨成分居多，含较多的水与有机物，无机盐钙、磷相对较少，骨骼柔软，容易变形弯曲，时间久了，会致脊柱、骨盆和足部发育畸形。

三是足部有畸形或炎症的患者，暂不要穿高跟鞋，否则难以治愈。

专家建议，即使穿高跟鞋，以跟高4厘米以下为宜，最好穿包着整个足跟的高跟鞋，可降低足部因不稳定摇晃而扭伤的机会。每天只穿6小时。不要盲目地追求"高"跟。对那种10厘米以上的"超高跟"，应敬而远之。平时，以穿鞋跟高1.5~2厘米的平底鞋为宜，既舒适，又踏实，更安全。

青少年如何预防脊柱侧弯

为预防青少年脊柱侧弯等畸形，医务人员、青少年保护工作者、家长和各界人士应采取以下措施：

一对学龄儿童进行健康教育和健康宣传，教育孩子如何从正确背书包开始，预防脊柱侧弯；提出干预措施。

二要辅导家长督促、规范孩子的行为举止，观察孩子的体形变化

和举手投足，及时发现畸形隐患，并咨询有关部门。

三应建立孩子定期健康普查制度，一旦发现畸形，即请医生复查，由医务人员指导家长及孩子进行规范的功能锻炼，以纠正不良姿势。

四是严重脊柱侧弯畸形者，需住院治疗，必要时考虑手术，及时纠正畸形，并严密监控预后，应用各种有效治疗手段，阻止或减缓畸形的发展。

总之，脊柱侧弯畸形严重影响青少年的心理卫生及身体发育，还可能影响心、肺功能及脊髓功能。我们一定要从爱护下一代接班人的

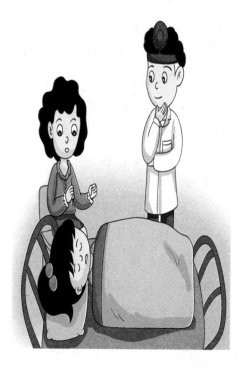

高度出发，采取各种有力措施进行防治，让青少年健康、自信地走向社会。

司机为何腰痛多，如何摆脱腰痛困扰

司机们废寝忘食开车的千般辛苦，万种风险，有多少人了解？司机们风雨兼程的职业性腰痛，发生率有多高？

经调查，约70%的司机有腰痛。司机之所以有较高的腰痛发病率，大致有以下原因。

一是开车时间过长。一般是两个人轮开一辆车，一天工作起码要十几小时。这么长时间保持坐姿，腰骶关节和腰部肌肉十分容易疲劳。况且，司机的驾驶空间十分有限，四肢活动余地很小，又处于高度精神紧张状态，易引起腰部乃至全身的不适。

二是不少司机在驾车，特别是开长途车时，为减少疲劳，总是习惯将座位往后倾，坐垫往后挪，使身体保持半躺的姿势，直腿开车。虽然这种姿势开始时有轻松感，但时间长了就会觉得不舒服。因为这种半躺半坐姿势使腰椎及腰背肌负荷进一步增加，使腰部疲劳感或酸痛感更强烈。

三是有的司机身材比较矮小，为扩大视野，看清车前人群车流，就把驾驶椅前移，靠背紧贴腰背部，从而迫使腰骶部过于前倾，腰肌无法摆脱紧张状态；而且，驾驶员的活动空间更狭小了，这样会引发严重腰痛。

司机是一项长期性的职业，必须摆脱腰痛困扰。否则，是难以有好心情、好身体开车的，更难以打"持久战"。为此，应采取一些有效对策。

一要忙里偷闲，适当休息。司机开车约1小时，应下车10~15分钟，活动腰部，伸展四肢，让失衡的关节与肌肉恢复平衡。这样，司机就能以轻松的心态和敏捷的操作重新进入驾车角色。

二是不要将座位随意后移或前移，保持自己舒适又不碍驾驶操作的中立位，必要时可略向前方靠一点；膝关节屈曲，使之超过髋关节的高度；坐垫选择硬质材料。这样的座位和姿势，即使开车时间稍长一些，也不容易引起腰痛或不适。

三可在椅座加硬垫。身材略矮的司机，为保证视野开阔，可以在坐椅上加一块稍厚的硬垫，但以不影响双足踩油门、刹车及离合器为前提。椅背若可调节，稍前倾，但不宜过多。

经以上措施，司机腰痛的困扰或许可以摆脱。

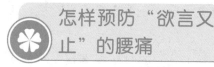

怎样预防"欲言又止"的腰痛

先圣孔子认为，性欲为人之天性，与生俱来。凡健康的成年男女，都有满足性欲的本能，可谓无师自通。但人与一般动物有着本质的区别。人的性生活，首先要受到道德、法律和传统的制约，不会给社会带来消极的影响，性行为应严格规范，不能放纵；其次不影响自己的身体健康，性生活应有所节制。

一千多年前的《黄帝内经》早已告诫：行房事"因而强力，肾气乃伤，高骨乃坏"，"强力入房即精耗，精耗则肾伤，肾伤则髓气内枯，腰痛不能俯卧"。这是说，房事过频或强力行房，会耗髓、伤肾、损骨，导致难以摆脱的腰骶痛。由

于行房是一项全身运动，涉及机体几乎所有的骨关节和肌肉系统，运动量较大，耗能较多。活动量最大的是腰骶关节。如房事过频，动作不当，易造成腰骶关节损伤或劳损；又因腰骶神经过度兴奋，疲劳后易受抑制。这两者均会导致腰骶酸痛。故无论是健康人，还是腰腿痛患者，都应节制房事，酌情适度。

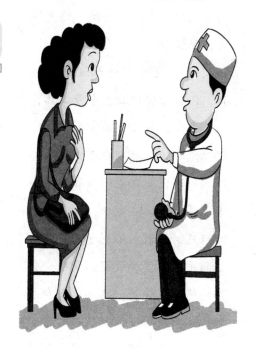

专家指出，有人一天内或一个晚上发生两次以上性交，属重复性生活，不应提倡。除对整体健康不利外，还易诱发腰骶痛或腰酸腿软，全身乏力。男女双方体力、精力因此过分消耗，导致体质下降，

免疫力低下；性冲动连续与重复发生，加重性中枢与性器官负担，使性功能衰退；男子会延长射精时间，埋下阳痿、不射精、射精时间迟延或性生活无快感等性功能障碍的隐患；也使男性不应期延长，一段时间内对性刺激无反应；性器官频繁、持久充血，会诱发男性的前列腺炎、精囊炎等疾病。不但会阴部闷胀不适，出现血精，还会使腰骶部沉重乏力，活动受限；女子则盆腔充血不退，产生下身不适等。因此，重复性交对腰腿痛患者来讲，完全不可取！

专家要求，过性生活应根据健康状况，还得选择适当时机，不能随心所欲。如情绪欠佳、过度劳累、大病初愈、饱餐酒后、经期产期、浴后不久和气候异常等情况下，应禁止行房。慢性支气管炎伴哮喘，重度高血压者，也忌房事。急性肾炎、肝炎、病毒性心肌炎、大出血、伤寒病、大叶性肺炎、流行性出血热等患者，至少在愈后2个月内忌房事。产妇忌房事同样需2个月，人工流产则半个月内忌房事。有生殖与泌尿器官疾病者，未治愈前忌房事。冠心病有心肌梗死者，4个月后酌情恢复房事。

至于落枕、脊髓型颈椎病、急性腰扭伤、脊椎滑脱、腰椎小关节紊乱症和腰椎间盘突出症等颈肩腰腿痛疾病，在急性期、未好转或治愈前，必须禁止性生活。总之，身

专家提醒

即使是正常的性生活结束后，也要注意防寒保暖，避免风湿性腰腿痛和关节炎的发生。因性交后一段时间内血液循环加快，汗腺分泌增加，全身燥热，口干多汗，此时，若贪凉，吹空调，吃冷饮，淋冷水浴，冷气、冷水等会使皮肤毛细血管收缩，毛孔关闭，汗液减少，体内热量难以及时发散，不利于产热与散热的平衡；胃黏膜突然受冷，会影响消化；等等。这些，都会导致机体抵抗力下降，风寒湿乘虚而入，引发腰腿痛类疾病，如关节炎及坐骨神经痛等。故性交后口渴应喝温开水，洗热水浴。事后一小时左右，实在感到太热，或气温过高时，再适度用空调，调温27℃左右，洗温水澡。

心状况欠佳者，要谨慎行房，事先咨询一下医生更好。

"办公族"如何避免颈腰痛

国家公务员，白领阶层，是令人向往的职业。坐在设施齐全的办公室里，拎起电话，就可以下达指令，洽谈生意；按下键盘或鼠标，就能在电脑显示屏上捕捉信息，作出分析与决策。按理说，这是一个理想的办公场所，是智力劳动者尽情挥洒才华的地方。何烦恼之有？但是，恰恰是这批表面上轻松自在，颈腰部承受的负荷远比体力劳动者小得多的"办公族"，其颈腰痛的发病率并不比体力劳动者低。

"办公族"怎样预防颈腰痛呢？

一是选择合适的办公桌椅，以符合人体生物力学原理的背靠并带扶手的椅子为佳。坐具不合适或坐具与办公桌的高度比例不协调，使颈、腰肌处于过度紧张状态。容易疲劳，影响工作效率。

二是端正坐姿。办公人员坐姿不良，使颈腰椎不能维持正常的生理屈度，颈腰肌负荷不对称，颈椎和腰骶关节活动不协调；加快颈腰椎退行性变；除造成颈椎病、腰肌劳损外，还可能引发颈、腰椎间盘突出症；原有颈、腰痛病史者，会加重病情。

三是每天定期进行颈肌和腰背肌力量锻炼。"办公族"长期坐着办公，缺少颈、腰背肌锻炼，时间一久，导致颈肌、腰背肌无力，最终必然形成颈肌或腰肌劳损等慢性病。

上述措施若能身体力行，持之以恒，则颈、腰痛大多可以避免。

第二章

简便防治腰腿痛

腰腿痛的治疗需结合实际病症选择正确治疗方法：因腰部组织结构丰富，造成腰腿痛的具体原因亦多种多样，如果在未辨识具体原因之前盲目施治，譬如腰椎间盘突出造成压迫刺激脊髓、神经根并引起疼痛，常由于突出髓核压迫部位与方向不同，盲目进行推拿容易造成血管神经进一步受到压迫和刺激，加重原有病情。

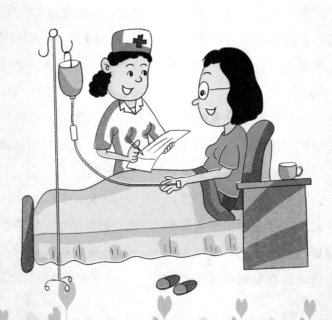

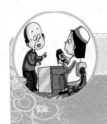

第一节
急性腰扭伤

 什么是急性腰扭伤

急性腰扭伤，俗称闪腰，为腰部软组织包括肌肉、韧带、筋膜、关节的急性扭伤。

急性腰扭伤为一种常见病，多由姿势不正，用力过猛，超限活动及外力碰撞等引起软组织受损所致。本病发生突然，有明显的腰部扭伤史，严重者在受伤当时腰部有撕裂感和响声。

患者有搬抬重物史，有的患者主诉听到清脆的响声。伤后重者疼痛剧烈，当即不能活动；轻者尚能工作，但休息后或次日疼痛加重，甚至不能起床。检查时见患者腰部僵硬，腰前凸消失，可有脊柱侧弯及骶棘肌痉挛。在损伤部位可找到明显压痛点。

（1）有腰部扭伤史，多见于青壮年。

（2）腰部一侧或两侧剧烈疼痛，活动受限，不能翻身、坐立和行走，常保持一定强迫姿势以减少疼痛。

（3）腰肌和臀肌痉挛，或可触及条索状硬物，损伤部位有明显压痛点，脊柱生理弧度改变。

（4）外伤后即感腰痛，不能继续用力，疼痛为持续性，活动时加重，休息后也不能消除，咳嗽、大声说话，腹部用力等均可使疼痛增加。有时在受伤当时腰部有响声或有突然断裂感。

（5）腰部僵硬，主动活动困难，翻身困难，骶棘肌或臀大肌紧张，使脊柱侧弯。

（6）损伤部位有压痛点，在棘

突两旁骶棘肌处，两侧腰椎横突处或髂脊后有压痛处，多为肌肉或筋膜损伤。在棘突两侧较深处压痛者，多为椎间小关节所致损伤。在骶髂关节部有压痛者，多为骶髂关节损伤。

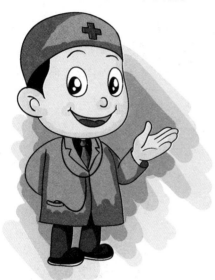

（7）一般无下肢放射痛，部分患者有下肢牵涉性疼痛，直腿抬高试验阳性，但加强试验则为阴性。鉴别困难时，可作局部痛点普鲁卡因封闭。若痛点减轻或消失，则为牵涉痛，腿痛无改变者为神经根放射痛。

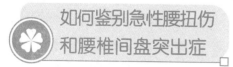
如何鉴别急性腰扭伤和腰椎间盘突出症

急性腰扭伤可出现：①腰背部疼痛，为持续性，休息后不能缓

解；②腰部僵硬，主动活动困难，翻身困难；③损伤部位有压痛点；④一般无下肢放射痛；⑤腰椎X线片显示腰椎骨质无异常。

腰椎间盘突出症可出现：腰痛和放射性腿痛，大便、咳嗽时可加剧，休息时减轻。直腿抬高试验阳性，伴下肢神经系统症状。X线检查示脊柱侧凸，腰椎前凸消失，椎间隙变窄，左右不对称。可行CT或MRI检查有助于鉴别诊断。

专 家 提 醒

急性腰扭伤的辅助检查方法主要是X线检查。

（1）损伤较轻者，X线平片检查无异常表现。

（2）损伤严重者，X线表现一般韧带损伤多无异常发现，或见腰生理前突消失棘上、棘间韧带断裂者侧位片表现棘突间距离增大或合并棘突，关节突骨折。

如何预防急性腰扭伤

（1）应该宣传教育职工，严格遵守操作规程，熟悉生产技术，防止蛮干，杜绝、减少工伤的发生率。尽可能改善劳动条件，以机械操作代替繁重的体力劳动。劳动时注意力要集中，特别是集体抬扛重物时，应在统一指挥下，齐心协力，步调一致。

（2）掌握正确的劳动姿势，如扛、抬重物时要尽量让胸、腰部挺直，髋膝部屈曲，起身应以下肢用力为主，站稳后再迈步，搬、提重物时，应取半蹲位，使物体尽量贴近身体。

（3）加强劳动保护，在做扛、抬、搬、提等重体力劳动时，应使用护腰带，以协助稳定腰部脊柱，增强腹压，增强肌肉工作效能。若在寒冷潮湿环境中工作后，应洗热水澡以祛除寒湿，消除疲劳。尽量避免弯腰性强迫姿势工作时间过长。

急性腰扭伤的治疗原则是什么

1. 治疗原则

（1）卧床（硬板床）休息。

（2）骨盆牵引。

（3）局部痛点封闭。

（4）局部热敷或照红外线。

（5）旋转推拿法对椎间小关节滑膜嵌顿有效。

（6）疼痛减轻后可作腰背肌功能锻炼。

2. 急性腰扭伤患者可以内服下面药物

（1）疼痛严重者可服用布桂嗪（强痛定）片1次2片或肌内注射强痛定、哌替啶（杜冷丁）等止痛药。一般连续使用不超过3次。

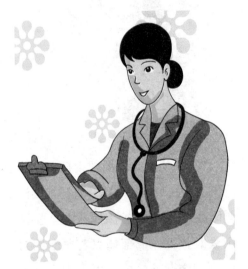

（2）口服阿司匹林，1次0.5~1克，1日3次；对乙酰氨基酚1次500毫克，1日3次；吲哚美辛（消炎痛），1次25~50毫克，1日3次；伸筋丹，1次5粒，1日3次。用于止痛镇静，晚上可加服2片地西泮（安定）。

（3）还可选用跌打丸、七厘散、小活络丸、大活络丸等服用。

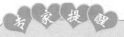

急性腰扭伤患者应当绝对卧床休息，然后可取冰块，用布包着，敷于腰部患处，以减少扭伤引起皮下出血，同时冰敷亦有止痛作用。

休息是最基本且有效的治疗方法，在木板床上加1个10厘米厚的棉垫，保持自由体位，以不痛或疼痛减轻为宜，卧床一般应坚持3~7日，保证损伤组织充分修复，以免遗留慢性腰痛。

如何用体针法治疗急性腰扭伤

体针之一

（1）取穴：主穴：水沟（或左右旁开1厘米处）、后溪（或睛明）、腰痛穴。配穴：委中、命门、阳关、大肠俞、合谷。腰痛穴位置：手背，指总伸肌腱两侧，腕背横纹下1寸处，一手两穴。

（2）治法：一般仅取主穴，效果不理想时加配穴，均按损伤部位选穴。腰脊正中损伤：水沟，直刺

1~2厘米，反复捻转，持续2分钟；或水沟旁开1厘米处，左手拇、示指将患者上唇捏住，右手以2寸毫针，从左侧进针，对侧出针，来回拉动强刺激5~10秒。在上述针刺同时，医者站于患者身后，紧扶患者腰腹交界处（章门、京门穴附近），帮助其活动腰部20次，如前俯后仰，左右旋转等。腰软组织损伤（面积较小者）：后溪，取对侧或痛侧。往合谷方向进针，亦可由合谷透至后溪，深刺1~1.5寸，大幅度捻转提插，强刺激2分钟；或睛明，取痛侧，刺入0.5~1.0寸（宜缓慢进针，防止损及血管），得气后轻轻捻转，不可提插捣针。同时，亦如上法活动其腰部。腰软组织损伤（面积较大，痛引胁肋者）：腰痛穴，取对侧，两针均向掌心斜刺，深0.8~1.0寸，得气后，大幅度捻转提插，强刺激2分钟。并按上法活动其腰部。上述均留针15分钟，运针1~2次。

如尚有余痛或疼痛减轻不明显，深刺大肠俞，激发针感放射至足根，委中刺血，命门、阳关及腰部压痛最明显处，针后加拔罐。

体针之二

（1）取穴：主穴：委中、阿

是穴。配穴：华佗夹脊、肾俞、志室、腰眼。阿是穴位置：腰背部压痛点在腹部之对应处即是。如压痛点在督脉，即在任脉与痛点对应处取穴。

（2）治法：先嘱患者俯卧硬板床上，双手置于头上部，术者双手拇、食指，在腰骶椎间及两侧腰肌逐一按压，查找出压痛点。脊正中损伤：医者用右手掌根放于压痛点处，左手放在右手背上，轻轻按揉，乘患者呼气时，用力猛按一至三下。然后先针委中，深刺至1.5寸，捻转提插使针感传至足；继针华佗夹脊穴（取痛点二侧之夹脊穴）和阿是穴，均泻法不留针。腰软组织损伤：委中，针法同上；阿是穴，施泻法；酌选配穴，深刺，平补平泻，亦不留针，每日1次。

如何用头针法治疗急性腰扭伤

（1）取穴：主穴：枕上正中线，枕上旁线。配穴：阿是穴。阿是穴位置：腰部压痛点（下同）。

（2）治法：上述穴位均取。先针主穴，用28~30号1.5寸长之毫针。正中腰痛以枕上正中线为主，两侧腰痛以枕上旁线为主，交叉取穴。针向下斜刺1寸左右，深度以达到帽状腱膜为止，并要求产生一定针感（多为酸、痛、胀），然后持续捻针2~3分钟，捻转频率控制在每分钟100~150次，捻转角度控制在360°~720°。同时令患者作腰部前屈、后伸、左右侧弯及旋转运动，留针20~30分钟。如症状未完全缓解，可再捻针2~3分钟。并在阿是穴针刺，得气后提插捻转2分钟，使出现较强烈的针感，不留针或留针10分钟。为巩固疗效，头针可留1~2小时，或让患者带回家中自行取出。

如何用拔罐法治疗急性腰扭伤

（1）取穴：主穴：阿是穴。配穴：委中、养老。

（2）治法：阿是穴必取，施拔罐法。可分如下三法。

一为针罐法。患者取坐位或俯卧位，在阿是穴直刺进针，得气后，再在其四周进针数枚，待得气后，将针缓缓拔出，仅留中心一针，采用架火法（即在针尾置一蘸有95％酒精的棉团点燃），或用真空拔罐器抽气吸拔。留罐15~20分钟，每日1次，4次为1个疗程。

二为拔罐法。在阿是穴及其附近，以闪火法吸拔2~3个，留罐30分钟，直至局部出现淤斑。取罐后，在该部位用手掌面由轻—重—轻手法按摩数分钟。每日或隔日1次，不计疗程。

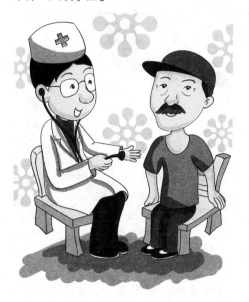

三为刺络拔罐法。其操作如下。医者首先在压痛最明显之阿是穴，用手掌按压推揉片刻，使周围之络脉怒张。消毒后，用三棱针快速点刺3~5下，出血2~5毫升，即以投火法将罐具吸附其上，留罐10~15分钟，直至局部出现红晕。

起罐后以药艾条施温和灸5~7分钟。隔日1次，不计疗程。

配穴每次取1穴，养老穴提插捻转强刺激不留针；委中穴以三棱针点刺出血6~8滴。一般须配合拔罐法。

如何用针灸加艾灸法治疗急性腰扭伤

（1）取穴：主穴：阿是穴。

（2）治法：以拇指腹按压阿是穴，由轻渐重，患部有酸胀得气感后持续1~2分钟，并缓慢放松，反复5~7次后施以插法，亦由轻到重，得气后持续1/2~1分钟并缓慢放松，配合指揉法。然后施隔姜灸4~6壮，灸毕于局部回旋揉动片刻。每日1~2次。

如何用中药治疗急性腰扭伤

中药方剂之一

辨证：腰部损伤，伤及肾气。

治法：补肾壮腰，理气止痛。

方名：桃仁杜仲汤。

组成：红花9克，桃仁9克，羌

活9克，赤芍9克，炒杜仲15克，川断9克，木瓜9克，小茴香9克，破故纸9克。

用法：水煎服，每日1剂，日服2次，以黄酒为引，饭后服用。

中药方剂之二

辨证：气血阻滞，腰络不通。

治法：行气活血，舒筋解痉。

方名：解痉汤加味。

组成：白龙须15~20克，钩藤根15克，当归尾15克，紫丹参20克，制乳没各6~10克，延胡索12克，白芍35克，炙甘草20克，伸筋草15克，生麻黄3克，熟地18克，草红花3克，川续断12克，香附10克。

用法：水煎服，每日1剂，日服2次。

如何用手法治疗急性腰扭伤

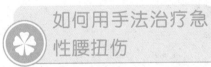

（1）揉法：术者以右手掌根紧贴在腰部压痛处做旋转按摩，由轻渐重，使力量达深部软组织持续约5分钟。

（2）点按：在按摩的基础上，术者用拇指指腹按压腰部痛点，由轻渐重，使力量直达深部组织，按压时需有间歇性放松，使局部恢复血循环，以免加重损伤，即所谓的"压痛点强刺激法"。

（3）提拿腰部诸肌：用双手拇指和其余四指腹对合用力，提拿方向与肌腹垂直。从腰$_1$起至腰骶部臀大肌，由上而下、先轻后重、先健侧后患侧地进行。重点要放在腰椎棘突两侧骶棘肌和压痛最明显处。反复提拿约3分钟。

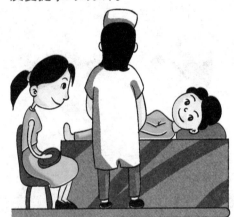

（4）推揉舒筋法：以掌根或小鱼际肌着力，在腰部病变部位作半环揉压。从上至下，先健侧后患侧，边揉边移动，使腰部皮肤感到微热为宜（约2分钟）。然后术者立于病员右侧，以右手掌根部和小鱼际肌处紧贴病员腰部皮肤，掌根用力，沿脊柱作鱼摆尾式推揉，由下而上，先健侧后患侧，重点放在患侧。反复推揉8~12次。

（5）斜搬腰法：患者侧卧，两手交叉于胸前，上侧肢体伸直，下侧肢体髋、膝屈曲，术者站于病员背后，一手握住病员手腕部，另一手拇、示二指紧紧抓住病员裤腰带，用掌根和小鱼际肌紧紧按住病员臀部，双手配合先轻轻晃动几下，使病员有思想准备，然后一手用力将患者肩部向后固定，另一手将臀部推向前方，此时可听到发自腰部的"咯嗒"响声，这是手法成功的重要标志。

（6）震抖：患者原体位不变，双手抓握床头，全身肌肉放松。术者站于患者足后，双手握住患者双踝，用力牵拉震抖，将患者身体呈波浪形抖起，连续做3~5次。

经过以上手法治疗有效后，患者腰部肌肉痉挛即可缓解，疼痛症状减轻，患者可站起做轻微的腰部活动。如患者疼痛症状仍十分明显，可根据情况重复以上治疗手法。患者康复后一定要加强腰部的柔韧性以及腰腹肌力量的练习，以免腰扭伤的复发。

各种手法各有功效，若患者疼痛局限以点按为主，疼痛广泛则以弹拨、点揉为主，各种手法配合得

当，效果更好。上述手法治疗急性腰扭伤简便易行，疗效可靠，见效快，值得推广。

急性腰扭伤患者日常如何护理

急性腰扭伤患者的日常护理方法如下。

（1）按摩法：闪腰者取俯卧姿势，家人用双手掌在脊柱两旁，从上往下边揉边压，至臀部向下按摩到大腿下面、小腿后面的肌群，按摩几次后，再在最痛部位用大拇指按摩推揉几次。

（2）热敷法：用炒热的盐或沙子包在布袋里，热敷扭伤处，每次半小时，早晚各一次，注意不要烫伤皮肤。

（3）中药外敷法：①取新鲜生姜，将内层挖空，把研细的雄黄放入生姜内，上面用生姜片盖紧，放瓦上焙干。把生姜焙成老黄色，放冷，研细末，撒在伤湿膏上，贴患处，痛止去药。②取荆芥、防风、丁香、肉桂、乳香、没药、胡椒各等量，共研细面，治疗时将药粉撒在伤湿膏上，贴在患处皮肤上。

急性腰扭伤患者如何进行腰部功能锻炼

对急性腰部韧带或关节扭伤者，需卧床休息3~4周，严重者，可行骨盆牵引，并配合辅助治疗。当急性疼痛减轻后，可逐渐锻炼腰部肌肉，促进组织的修复和愈合，防止粘连和肌肉萎缩。

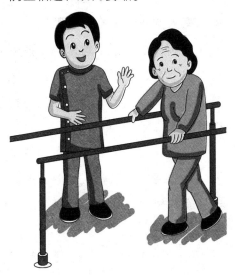

1. 仰卧位背伸肌锻炼

（1）五点支撑法：取仰卧位，双侧屈肘、屈膝，以头、双足、双肘五点作支撑，用力将腰拱起（亦可用双手掌托腰拱起），反复练习。

（2）三点支撑法：经五点支撑锻炼后，腰部肌肉较好者可把双臂置于胸前，以头和双足三点作支撑，用力作拱腰锻炼，反复多次。

（3）四点支撑法：即在前者的基础上，以双手、双足四点支撑作拱桥式锻炼，反复多次。

2. 俯卧位锻炼

（1）抬头插胸伸臂俯卧，两上肢紧贴于躯干两侧伸直，作抬头挺胸，反复操练。

（2）伸直抬双腿，基本姿势同前，将抬头挺胸改为伸直抬双腿，反复操练。

（3）抬头挺胸抬腿（又称飞燕式），结合前两者，以腹部着床，头、手、胸及两下肢一起上抬，反复多次。

3. 腰部回旋运动

双足分开与肩同宽站立，双手叉腰，腰部作顺时针及逆时针方向交替旋转，旋转由慢到快，由小到大，反复进行。

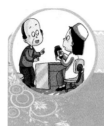

第二节
腰椎间盘突出

什么是腰椎间盘突出

脊柱两椎体间的物质即是椎间盘。椎间盘由椎体软骨板、髓核及纤维环三部分组成。髓核是一个半流体状物质，被纤维环在四周包围在其中，没有上下活动的余地，只有前后的移动。由于腰椎体是前低后高，髓核位置就略偏于后方。整个腰椎间盘的厚度为8~10毫米。

腰椎间盘突出症，亦称为髓核突出（或脱出），或腰椎间盘纤维环破裂症，是临床上较为常见的一种腰腿痛病因。本病主要是由于腰椎间盘各部分（髓核、纤维环及软骨），尤其是髓核，有不同程度的退行性改变后，在外界因素的作用下，椎间盘的纤维环破裂，髓核组织从破裂之处突出（或脱出）于后方或椎管内，导致相邻的组织如脊神经根、脊髓等遭受刺激或压迫，从而导致腰部疼痛，一侧下肢或双侧下肢麻木、疼痛等一系列临床症状。

为什么会发生腰椎间盘突出

构成腰椎间盘突出症的基本因素是椎间盘的退行性病变，诱发腰椎间盘突出的因素一般分为以下几类：

（1）外伤：急性损伤，如腰扭伤，并不直接引起腰椎间盘突出，但是在失去腰背肌肉的保护情况下，极易造成椎间盘突出。

（2）过度负重：从事重体力劳动和举重运动常因过度负荷造成椎间盘早期蜕变。当脊柱负重100千克时，正常的椎间盘间隙变窄1.0毫米，向侧方膨出0.5毫米。而当椎间盘蜕变时，负同样的重量，椎间隙变窄1.5~2毫米，向侧方膨出1毫米。

（3）长期震动：汽车和拖拉机驾驶员在工作中，长期处于坐位及颠簸状态，椎间盘承受的压力较大。据测定，当司机踩离合器时，其椎间盘压力增长约一倍。如此长期反复的椎间盘压力增高，可加速椎间盘的蜕变或突出。

（4）不良体位的影响：人在完成各种工作时，需要不断更换各种体位，包括坐、站、卧及难以避免的各种非生理姿势，这就要求脊椎及椎间盘应随时承受各种不同的外来压力。如超出其承受能力或一时未能适应外力的传导，则可能遭受外伤或累积性损伤。例如抬举重物时的姿势十分重要，正确姿势为下蹲并保持脊柱直立，不良姿势常诱发本病的发生。

（5）脊柱的畸形：先天及继发性脊柱畸形患者，由于椎间盘不仅不等宽，并且常存在扭转，这使得纤维环承受的压力不一，而容易加速椎间盘的退化。

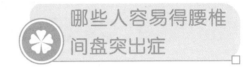

哪些人容易得腰椎间盘突出症

腰椎间盘突出症具有一定的倾向，一般来讲，好发于以下这些人：

（1）年龄方面：本病好发于25~50岁的人群，占整个发患者数的75％以上。虽然这个年龄段为青壮年时期，但是椎间盘的退化已经开始了。

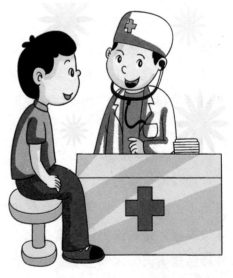

（2）性别方面：腰椎间盘突出症多见于男性。这是由于男性在社会工作中从事体力劳动的比例大于女性，腰椎负荷亦长期大于女性，

从而导致诱发椎间盘突出症的机会较多。

（3）职业方面：本病为常见病、多发病，广泛存在于各行各业中，但仍以劳动强度较大的产业多见。此外，长期从事坐位工作的人员亦有相当大的比例患者。

（4）环境方面：长期工作或居住于潮湿及寒冷环境中的人，比较容易发生腰椎间盘突出症。据统计长年从事矿井井下作业的人，患本病的比例较高。

（5）其他方面：腰椎间盘突出症是否与遗传因素有关呢？目前尚无定论，但可以肯定的是某些腰椎先天性发育不良的人，如患腰椎侧弯、先天性脊柱裂等疾病的患者，同时并发腰椎间盘突出症的机会也比较多。此外，如孕期妇女，由于特殊的生理原因，导致体重突然增加，加之肌肉相对乏力及韧带松弛，亦是诱发本病的危险时期。

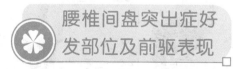
腰椎间盘突出症好发部位及前驱表现

从生物学的角度上看，腰$_4$~腰$_5$及腰$_5$~骶$_1$椎间盘所承受的压力最大，其活动度也最大，而位于这两个节段的后纵韧带却相对较窄（只有上部宽度的1/2），因而腰$_4$~腰$_5$及腰$_5$~骶$_1$椎间盘突出最为常见。

在临床工作中亦不难发现，腰椎间盘突出症较多地影响左侧，这是因为在人群中习惯用身体右边力量的人占绝大多数，右侧腰背肌较左侧强健，故容易导致左侧纤维环撕裂，进而引起髓核组织向左侧突出并引发症状。

腰椎间盘突出症是在椎间盘退行性改变的基础上发展而来的。所以，在发生腰椎间盘突出之前，就有可能因为椎间盘退行性改变产生一系列前驱症状，这些症状不具特异性，故而不是腰椎间盘突出症所特有的。

（1）急性腰痛：这里所指的是腰痛有别于从事体育运动或超重量劳动时，不慎扭伤腰部而产生的腰痛。它多是在一些轻微的动作而引发的，故而常常被患者误以为是"闪了腰"而不加以重视。

（2）反复发作的腰痛：在腰椎间盘蜕变并有椎间关节不稳或后关节过伸情况下，患者可有反复发作的腰痛。每次发作之间的间歇期在数天至数月不等。这种患者，由于其蜕变的椎间盘使其后关节已处于过伸状态，因此脊柱如再作过伸动作时就容易发生关节囊损伤，而诱发椎间盘突出症。

（3）慢性腰痛：部分患者几经急性腰痛发作的痛苦后，逐渐形成了持续性的慢性腰痛。

以上症状都预示着椎间盘突出症的潜在可能。

腰椎间盘突出症分几类

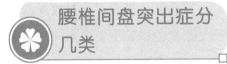

（1）根据突出的方向和部位分类：髓核可从椎间盘的各个方向突出，有前方突出、后方突出、侧方突出、全盘四周膨出和椎体内突出。其中以后方突出为最多，且后方突出在椎管内可刺激或压迫神经根及马尾神经，引起严重的症状和体征。临床上一般将椎管内的后方突出分为旁侧型和中央型，其中以旁侧型居多。少数突出位于椎间孔部或其外侧称为极外侧型。

①旁侧型突出：髓核突出位于椎间盘的后外侧，即位于后纵韧带的外侧缘处，突出物压迫神经根引起根性放射性腿痛，多数为一侧突出，少数为两侧突出。根据突出物的顶点与神经根的关系，又可将旁侧型分为根肩型、根腋型和根前型三种。根肩型：髓核突出位于神经根的外前方（肩部），将神经根向后内侧挤压，临床表现为根性放射痛，脊柱多弯向健侧，向患侧突。根腋型：髓核突出位于神经根的内前方（腋部），将神经根向后外挤压。临床表现为根性放射痛，脊柱多弯向患侧，向健侧突。根前型：髓核突出位于神经根前方，将神经根向后方挤压。临床表现根性放射痛严重，脊柱生理前凸消失，前后活动均受限，多无侧弯畸形。

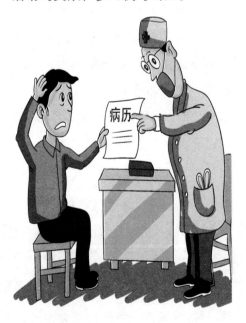

②中央型突出：髓核从椎间盘后方中央突出，压迫神经根和通过硬膜囊压迫马尾神经，引起神经根和马尾神经损害的症状和体征。一般以偏中央突出为多，而正中央突出较少。偏中央型：髓核突出位于椎间盘后方偏于一侧（偏左或偏右），主要压迫一侧神经根及马尾神经，或两侧均受压，但一侧较轻，而另一侧较重。正中央型：髓核突出位于椎间盘后方正中央，一般突出范围较大，或纤维环完全破裂，髓核和纤维环碎块脱出聚集在后纵韧带下或进入硬膜外间隙，甚至破入硬膜囊内，致两侧神经根和马尾神经广泛受压。临床表现为广泛瘫痪和大小便功能障碍。也有的髓核突出较局限者，仅压迫马尾神经引起大小便功能障碍和鞍区感觉障碍，并无神经根刺激和压迫症状。

（2）根据临床症状和体征，可分为典型和非典型椎间盘突出：典型者一般发病时间较短，处于急性期，症状、体征较严重。非典型者一般病程较长，经非手术治疗或休息后，症状有所缓解。

（3）根据椎间盘突出的可还纳与不可还纳分为：可逆性椎间盘突出和不可逆性椎间盘突出。

腰椎间盘突出引起的腰腿痛，还有一个很重要的特点是，患者咳嗽、打喷嚏、排便，甚至大笑或大声说话时均可使疼痛加重。妇女妊娠期间也能加重症状。其主要原因是上述活动均可使患者的腹压和椎管内的压力增高，从而刺激了敏感的神经末梢，使腰腿痛进一步加剧。因此，许多腰椎间盘突出的患者不敢用力咳嗽，排便时也十分小心，就是这个原因。

腰椎间盘突出症有哪些临床表现

（1）腰痛：95%以上的腰椎间盘突（脱）出症患者有此症状，包括椎体型者在内。临床上以持续性腰背部钝痛为多见，平卧位减轻，站立则加剧，在一般情况下可以忍受，并容许腰部适度活动及慢步行走，主要是机械压迫所致。持续时间少则2周，长者可达数月，甚至数年之久。另一类疼痛为腰部痉挛样剧痛，不仅发病急骤突然，且多难以忍受，非卧床休息不可。主要是由于缺血性神经根炎所致，即髓核突然突出压迫神经根，致使根部血管同时受压而呈现缺血、淤血、缺氧及水肿等一系列改变，并可持续数天至数周（而椎管狭窄者亦可出现此征，但持续时间甚短，仅数分钟）。卧硬板床、封闭疗法及各种脱水剂可起到早日缓解之效。

（2）下肢放射痛：80％以上病例出现此症。轻者表现为由腰部至大腿及小腿后侧的放射性刺痛或麻木感，直达足底部；一般可以忍受。重者则表现为由腰至足部的电击样剧痛，且多伴有麻木感。疼痛轻者虽仍可步行，但步态不稳，呈跛行；腰部多取前倾状或以手扶腰以缓解对坐骨神经的张应力。重者则需卧床休息，采取屈髋、屈膝、侧卧位。凡增加腹压的因素均使放射痛加剧。由于屈颈可通过对硬膜囊的牵拉使对脊神经的刺激加重（即屈颈试验），因此患者头颈多取仰伸位。

放射痛的肢体多为一侧性，仅极少数中央型或中央旁型髓核突出

者表现为双下肢放射痛。

（3）肢体麻木：多与下肢放射痛伴发，单纯表现为麻木而无疼痛者仅占5％左右。主要是脊神经根内的本体感觉和触觉纤维受刺激之故。

（4）肢体冷感有少数病例（5％~10％）：自觉肢体发冷、发凉，主要是由于椎管内的交感神经纤维受刺激之故。

（5）间歇性跛行：其产生机制及临床表现与腰椎椎管狭窄者相似，主要原因是在髓核突出的情况下，可出现继发性腰椎椎管狭窄症的病理和生理学基础；对于伴有先天性发育性椎管矢状径狭小者，脱出的髓核更加重了椎管的狭窄程度，以致易诱发本症状。

（6）肌肉麻痹：因腰椎间盘突（脱）出症造成瘫痪者十分罕见，而多系因根性受损致使所支配肌肉出现程度不同的麻痹症。轻者肌力减弱，重者该肌肉失去功能。临床上以腰$_5$脊神经所支配的胫前肌、腓骨长短肌、趾长伸肌及姆长伸肌等受累引起的足下垂症为多见，其次为股四头肌（腰$_3$至腰$_4$脊神经支配）和腓肠肌（骶$_1$脊神经支配）等。

（7）马尾神经症状：主要见

于后中央型及中央旁型的髓核突（脱）出的患者，因此临床上少见。其主要表现为会阴部麻木、刺痛，排便及排尿障碍，阳痿，以及双下肢坐骨神经受累症状。严重者可出现大小便失控及双下肢不完全性瘫痪等症状。

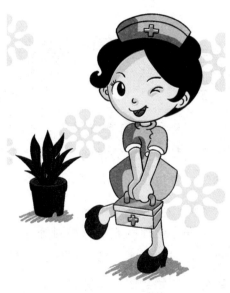

（8）下腹部痛或大腿前侧痛：在高位腰椎间盘突出症，当腰$_2$、腰$_3$、腰$_4$神经根受累时，则出现神经根支配区的下腹部腹股沟区或大腿前内侧疼痛。另外，尚有部分低位腰椎间盘突出症患者也可出现腹股沟区或大腿前内侧疼痛。有腰$_3$至腰$_4$椎间盘突出者，有1/3的有腹股沟区或大腿前内侧疼痛。其在腰$_4$至腰$_5$与腰$_5$至骶$_1$间隙椎间盘突出者的出现率

基本相等。此种疼痛多为牵涉痛。

（9）患肢皮温较低：与肢体冷感相似，亦因患肢疼痛，反射性地引起交感神经性血管收缩。或是由于激惹了椎旁的交感神经纤维，引发坐骨神经痛并小腿及足趾皮温降低，尤以足趾为著。此种皮温减低的现象，在骶$_1$神经根受压者较腰$_5$神经根受压者更为明显。反之，髓核摘除术后，肢体即出现发热感。

（10）其他：因受压脊神经根的部位与受压程度、邻近组织的受累范围及其他因素不同，可能出现某些少见的症状，如肢体多汗、肿胀、骶尾部痛及膝部放射痛等多种症状。

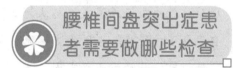

腰椎间盘突出症患者需要做哪些检查

（1）X线片可排除其他骨性病变。主要有：①腰椎后前位片（正位）。②腰椎侧位片。③腰椎斜位片。

（2）应用CT检查脊椎与椎管内病变：在临床上已广泛开展，分辨率相对较高的CT图像，可较清楚地显示椎间盘突出的部位、大小、形态和神经根、硬脊膜囊受压移位的

现象，同时可显示椎板及黄韧带肥厚、小关节增生肥大、椎管及侧隐窝狭窄等情况，并可以三维技术重建椎管与根管的立体形态。

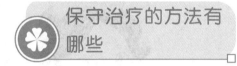

专家提醒

许多患者不慎将腰部扭伤后，腰部剧烈疼痛，就怀疑自己是否得了腰椎间盘突出，其实不然。单纯腰痛不管其疼痛程度如何，都不足以诊断腰椎间盘突出。腰椎间盘突出的典型症状是腰痛，并有下肢放射性疼痛。大部分患者先有腰痛，过一段时间后出现腿痛。也有患者腰痛腿痛同时发生。少数患者只有腿痛，腰痛却不明显。也有患者腿痛出现后，腰痛减轻或消失，总认为自己患了神经痛。当医生告诉他（她）可能是腰椎间盘突出，患者却不相信，认为自己腰部并不疼痛。因此，凡是伴有下肢放射痛的腰痛，劳累后症状加重，休息后减轻的患者更应明确诊断，及时治疗。

（3）MRI检查对椎间盘突出症的诊断较CT检查更为确切和真实：

通过不同层面的矢状面影像及所累及椎间盘的横切位影像，可以观察病变椎间盘突出的形态及其与硬膜囊、神经根等周围组织的关系。更为重要的是MRI可用于定位及分辨"膨隆""突出"与"脱出"，从而有利于治疗方法的选择。

保守治疗的方法有哪些

保守治疗的方法很多，但总的原则是使突出的椎间盘组织"还纳""复位"，或者使突出物离开神经根，从而缓解症状。

保守治疗的方法有绝对卧床休息、牵引、推拿、按摩、针灸、硬膜外腔药物封闭，等等，其他如理疗、消炎止痛的药物、神经营养性药物以及活血止痛的中药均对缓解症状有所帮助。若一种保守疗法的治疗效果不明显的话，不要长期坚持，而需要改变治疗方法，甚至采用手术治疗。

保守治疗方法很多，但有一定的适应证：如初次发作，以前从未有过腰椎间盘突出的患者；年龄较轻，病程较短的患者；症状较轻，

腰椎间盘突出症的治疗方法基本上分保守疗法及手术疗法两大类。目前由于科学技术的发展，又有一种介于保守和手术疗法之间的方法，例如经皮穿刺椎间盘刨切，激光治疗椎间盘突出以及将某种酶注入椎间盘内，髓核化学溶解法等。然而，每种方法都有一定的适应证，不能只要是椎间盘突出，不管其具体情况如何就随意选用一种治疗方法，或者采用一种治疗方法来治疗各种椎间盘突出，这样治疗的结果将会适得其反，甚至会造成严重后果。

休息后有所好转的患者；诊断尚未完全肯定，需要在治疗过程中进一步确诊者；X线片上无明显椎管狭窄的患者；影像学检查（CT或MRI等）证实椎间盘没有脱出或游离到椎管内的患者，均可考虑保守治疗。保守治疗一段时间后，若症状有所好转，可以进一步治疗。若症状无好转，甚至加重时，必须停止治疗或采用其他的方法治疗。尤其是推拿

按摩，有些人由于手法应用不当，如暴力推拿可能加重损伤，甚至使不完全破裂的纤维环完全破裂。症状明显加重时必须立刻停止，有些人疗效不佳仍坚持反复推拿按摩，结果造成损伤加重、神经根粘连等不良后果，为今后的治疗制造了很大的困难。

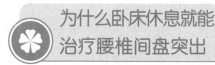

为什么卧床休息就能治疗腰椎间盘突出

研究表明，一般成人平卧时腰椎间盘的压力为20千克，但坐起时达到70千克。因此卧床休息能降低椎间盘内的压力，有利于突出椎间盘的还纳，以及破裂纤维环的修复。绝大多数的腰椎间盘突出患者经过适当的卧床休息均可治愈。

卧床休息必须强调绝对卧床，最好大小便亦不要起来。卧床常可引起肠蠕动减慢，产生便秘，由于排便用力又可加重腰椎间盘的突出。因此，必须多食水果、蔬菜，保持大便通畅，必要时用开塞露等药物帮助排便。若实在不习惯床上

排便，亦可在适当的腰部保护情况下去厕所排便。要求睡硬板床，可铺较厚的棉垫，床要较低，便于患者下床上厕所。卧床期间，可以适当作些上、下肢的肌肉锻炼，以预防肌肉的失用性萎缩。但运动量需要适宜，不可过度用力。卧床时间一般以3周为宜，若经过一段时间治疗后症状明显好转，可在床上随意活动，但不宜急于下床，否则容易复发。因此，根据症状完全消失的时间，适当延长卧床的时间。起床后也应处处注意，保持良好姿势，逐步恢复日常生活和工作，以减少复发的可能。

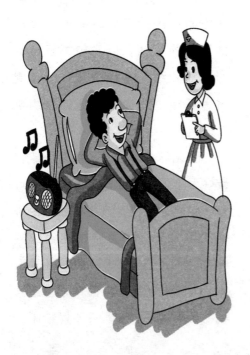

什么样的患者需要手术治疗

腰椎间盘突出患者采用手术治疗的方法，必须消除两个不同的倾向。一种倾向是不管什么样的腰椎间盘突出都不采用手术疗法，甚至有人宣传不用开刀就能治疗所有的腰椎间盘突出，这是不科学的。说明这些人并不真正懂得腰椎间盘突出，只是迎合了大部分人害怕开刀的心理，以至于让那些江湖医生钻了空子。还有一种倾向是只要是腰椎间盘突出都给予手术治疗。虽然手术治疗腰椎间盘突出的效果是肯定的，但手术掌握的熟练程度不同，效果也会完全不同，甚至会造成不必要的损伤。因此，手术治疗必须慎重，必须严格掌握适应证。一般说来，经过长期推拿、按摩、牵引、临床休息等保守治疗后，症状无明显好转的患者，尤其是破裂型的或突出的椎间盘与神经根粘连的患者，经过反复推拿按摩后，粘连越来越严重，症状日益加重，必须立即停止推拿、按摩治疗，采用手术疗法。还有，凡是有马尾神经损害或神经障碍的患者，不管是首次发作，还是反复发作后突然出现神经症状的，都需手术治疗。这些患者往往大、小便有障碍，此时经过必要的检查和术前准备后，必须作为急诊紧急处理，否则受损的马尾神经将有可能造成永久性障碍，导致患者终身残疾。此外，对影像学检查证实椎间盘突出较大，椎管或侧隐窝有明显狭窄者；有一些突出物已游离到椎管内的患者；保守治疗无法治愈者，也必须考虑手术治疗。因此，究竟是否手术治疗，必须根据患者的具体情况以及检查结果综合考虑，分析利弊后，才能决定正确的治疗方法，切忌不加分析地采用一种方法，来治疗不同的腰椎间盘突出。

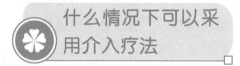

什么情况下可以采用介入疗法

这种疗法是近年来发展起来的一种新的治疗腰椎间盘突出的疗法。其主要特点是创伤小，不需要切开，仅通过穿刺针穿刺到椎间盘，然后采用各种方法如刨削、激光等部分切除髓核，以达到降低椎间盘内压力，消除对神经根压迫的目的。这种方法不必进入椎管内手术，避免了硬膜外和神经根周围的出血。又是局部麻醉，手术简单，创伤小，恢复快，并发症少，若在椎间盘镜下操作可避免盲目性。一般单纯的腰椎间盘突出，尤其是病史较短，年龄较轻的患者，经保守治疗后症状无好转，而且无椎管狭窄、侧隐窝狭窄等骨性疾病的患者，均可采用此方法。然而游离型的腰椎间盘突出症，中央型的腰椎间盘突出引起马尾神经损伤者，以及已经钙化的椎间盘突出患者，不宜采用此法。虽说此法不同于手术疗法，但毕竟也需要麻醉，穿刺等手术操作。因此，有手术禁忌证，如局部有皮肤感染等不宜手术的患者，也不能采用此法。

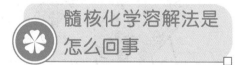

髓核化学溶解法是怎么回事

穿刺的技术以及麻醉方法等均与上述的经皮穿刺方法一样。不同之处在于穿刺后，将一种酶注入椎间盘，使其溶化。一般有两种酶，一种为木瓜凝乳蛋白酶，一种为胶原酶。木瓜凝乳蛋白酶分解髓核中长链水溶性非胶原蛋白质，以减低椎间盘内压力。胶原酶溶解突出的纤维环。以前由于操作技术等问题，引起了一些并发症，影响了这种无创技术的推广。直至1987年美国的食品及药物管理局（FDA）才通过了木瓜蛋白酶的使用申请。此技术在国外已广泛地被应用，我国刚刚开始。这种方法与手术相比安全有效，并发症低。

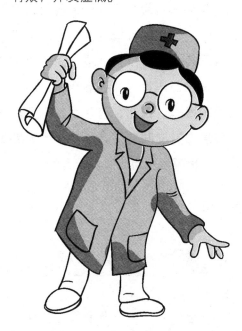

此疗法适宜于保守治疗无效的腰椎间盘突出症患者及患者有手术指征但又不愿手术者。若患者除了腰椎间盘突出外，还合并有椎管狭窄或侧隐窝狭窄，或突出的椎间盘有钙化者，不宜采用此法。此外，有马尾神经损伤症状的患者，如有大、小便功能障碍，足下垂等，也不宜采用此法。当然，木瓜凝乳蛋白酶的过敏者也不适用。因此，必须掌握好严格的适应证，才能取得良好的治疗效果。

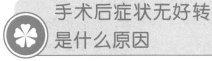

手术后症状无好转是什么原因

有些腰椎间盘突出的患者，手术后症状无好转，甚至加重，原因是多方面的。有的患者神经根长期受压，而且由于反复推拿、按摩，神经根与突出物牢牢粘连。因此，手术分离粘连时，有可能部分损伤神经根。有的患者神经根长期受压后已有不同程度的损害，手术切除了压迫的突出物，但已损害的神经根可能已无法恢复。还有，在手术过程中，为了摘除椎间盘，在分开、牵拉神经根时，可能加重神经根的水肿，术后症状可能加重。不过只要神经根无损伤，水肿慢慢消退后，症状即会消失。当然，不能排除手术适应症掌握不好，有些不该做而做了手术；或者减压不彻底；侧隐窝狭窄处没有打开；突出的椎间盘切除不彻底；游离神经根时，损伤了马尾神经或神经根等等，均可能使手术后症状有所加重。此外，手术毕竟对机体是一种创伤，手术后的血肿也可压迫马尾神经。加之患者抵抗力差或其他原因，还可能引起椎间隙感染或伤口感染，这些都可能使症状比手术前更为严重。由于手术与其他疗法一样，不能绝对保证症状能完全消失，也不能保证症状不再复发，同时术后神经根有粘连的可能。因此，对医生而言，手术治疗腰椎间盘突出必须要慎重对待，要严格掌握手术适应证，手术操作要轻巧，减压要彻底，定位要正确，止血要仔细。千万不能认为这是一种小手术，以至于没有经验的大夫也敢做这种手术，最终给患者带来不可弥补的损失。

手术后症状加重怎么办

上面已提到了术后症状加重的各种原因，情况非常复杂，必须仔细分析，才能采取正确的处理方法。

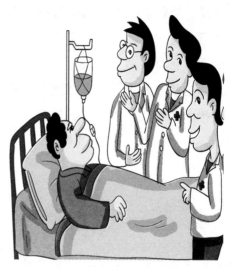

手术后神经根的水肿或周围不大的血肿会慢慢消退和吸收，因此，可采用一些药物治疗来帮助其水肿的消退和血肿的吸收，症状会慢慢消失。若手术过程中减压不彻底，侧隐窝仍有狭窄，突出的椎间盘未清除干净，或大块血肿压迫神经根等，经适当保守治疗后症状仍未减轻，就可能要考虑再次手术。不过第二次手术的考虑更应慎重，因为第一次手术后，正常的解剖结构已破坏，神经根及椎管内有粘连，更容易损伤马尾神经和神经根。因此诊断不明确时，不能轻易做再次手术。若手术过程中马尾神经或神经根已有损伤，或者术后症状的加重是由于神经根粘连等原因引起，再次手术对症状的减轻将无帮助。此时，主要依靠营养神经药物等保守治疗，以求缓解症状，再次手术可能会适得其反。总之，手术后症状加重的处理非常复杂，再次手术的效果很难肯定，因此，再次手术的决定必须慎之又慎。

 ## 手术后感染怎么办

手术后伤口感染，尤其是椎间隙感染是术后的一个严重并发症。椎间盘手术容易发生椎间隙感染，其原因与椎间隙的结构特点以及椎间盘的血运较差有关，应特别重视预防感染。一旦发生椎间隙感染，患者即感到腰部剧烈疼痛，不敢翻身，不敢活动，并有低热，血沉加快。此时，必须限制腰部活动，大量应用抗生素，多数感染即可被控制。保守治疗后1~2年，椎体间才能发生骨性融合，症状完全消失。若感染严重，保守治疗无效，即需考虑原切口进入病变的椎间隙，清除感染、坏死组织及其分泌物，进行灌注冲洗，选用适当抗生素，并作负压引流。也可不缝合切口或开

放引流，待感染被控制后再行二期缝合。总之，手术后感染率虽说较低，但仍应引起足够的重视。即使是介于手术与非手术之间的经皮穿刺疗法，亦有感染的可能。因此，必须严密预防感染，一旦发生感染需要及时处理。

 ## 如何预防腰椎间盘突出

虽然腰椎间盘突出症的治疗方法很多，而且大部分患者的治疗效果很好，但也有一些解决不了的问题，以及一些并发症。因此，预防腰椎间盘突出是最重要的。

腰椎间盘突出最重要的原因是本身的退变和外伤。因此，如何延迟腰椎间盘的退变，以及避免外伤是预防突出的根本途径。

（1）加强腰背肌的锻炼：两侧强有力的腰背肌可以稳定脊柱、防止腰背部的软组织损伤和劳损、减轻腰椎的负荷、增加局部的血液循环、减慢腰椎间盘退变的过程。

（2）改善工作环境，注意劳动姿势：某些需要长期弯腰的工作，

腰椎间盘承受的压力较一般站立时增加一倍。如果从井中弯腰提水，则压力增加更高。长期坐位工作的劳动者，如司机等，腰背痛的发病率较高。因此，如何注意劳动的姿势，劳动过程中坚持适当活动，做工间操，对腰椎间盘突出的预防有所帮助。

（3）多方协助：劳动部门应有适当的有关规定，限制劳动者的最大负荷量，避免过度负重加速腰椎间盘的退变。从事剧烈腰部运动的运动员和其他工作者，应当加强腰背部的保护，经常进行健康检查，防止反复受损。

（4）日常生活中应避免过度弯腰的活动：尤其有腰部劳损者更应注意。需要弯腰取重物时，最好先将膝关节屈曲，蹲下，避免腰部过度弯曲，减轻腰椎负荷，减少椎间盘突出的可能。

（5）睡硬板床：注意保护腰背部，避免湿冷对腰背部的影响。

总之腰椎间盘突出的预防非常重要，在日常生活和劳动中，时时都应予以足够的重视。应当坚持锻炼。只要做到这几点，就能有效地预防腰椎间盘突出。

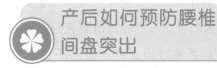

产后如何预防腰椎间盘突出

由于内分泌系统还没有完全恢复，产后骨关节及韧带都比较松弛，对腰椎的约束以及坚固力量减弱，容易发生腰椎间盘突出症。很多新妈妈产后以养为主，很少活动，所以体重有所增加。腹部过于

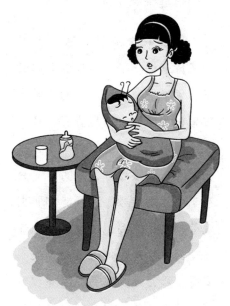

肥胖，使腰部肌肉负荷增大，从而增加了椎间盘突出的发生率。针对新妈妈们的这种情况，建议产后避免睡软床。长期睡在软床上，人的腰椎间盘承受的压力会增大，久而久之，就容易引发腰椎间盘突出

症，因此要改用硬床。其次要保持合适的体重，过于肥胖的腹部，增加了腰部负荷。与此同时也要避免持重，新妈妈刚经历生产，自己不要抬重物，动作不要过猛，拿东西时身体要靠近物体，避免闪腰。如果情况严重者，则建议到医院就诊，医生会根据患者的不同情况予以牵引、按摩、理疗（如腰痛治疗带），如果病情严重的话则要考虑手术治疗。

专家提醒

　　久坐比久站更伤腰。长时间保持一个姿势，不仅会引起腰椎、颈椎僵硬，使人体的正常生理弯曲被破坏，出现直背、弓背或骨质增生，还会使整个躯体重量全部压在腰骶部，压力承受分布不均，致使腰、腹和背部肌肉疲劳损伤、疼痛。久坐者的骨连接处因无法产生足够多的黏液而变得干燥，继而容易引发脊柱关节骨性炎、腰椎间盘突出症和颈椎病。特别值得提醒的是，坐着对椎间盘的压力，相当于站着的2~3倍。要预防就得每坐40~60分钟，就改变一下姿势，或站起来走走，休息5分钟。

（1）加强锻炼：增强腰部肌肉。长期缺乏身体锻炼，腰部肌肉力量减弱，不利于保护椎间盘。例如在睡觉前将腰部和臀部反复抬高呈弓状，可以达到一定效果。

（2）避免持重：新妈妈刚经历生产，自己不要抬重物，动作不要过猛。拿东西时身体要靠近物体，避免闪腰。

（3）休息：充分的睡眠可帮助产妇恢复体力，恢复肌肉的弹性。不能搬动较重的物体，减少腰部受伤的机会。

（4）适当控制体重：大多数产妇产后体重都有明显的增加，过于肥胖的腹部，增加了腰部负荷。当然，身体也不能过于瘦弱。所以，体重适度最好。

（5）保暖：产后产妇的体质非常虚弱，容易受凉，尤其是怀孕期间受力较重的腰部，更容易受到风寒侵袭，所以要做好保暖。

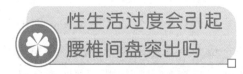

性生活过度会引起腰椎间盘突出吗

　　性生活可以使精神和肉体产

生轻松愉快的感觉，只要时间不是太长，姿势正确，对腰椎不会产生不良影响。但是，如果性生活姿势不当，或过于频繁，或动作过大，不但可引起腰痛，而且可引发腰椎间盘突出，尤其是有腰椎间盘突出症病史的人，更容易诱发。中医理论认为，纵欲伤肾，性生活过度可造成肾虚，腰为肾之府，肾虚表现为腰膝酸软，重者表现为腰痛。现代医学认为，精液的主要成分是少量的蛋白质，性生活多一点对身体影响不大。其实不然，从性生活的生理反应过程分析，性生活时全身大多数器官都参与全过程，虽然其具体机制尚未明了，但腰部交感神经与副交感神经的兴奋与抑制、血液的聚集与消散、肌肉的收缩与舒张对腰部组织的影响是很大的，如果这种影响频繁发生，就可造成腰肌血液循环减慢、腰椎间盘含水量减少，出现腰部酸软、怕冷，进而腰肌劳损，椎间盘变薄，为腰椎间盘突出留下隐患。因此，有慢性腰痛或腰椎间盘突出症病史的患者应根据自己的身体状况，选择合适的性交姿势，避免一些腰部过劳的姿势，并适当安排性生活的次数。

如何才能知道是否患有腰椎间盘突出症

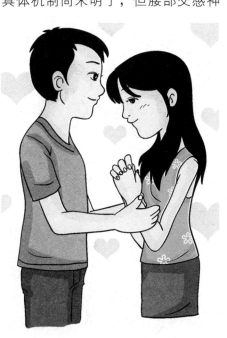

（1）在急性扭伤后，是否跛行：如走路时一手扶腰或患侧，下肢怕负重，而呈一跳一跳的步态，或是喜欢身体前倾，而臀部凸向一侧。

（2）轻轻咳嗽一声或数声，腰疼是否加重。

（3）仰卧位休息后，疼痛仍不能缓解；在左侧卧位、弯腰屈髋、屈膝时，疼痛症状能否缓解。

（4）仰卧位，自己用手轻轻触后腰部、腰椎正中及两侧，检查是否有明显的压痛。

（5）仰卧位，然后坐起，观察下肢是否因疼痛而使膝关节屈曲。

（6）仰卧位，患侧膝关节伸直，并将患肢抬高，观察是否因疼痛而使其高度受到限制。

以上6种自我检查方法，一般如有一项符合都应考虑有患腰椎间盘突出症的可能。

避免腰椎间盘突出需要注意哪些事项

（1）保持良好的生活习惯，防止腰腿受凉，防止过度劳累。

（2）站或坐姿势要正确：脊柱不正，会造成椎间盘受力不均匀，是造成椎间盘突出的隐伏根源。正确的姿势应该"站如松，坐如钟"，胸部挺起，腰部平直。同一姿势不应保持太久，适当进行原地活动或腰背部活动，可以解除腰背肌肉疲劳。

（3）锻炼时压腿弯腰的幅度不要太大，否则不但达不到预期目的，还会造成椎间盘突出。

（4）提重物时不要弯腰，应该先蹲下拿到重物，然后慢慢起身，

尽量做到不弯腰。

从生物力学的角度上看，腰$_4$至腰$_5$及腰$_5$至骶$_1$椎间盘所承受的压力最大，其活动度也最大，而位于这两个节段的后纵韧带却相对较窄（只有上部宽度的1/2），因而腰$_4$至腰$_5$及腰$_5$至骶$_1$椎间盘是最容易受损的部位，临床上也是以腰$_4$至腰$_5$及腰$_5$至骶$_1$椎间盘突出最为常见。

如何用中药治疗腰椎间盘突出症

腰椎间盘突出症患者可选用以下中药。

（1）腰椎正骨贴：主要成分为续断、杜仲、宽筋藤、怀牛膝、

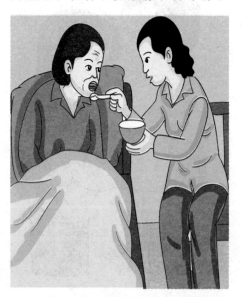

当归、丹参、羌活、独活、海桐皮、赤芍、补骨脂、蜈蚣、地龙、秦艽、仙灵脾、细辛、冰片等。用法：以生姜擦拭皮肤后，将其直接贴于使用部位或压痛点。

（2）活血化瘀，疏通经络　选身痛逐瘀汤加减：以秦艽10克，川芎10克，桃仁10克，红花10克，没药10克，五灵脂10克，香附10克，牛膝15克，地龙10克，羌活10克，当归10克，甘草6克。

（3）温肾散寒，化瘀通脉　生汤加减：赤芍10克，独活10克，桑寄生10克，秦艽10克，细辛3克，防风10克，川芎10克，当归10克，熟地20克，狗脊10克，肉桂6克，牛膝10克。

（4）补肾阴，壮肾阳　选用：制附子10克，肉桂10克，山萸肉10克，杜仲10克，红花10克，地龙10克，肉苁蓉12克，菟丝子10克，淫羊藿10克，龟板10克，麦冬10克，鹿角胶10克。

腰椎间盘突出症如何保守治疗

（1）绝对卧床休息：急性腰痛最简单的治疗方法是绝对卧床休息，所谓绝对，即强调大、小便均不应下床或坐起，这样才能取得良好效果。卧床3周后带腰围起床活动，3个月内不做弯腰持物动作。也有国外学者研究证明，绝对卧床2天比长期卧床能获得更好的效果。生物力学研究证明，半卧位，或侧卧位屈膝屈髋并将一枕头垫于两腿之间，能明显解除椎间盘和神经根压力。

（2）持续牵引：采用骨盆牵引可使椎间隙略增宽，减少椎间盘内压，扩大椎管容量，从而减轻对神经根的刺激或压迫。孕妇、高血压和心脏病患者禁用。

（3）理疗、推拿及按摩：可使痉挛的肌肉松弛，进一步减轻椎间盘的压力。但应禁止暴力推拿、按摩。

（4）非甾体抗炎药：可减轻局部水肿，从而减轻对神经根、脊髓的压迫。

（5）髓核化学溶解疗法：用木瓜凝乳蛋白酶或胶原蛋白溶解酶，注入椎间隙，溶解变性的椎间盘髓核，可使有手术指征患者中的3/4免于手术而获得治愈。但有严格的适应证与禁忌证，需要有经验的医生执行。

专家提醒

　　长效激素结合麻醉剂的硬膜外注射，是椎间盘源性和其他性质的腰腿痛对症治疗的好方法，我们建议此操作应在有复苏及监护设备的房间完成，由有经验的麻醉医生操作。本法可用于门诊患者，但患者必须准备几个小时的恢复时间。

 ## 腰椎间盘突出症的手术方式有哪些

　　腰椎间盘突出症的手术方式有如下两种。

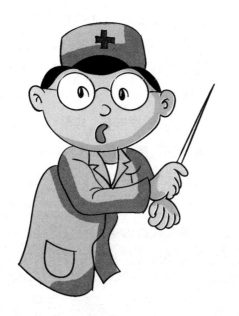

　　（1）髓核摘除术：髓核摘除术因其历史悠久，疗效确切，被业内人士称为"传统经典"手术。手术的主要目的是摘除突出的髓核组织等致压物，解除神经根的压迫，缓解腰腿痛等症状。具体术式包括全椎板、半椎板切除和开窗式髓核摘除术3种。随着医学的进步，目前基本上采用"开窗式"。这种术式对脊柱的稳定性破坏微乎其微，近、远期疗效确切，术后复发率低于7％。头灯、手术放大镜等微创器械的采用使手术的精细程度越来越高，趋向于"微创化"，是国内外骨科界最为推崇的术式。

　　（2）腰椎融合术：对于合并或术后可能出现腰椎不稳的患者可以考虑行腰椎融合术。

 ## 腰椎间盘突出症手术后会引起哪些并发症

　　腰椎间盘突出症的髓核摘除手术，是一种开展时间较长，疗效较为肯定的手术。但即使如此，手术过程中及术后，还是可能出现一些并发症，影响手术效果，增加患者痛苦，有时甚至导致患者因手术并发症死亡。医生和需要进行手术治疗的腰椎间盘突出症的患者，都应对此手术的常见并发症有一定了解。

（1）感染：是所有外科手术共有的并发症。髓核摘除手术除可能并发手术切口感染外还可能发生椎间隙感染。

（2）神经损伤：手术中在硬膜外或硬膜内都有可能损伤神经根。

（3）大血管损伤：最常见的是经后路手术时损伤腹后壁大的血管。

（4）粘连与瘢痕：手术部位的神经根与椎板切除后硬脊膜的暴露部分常发生粘连与瘢痕，会留有腰痛或神经根放射痛。

（5）脊柱不稳：部分患者术后腿痛消失而腰痛持续存在，拍腰椎功能性运动X线片时，有明显的脊柱异常活动。

（6）其他脏器损伤：血管损伤时可能伴有其他脏器损伤，如膀胱、输尿管或小肠等。一旦发现应立即剖腹探查，及时修补受损脏器，以免发生腹膜炎。当然，只要有严格的无菌操作、精细准确的手术技巧和随机应变的能力，就能尽量避免并发症的产生。对已发生的并发症，应给予及时准确的处理，以减轻其不良后果。

为何腰椎间盘突出症容易复发

腰椎间盘突出症患者经过治疗和休息后，可使病情缓解或痊愈，但该病的复发率相当高，原因如下：

（1）腰椎间盘突出症经过治疗后，虽然症状基本消失，但许多患者髓核并未完全还纳回去，只是压迫神经根程度有所缓解，或者是和神经根的粘连解除而已。

（2）腰椎间盘突出症患者病情虽已稳定或痊愈，但在短时间内，一旦劳累或扭伤腰部可使髓核再次突出，导致疾病复发。

（3）在寒冷、潮湿季节未注意保暖，风寒湿邪侵袭人体的患病部位，加之劳累容易诱发本病的复发。

（4）肝肾亏损未能及时补充。中医认为，肾藏精、主骨；肝藏血、主筋。肾精充足、肝血盈满，则筋骨劲强、关节灵活。人到中老年，生理性功能减退，肝肾精血不足，致使筋骨失养，久而久之，容易发生骨关节病。

（5）术后的患者虽然该节段髓核已摘除，但手术后该节段上、下的脊椎稳定性欠佳，故在手术节段上、下二节段的椎间盘易脱出，而导致腰椎间盘突出症的复发。

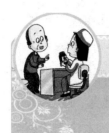

第三节
腰肌劳损

 什么是腰肌劳损

急性腰肌扭伤未获得适当治疗或治疗不彻底；长期不良姿势导致的腰部软组织劳损，使腰肌容易疲劳且易出现疼痛，称慢性腰肌劳损。

引起慢性腰肌劳损的原因常见于以下几点：

（1）积累性损伤：腰部肌肉、韧带在日常生活劳动中，可经常受到牵张，受力大而频繁的组织，会出现小的纤维断裂、出血或渗出。断裂组织修复和出血、渗出被吸收后，可遗留瘢痕和组织粘连。这些组织易牵拉、压迫内在神经纤维产生腰痛。这种腰痛休息后减轻，劳累后加重，甚至不能较长时间坚持某种姿势。

（2）迁延的急性腰扭伤：急性腰扭伤在急性期治愈不彻底，损伤的肌肉、筋膜、韧带修复不良，产生较多瘢痕组织和粘连，致使腰部功能减低且易出现疼痛，患者感觉腰部无力，阴雨天腰背部疼，长时间持续不愈。

专家提醒

长期从事站立操作诸如纺织、印染、理发、售货等工作的人，由于持续站立，腰部肌腱、韧带舒展能力减弱，局部可积聚过多的乳酸，抑制了腰肌的正常代谢，也可导致腰肌劳损而引起腰痛。经常背重物，腰部负担过重，或者久坐伏案工作，易发生脊椎侧弯，造成腰肌劳损而出现腰痛。

（3）腰肌筋膜无菌性炎症：长期弯腰或坐位工作，使腰背肌长期处于牵拉状态，出现痉挛、缺血、水肿、粘连等，有人称为无菌性炎症。

（4）其他：先天性脊柱畸形，下肢功能或结构缺陷，可导致腰背组织劳损。体弱、内脏病变也会使腰背部应急力降低。妊娠晚期腰部负重增加也容易产生劳损。

 ## 腰肌劳损有哪些临床表现

不能坚持弯腰工作，常被迫时时伸腰或以拳头击腰部以缓解疼痛。劳累时加重，休息时减轻，适当活动和经常改变体位时减轻，活动过度又加重。腰部有压痛点，多在骶棘肌处，髂骨脊后部、骶骨后骶棘肌止点处或腰椎横突处。腰部外形及活动多无异常，也无明显腰肌痉挛，少数患者腰部活动稍受限。其特点可归纳为：①疼痛症状时轻时重，并产生腰椎畸形，严重者须拄着拐杖行走，甚至卧床不起；②肌痉挛常出现在一侧骶棘肌、臀肌或两侧；③压痛点广泛，以棘突两侧、腰椎横突及髂后上脊最为多见；④痛与麻通常放射至膝部，很少到小腿与足部；⑤X线片、肌电图及脊髓造影对本病无诊断意义；⑥个别患者同时伴有自主神经紊乱的症状（如腹痛等）。

 ## 劳累性腰痛也属于腰肌劳损吗

劳累性腰痛，是指平时缺少运动锻炼的人，在一个比较集中的时间内，进行大量活动后，所产生的一种广泛性腰部酸痛。此类患者，按压其腰部时可有明显的压痛点。劳累性腰痛的产生是由于患者平时腰部活动少，腰部肌肉适应性差，而一旦活动过多便会导致代谢产物主要是乳酸生成过多。大量乳酸聚集于腰部组织中，刺激腰部组织就会使人产生酸痛不适的感觉。欲治疗这类腰痛，可以先让患者洗一个热水澡，以促进其腰部组织的血液循环，加速酸性物质的代谢。然后让患者充分休息，避免腰部剧烈活动。经过以上两个方面的简单治疗，大多数患者的症状都能在1~2日内得到缓解。此类腰痛一般来说无须用药治疗。

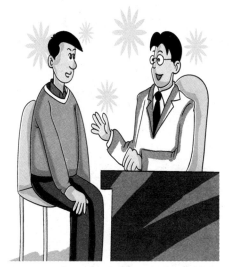

腰肌劳损是由于腰部组织细胞得不到充足的营养而使腰肌功能有所下降的表现。大多数腰肌劳损患者在发病前有急性腰扭伤病史，后因治疗不当使腰痛反复发作，最终导致或并发腰肌劳损。也有一部分腰肌劳损患者没有腰扭伤病史，而是由于长期从事弯腰劳动或者长期的坐姿不当，使得其腰肌长期处于紧张状态，而导致腰肌劳损。腰肌劳损起病隐匿，进展缓慢，症状消退得也慢。这些发病特点与劳累性腰痛不同，后者来得迅猛，去得也快。腰肌劳损的临床特点是：劳累时加重，休息时缓解；如果再次增加活动量，腰痛又会加重。腰肌劳损的腰痛范围比较广泛，但无明确压痛点；如果捶击此类患者的腰部非但不会加重其疼痛，反而会使其腰部感到舒服。通过这一点也可以使腰肌劳损与劳累性腰痛相区别。对腰肌劳损需要进行系统的治疗。患者在急性发作期，不仅需要适当休息，还应该对痛点进行封闭治疗，或进行理疗、针灸推拿等综合治疗，以便尽快缓解其疼痛和避免其腰部肌肉出现纤维化改变。

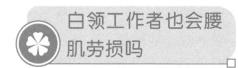

白领工作者也会腰肌劳损吗

许多白领会问，我这么年轻，总是坐着，腰部又不用力，怎么会得腰肌劳损呢？据专家介绍，腰肌劳损是一种慢性的腰部软组织疼痛的总称，可分为急慢性两类，慢性劳损更为常见，腰痛多为腰或腰骶部隐痛，时轻时重，反复发作，久坐或天气变化后加重。

长期坐着办公、学习的人，可因姿势不良而引起腰肌劳损的发病率增加。有研究表明，坐着不动并不能使得腰部肌肉放松，反而造成

腰肌劳损是局部软组织的损伤，而腰椎间盘突出症是压迫神经导致的症状。鉴别这两种病最简单的方法就是前者疼痛局限在腰部，后者会有疼痛放射到臀部、大腿、小腿或是脚。

轻微的患者可卧床休息、睡硬板床、理疗、热敷，就可以缓解。很多中老年人患有腰痛，其实腰痛并非均来自腰椎退行性改变形成的"骨刺"，而主要是来自肌肉、筋膜、韧带、后关节的劳损或椎间盘组织或硬脊膜和脊神经，"骨刺"可使腰部的运动受到限制，在临床上表现为运动不便。晨起或久坐起立时常出现明显腰痛，活动后上述症状能明显减轻；劳累和气候变化可使腰痛加剧。X线检查可发现"骨刺"及生理弧度、椎间隙的改变。

腰部肌肉处于一定的紧张状态。坐着不动还往往会不由自主地弯腰，而弯腰将加重腰部肌肉的紧张度。

长时间紧张状态不仅导致腰部肌肉易于疲劳，出现酸胀感和疼痛不适感，并且使得腰部的支撑力和稳定性降低，容易受到损伤而产生急性腰痛发作，且迁延而成慢性腰痛的可能较大。总之，久坐不动必然引起腰肌劳损的发病率增加。

年轻人会患腰肌劳损吗

据专家介绍，部分市民认为自己年轻休壮，熬几天夜打打牌没有什么大碍，不会发生腰肌劳损。其实这种想法是不科学的，腰肌劳损并非是中、老年人和体力劳动者的"专利"，它可以发生在任何年龄段。调查表明，80％以上的人一生中会受到不同程度的腰痛困扰，但是不少患者对腰肌劳损警惕性不高，腰痛了就在家躺躺，或者干脆不理，觉得挺一挺就好了。殊不知若不及时治疗，会加重腰椎间盘突出、腰椎管狭窄、腰椎滑脱等疾病，增添更多痛苦，加大治疗难度。此外，患者经常因为腰痛而难以集中精力学习、工作，不少人甚至因此引发焦虑、抑郁等心理问题。

腰肌劳损的人最忌讳的就是大便干燥和便秘。便秘的人会有肠气，而肠气往上冲顶着腰部使腰疼症状加重。所以，容易腰疼的人要注意保持大便规律通畅，养成定时排便的习惯，多吃害含粗纤维的蔬菜，如芹菜、韭菜等，多喝水，注意放松心情，加强身体锻炼。

如何自我判断是否腰肌劳损

（1）腰部疼痛程度时强时弱，开始表现为间歇性疼痛，逐渐变为持续性疼痛，并逐渐加剧。

（2）按摩之后疼痛可减轻，用手捶腰可减轻疼痛。适当活动能减轻，活动过度又加重，且反复发作。

（3）早晨起床时腰痛加重，活动以后好转，白天症状较轻，夜间加重，有的还影响睡眠。工作或训练时疼痛减轻或消失，休息时腰痛。

（4）疼痛随天气变化，受凉或阴雨天疼痛加重。

（5）弯腰工作困难，弯腰时间稍久疼痛加剧。

（6）腰痛范围较广，疼痛难以形容，比如隐痛、胀痛、酸痛，有的还伴有沉重感。

穿跟太高的鞋，容易增加腰部的劳累，长期站立、行走者尽量少穿。同时，生理期、哺乳期尽量不穿低腰裤。高跟鞋能够塑造女人的优美体态，但是也是女性健康"杀手"之一。提醒您在休闲的时候尽量脱下高跟鞋，让脚部得到放松，同时也缓解腰部的劳累。

如何防止腰肌劳损

（1）腰部肌肉锻炼：倒走、瑜伽、慢跑等都可以锻炼到腰部肌肉，同时，还可以扭腰、睡前在床上做燕子飞。对于久坐的上班族来说，可以每天隔段时间做扩胸运动（此时，双肘要放平），以及向后仰腰、向上牵拉等。

（2）四季保暖：月经期、生孩

子等都可以损伤肾气，因此，女性应该时刻注意腰部的保暖。如坐月子期间，要穿长衣服保护腰部，以免出现"月子病"中的腰痛。避免寒湿、湿热侵袭，改善阴冷潮湿的生活、工作环境，勿坐卧湿地，勿冒雨涉水，劳作汗出后及时擦拭身体，更换衣服，或饮姜汤水驱散风寒。

（3）调补肾阴：如果女性月经量过多、经常腰部冷痛、性欲冷淡，应该及时调养肾脏，多补肾阴，增强抵抗能力。可多食用一些补肾的食物，如枸杞、山药、桂圆、核桃。还可常吃一些中成药，如六味地黄丸。阴虚火旺者，可吃知柏地黄丸，肾阳虚腰痛者可吃金匮肾气丸。体虚者，可适当食用、服用具有补肾的食品和药物。

（4）床垫厚度适中：腰部有一个生理曲度，床垫可适当加厚，中等硬度即可，从而让腰肌充分休息。

（5）腰部用力应适当：不可强力举重，不可负重久行，坐、卧、行走保持正确姿势，若需做腰部用力或弯曲的工作时，应定时做松弛腰部肌肉的体操。

（6）注意：避免跌、仆、闪、挫。

（7）劳逸适度：节制房事，勿使肾精亏损，肾阳虚败。

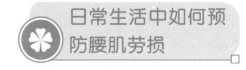

日常生活中如何预防腰肌劳损

（1）站立时双腿尽量分开，增加身体的支撑：双脚并拢站立时扭转腰部，再改为分腿站立扭转腰部，这样腰部会感觉轻松很多。

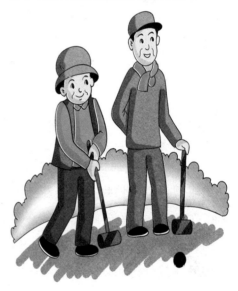

（2）站时间长了，可以蹲下来30秒钟：很多时候，腰痛竟然会奇妙地消失了。

（3）在脚前面放一个小板凳，将双脚轮流放在上面，也会放松腰部。

（4）不用考虑形象的时候，干

脆一条腿站着，另一条腿跪在椅子上，让腰椎舒适些。

（5）尽量避免弯腰拿东西。正确的方法是蹲下来，将东西抱在怀里，再慢慢站起身。

（6）使用较长的拖把擦地板。

（7）走路时不要拿东西。尽量减轻手袋的重量。双肩背包可以使腰椎均匀受力，比单肩挎包更好。

（8）走路时尽量小步快走，收腹挺胸。在腰痛时的家庭康复中，每天快走30分钟。

（9）选择一把最符合人体工程学的椅子，坚硬的椅背并在腰部的位置向前凸出，这样使您可以舒服地向后靠着，椅面要硬。如果找不到合适的椅子，坐板凳时尽量挺直腰部。

（10）仰卧时，可在小腿下垫两床被子，抬高下肢，既有利于血液回流到心脏，也会放松腰部，一举两得。侧卧时，右侧在下，蜷缩双腿的睡姿也会起到同样的作用。

旅途中防止腰肌劳损需注意什么

（1）取物、负重、行走，姿势要正确：正确的走路姿势是挺胸、身体稍向前倾、上肢平衡摆动；上山和上楼梯时的正确姿势是身躯前倾，重力主要集中于前方的下肢，并主要用足的前部着地；下山和下楼梯时的正确姿势是身躯后倾，为了避免下滑，须使整个足底着地；跳跃时着地的正确姿势是身体作卷曲状，足的前部分着地，头向上望，而不能用脚跟部着地，躯干不能后伸。

（2）保持良好的坐姿：连续十几个甚至数十个小时乘坐车、船时，除经常活动下肢和腰部外，还应注意要有良好舒适的坐姿，不可长时间地使髋、膝关节处于屈曲位，或上身斜扭向一侧，还要不断地变换体位，否则腰部肌肉等组织就会处于紧张或牵拉状态。

（3）防止和处理好急性腰扭伤：旅游中易发生急性腰扭伤。有相当一部分腰肌劳损是由于急性腰扭伤处理不当而造成的。急性腰扭伤后，未作及时治疗或治不彻底，或因多次反复损伤，腰部的某些肌肉、筋膜、韧带撕裂未得到较好的修复或愈合，局部出血、渗液未充分吸收，产生纤维性变或瘢痕组织，压迫刺激神经而形成慢性腰痛。此外，必要的休息时间，亦是预防慢性腰肌劳损的重要措施之一。

（4）不能露宿潮湿之地，避免风寒湿邪侵袭：因风寒湿邪可以降低机体对于疼痛的耐受力，可使肌肉痉挛，亦可使小血管收缩，从而影响肌肉的代谢和营养。肌肉长时间缺乏营养可产生纤维变性，而造成劳损性慢性腰痛。

对于因扭伤、久坐、寒冷等原因导致血液循环不畅、淤血、水肿等引起的腰痛，磁疗可以改善微循环和组织代谢，促进血脉通畅从而止痛。对于因腰部炎症、腰椎退行性改变引起的腰痛，磁疗可以达到止痛的作用。对于肾虚腰痛、牵扯性腰痛等，磁场作用于人体，通过经络穴位增强生物电磁能，可推动经气的运行，疏通经络，达到通经止痛的效果。

腰肌劳损的食疗方有哪些

（1）椒茴煮猪尾：胡椒12克，大茴香10克，猪尾1条（去毛洗净

切段），水适量，煮汤调味服。

（2）良姜猪脊骨粥：高良姜10克，苡仁30克，生姜10片，杜仲10克，寄生20克，水煎去渣，再加猪脊骨250克，大米120克，煮粥调味服。

（3）薏苡仁生姜羊肉汤：薏苡仁50克，生姜20克，羊肉250克，加水适量煲汤，调味佐膳。

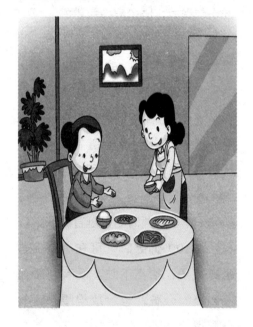

（4）杜仲狗脊汤：杜仲20克，狗脊15克，黄精15克，鸡血藤30克，猪骶骨1具，久煎，调味饮汤吃肉。每天1次，连服10天为1个疗程。

（5）当归牛尾汤：当归30克，杜仲12克，首乌15克，牛尾巴1条。将牛尾巴去毛洗净，切成小段，和上述药物加水适量，煲透熟，调

味，饮汤吃牛尾。

（6）牛膝黄精猪肾汤：牛膝20克，黄精15克，川断10克，杜仲10克，猪肾1对。水煎调味饮汤吃肾，每天1次，连服30天。

腰肌劳损应怎样治疗

腰肌劳损虽然发生原因不同，但都应加强肌力为主的综合治疗措施为佳。如患者肌力强，组织健康，由于不寻常外力的作用所致者，应在消除外因的同时采用理疗，痛点注射，针灸和药物治疗。若患者肌力差，韧带弹性差者，应在加强锻炼的基础上采用太极拳、理疗、药物等，避免过多负重及弯腰劳动。常用的方法有以下几点：

（1）消除致病因素：如劳损原因为工作姿势关系，应针对原因改变条件和改善劳动体位。

（2）加强锻炼：增加有针对性的体育疗法，如太极拳，保健体操等。

（3）休息与固定：腰骶部劳损的患者有剧痛时可卧床休息，也可用腰围制动，或用宽腰带加以保护。工作时可佩带腰围，以减轻腰肌牵拉，但每天必须解除腰围，作腰背肌及腰肌锻炼。

（4）改善血液循环：利用按摩，牵引，局部透热，离子导入，超短波，音频等方法，缓解肌肉痉挛，改善血液循环。

（5）止痛：对有局限性压痛点者，可用醋酸强的松龙或醋酸氢化可的松1毫升，加1%普鲁卡因5~10毫升作痛点注射，5~7天1次，3~4次为一疗程。

（6）针灸和中药：针灸，拔火罐有一定疗效，可缓解疼痛，中药以正扶邪为主。

（7）止痛解痉药：阿司匹林，吲哚美辛、布洛芬等在疼痛时可服用，但勿长期使用，以免形成依赖或降低作用。

腰肌劳损为慢性病变，对患者的正常生活、工作带来了很多麻烦，有些患者四处求医，反复发作，痛苦不堪，甚至心里蒙上一层阴影。那么腰肌劳损能不能治愈呢？只要诊断明确，治疗及时有效，及时的功能锻炼，做好日常保健，腰肌劳损是可以治愈的。

怎样进行腰肌劳损的手法治疗

腰肌劳损的手法治疗的目的在于舒筋活血，温经通络，取穴为肾俞、大肠俞，患者俯卧位，医生站于一侧，沿患者腰部两侧膀胱经，用较重刺激的滚法上下往返治疗5~6遍，然后用较重刺激按揉大肠俞等穴，再直擦腰背部两侧膀胱经，横擦腰骶部，均以透热为度，最后拍击腰背部两侧骶棘肌，以皮肤发红为度。酸度较重者可在患部加热敷。

腰肌劳损有哪些运动疗法

腰肌劳损患者可进行以下运动疗法，以提高疗效，缓解病痛。

1. 转胯运腰

准备姿势：两腿开立，稍宽于肩，全身肌肉放松，双手叉腰，调均呼吸。

活动时，胯先向左，再向前，向右，向后，围绕腰的中轴，做水平转圈动作。转胯一周为一次，可

适情做15~30次，再反向做同样的动作，其转圈的幅度，可逐渐加大。上身要基本保持起立状态，要随胯的旋转而动，身体不能过分的前仰后合。

2. 转腰捶背

准备姿势：两腿微弯曲，两臂自然下垂，双手半握拳。

活动时，先向左转腰，再向右转，两臂随腰部的左右转动而前后自然摆动，借摆动之力，双手一前一后，交替叩击腰部和小腹，力量大小可适情而定。左右转腰为一次，可根据病情及自身情况，连作30~50次。

3. 双手攀足

准备姿势：全身直力放松，两腿可微微分开。

活动时，先两臂上举，身体随之后仰，尽可能达到后仰的最大限度，稍停片刻，随即身体前屈，双手下移，手尽可能触及双脚，稍停，恢复直立体位，如此为一次，可连续做10~15次。身体前屈时，两腿不要弯曲，弯曲将影响效果，老年人或高血压患者，弯腰时动作要缓慢些。

以上3种方法，可每天早晚活动一次。

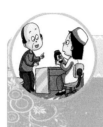

第四节

强直性脊柱炎

什么是强直性脊柱炎

以往曾认为强直性脊柱炎是类风湿性关节炎的中枢型，但随着医学的发展，检查手段的提高，发现该病与类风湿性关节炎有很大区别，故将其定为一种独立的疾病。

现代医学认识到，强直性脊柱炎是一种慢性、进行性和炎性疾病，病变部位主要在骶髂关节、脊柱、脊柱旁组织及四肢关节。该病常自骶髂关节开始，逐渐向上蔓延到脊柱及脊旁组织，最后引起骨性强直。目前认为本病是一种结缔组织的血清性关节病，是较常见的腰背疼疾病之一。

强直性脊柱炎的病因目前尚未完全明确，目前认为与下列因素有一定的关系：

（1）基因关系：本病发病与遗传因素有密切关系，强直性脊柱炎的HLA-B27阳性率高达90％~96％，家族遗传率高达23.7％。类风湿者其家族的发病率为正常人的2~10倍，而强直性脊柱炎家族的发病率为正常人的30倍。

（2）感染因素：泌尿生殖系感染是引起本病的重要因素之一，盆腔感染经淋巴途径播散到骶髂关节再到脊柱，还可扩散到大循环而产生全身症状及周围关节、肌腱和眼色素膜的病变。

（3）内分泌失调或代谢障碍：由于类风湿多见于女性，而强直性脊柱炎多见于男性，故被认为内分泌失调与本病有关。但利用激素治疗类风湿并未取得明显效果，激素失调与本病的关系也没有肯定。肾上腺素皮质功能亢进的患者患类风湿或强直性脊柱炎的比率无明显增加或减少。

（4）其他因素：年龄、体质、营养不良、气候、水土、潮湿和寒冷。其他包括外伤、甲状旁腺疾病、上呼吸道感染、局部化脓感染等，可能与本病有一定的关系，但证据不足。

 ## 强直性脊柱炎有何表现

本病多发生于青壮年男性，发病缓慢，发作与缓解交替进行。初期症状轻微，易被忽视。疾病主要部位在脊柱，即自骶髂关节由下而上出现腰椎、胸椎和颈椎症状，病初患者偶有腰背部、骶部和臀部疼痛、发僵，约10％的患者疼痛可沿臀部往大腿和小腿屈侧向下放射（沿坐骨神经分布范围），但神经系统检查一般无阳性发现。经过数月或数年患者症状逐渐加重，出现持续性腰、胸或颈部疼痛，常在半

强直性脊柱炎患者最严重的后果是脊柱强直及髋关节畸形而致残，因此在疾病的早期，即畸形尚未形成，也就是未出现骨性强直以前，就应防患于未然。如何防患呢？白天我们可以有意识地纠正不良姿势，保持生理功能，但夜晚就只有靠床的作用了。现在的席梦思或海绵床，由于其柔软性好，睡眠中确实很舒服，但因其凹性大，对强直性脊柱炎患者极为不利，可加重痛感而产生被动体位，久而久之则有脊柱弯曲。硬板床则由于其平面硬，使躯干在平卧时不能弯曲，强制脊柱呈生理位，从而对预防脊柱畸形起到控制作用。因此，强直性脊柱炎患者必须睡硬板床，并在可以忍受的情况下尽量保持去枕、仰卧睡姿，以防止躯体畸形化。

夜疼醒并有翻身困难，需起床活动能减轻。随着病情发展，胸椎和肋椎关节受累后可出现呼吸不畅或索带状胸疼，病变波及颈椎则颈部

活动受限，最后整个脊柱都可能僵直，有的合并驼背畸形，以致患者站立或走路时，眼不能平视，仅能看到自己足前小块地面；胸腹腔容量缩小，心肺功能和消化功能明显障碍。

强直性脊柱炎的临床检查

强直性脊柱炎常累及骶髂关节，造成骶髂关节病变或破坏。因此，骶髂关节的病变是强直性脊柱炎的主要临床表现之一，可以通过以下检查确定患者是否有骶髂关节病变。

（1）直接按压骶髂关节：患者俯卧位，检查者用拇指直接按压患者下腰部（按压部位为腰带平面下方两侧，相当于骶髂关节部位）。如果有强直性脊柱炎存在，患者往往感到局部有疼痛。

（2）"4"字试验：患者仰卧位，一条腿伸直，另一条腿屈髋屈膝，大腿外展外旋，并将足置于对侧大腿前面，使双下肢形成"4"字形态。检查者一只手固定住直腿侧髂嵴，另一只手握住屈腿膝部并下

压，此时患者臀部出现疼痛，提示屈腿侧髋关节或骶髂关节病变。

（3）骨盆挤压试验：患者仰卧位，检查者双手按压两侧髂骨翼（腰带平面下方两侧骨突起部位），若患者感臀部疼痛，提示可能存在骶髂关节病变，称为骨盆挤压试验阳性。

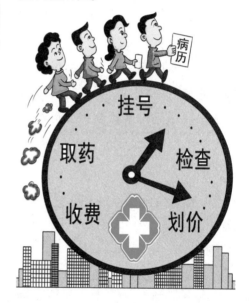

（4）骨盆分离试验：患者仰卧位，检查者双手放其髂嵴部，拇指放在髂前上棘处，然后向身体外侧用力推压骨盆，若骶髂关节局部出现疼痛提示可能存在骶髂关节病变，称为骨盆分离试验阳性。

（5）骶髂关节斜扳试验：患者仰卧位，充分屈髋屈膝。检查者一只手固定患者肩部，另一只手按住

上方膝关节，向下推去。若出现疼痛，提示骶髂关节可能存在病变。

（6）骶髂关节扭转试验：患者仰卧位，一侧下肢屈髋屈膝，并嘱患者双手抱住该膝关节，将另一侧大腿下垂于床缘外。检查者一只手固定屈曲的膝关节，另一只手按压下垂于床缘的膝关节。若出现疼痛，提示骶髂关节可能存在病变。

（7）屈曲试验：患者仰卧位，双下肢向右向左扭曲。检查者按压屈曲的下肢，引起脊柱疼痛为阳性，说明腰椎或骶髂关节可能有病变。

强直性脊柱炎X线检查

拍摄骶髂关节X线片是诊断强直性脊柱炎最实用、可靠的方法。通常要拍摄双侧骶髂关节前后位片，有时需加拍斜位片。典型的强直性脊柱炎骶髂关节改变早期表现为关节间隙模糊，关节缘呈锯齿状；软骨下骨硬化，密度增加，可出现囊性改变。晚期主要表现为关节间隙变窄，甚至消失、融合。椎间小关节亦可出现关节间隙模糊、变窄、

以致完全融合。椎体间纤维环、前纵韧带、后纵韧带发生骨化，形成"竹节样"脊柱。

一般将强直性脊柱炎骶髂关节病变X线表现分为5级。

0级：为正常骶髂关节。

1级：表现为肩部骨质疏松，关节间隙增宽，可疑的骨质侵蚀和关节面模糊。

2级：表现为微小的关节面破坏，关节边缘模糊，略有硬化，可见囊性变。

3级：为关节破坏与重建的表现，关节间隙明显变窄，边缘模糊，看见明确的囊性改变，关节两侧硬化，密度增高。

4级：以硬化为主，关节间隙消失，关节融合或强直。

通过以上分级，可确定骶髂关节病变的程度，从而评价强直性脊柱炎的程度。

CT检查

与X线检查相比，CT检查具有分辨力高，层面无干扰，能发现骶髂关节的早期病变，可以准确测量和评价关节间隙和提高微小病变的检

出率等特点，从而有利于强直性脊柱炎早期诊断和准确定级。CT检查既可明确诊断，亦可排除X线平片的可疑诊断，重复性强，随访复查较准确。

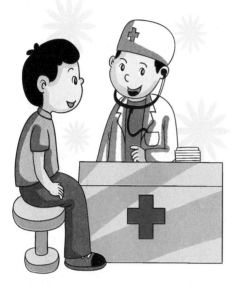

骶髂关节CT表现：早期为骶髂关节间隙宽度异常，髂骨面骨皮质厚薄不均匀，关节面模糊不清，局灶性或弥漫性脱钙，关节前缘关节旁有不同程度斑块状或弥漫性骨质增生硬化，骨质边缘侵蚀呈毛刷状或锯齿状，软骨下骨囊性变。晚期为骶髂关节呈骨性强直，骨质多脱钙稀疏，韧带部侵蚀和囊性变。

以下参照X线骶髂关节病变分级方法，对CT骶髂关节病变进行分级。

0级：为正常骶髂关节。

1级：为可疑变化。骨质密度稍减低，关节腔积液，骨关节附着的肌腱、韧带、关节囊等软组织肿胀、肥厚。

2级：为轻度异常。骶髂关节面中下2/3局部斑片状脱钙和硬化（骨皮质密度稍减低或稍增高），边缘毛糙模糊，邻近关节面皮质下的骨松质密度稍减低或增高呈毛玻璃样，可有微小囊性变。关节间隙尚清晰，宽度在正常范围。

3级：为骶髂关节明显异常。软骨下严重骨质侵蚀，破坏呈毛刷状或锯齿状或虫噬样，骨质明显不规则增生硬化，常为弥漫性，边缘模糊、脱钙和囊变，全部关节间隙呈不规则狭窄或宽窄不均并变模糊，个别有部分融合。

4级：为骶髂关节严重异常或完全性关节强直融合。

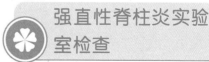

强直性脊柱炎实验室检查

（1）血沉（参考值：男性：0~15毫米/小时；女性：0~20毫米/小时）：强直性脊柱炎活动期，可见血沉增快；病情恢复时，血沉可以下降，但血沉的数值因人而异，变化范围较大，所以血沉仅作为评估强直性脊柱炎的一项参考指标。

（2）C-反应蛋白（参考值：68~8200微克/升或0~0.8毫克/分升）：强直性脊柱炎C-反应蛋白可升高。

（3）血色素（参考值：男性：120~160克/升；女性：110~150克/升）：强直性脊柱炎患者可有轻度贫血现象。

（4）类风湿因子：强直性脊柱炎患者类风湿因子阳性率与正常人群相当。

（5）免疫球蛋白：强直性脊柱炎患者免疫球蛋白A（IgA，参考值：成人：760~3900毫克/升）可轻度至中度升高，与强直性脊柱炎病情活动有关。伴有外周关节受累者可有免疫球蛋白G（IgG，参考值：6~16克/升）和免疫球蛋白M（IgM，参考值：成人：400~3450毫克/升）升高。

（6）血清补体：强直性脊柱炎患者伴有外周关节受累者，可有血清补体的C3（参考值：0.85~1.93克/升）和C4（参考值：0.12~0.36克/升）

升高。

（7）人类白细胞抗原（HLA）测定：强直性脊柱炎患者人类白细胞抗原B27（HLA-B27）阳性率大约为90％。因此，HLA-B27检查对诊断有参考价值，尤其对临床高度疑似的患者要常规检查HLA-B27。但仍有10％左右的强直性脊柱炎患者HLA-B27阴性，故HLA-B27阴性也不能排除本病。另一方面，正常人群亦有4％~8%的个体HLA-B27阳性。因此，仅凭HLA-B27阳性也不能诊断为强直性脊柱炎，要结合临床表现做出诊断。

 ## 强直性脊柱炎的诊断标准有哪些

目前，采用较多的是1966年制定的该病诊断标准，也称之为"纽约标准"。

1. 纽约标准

（1）临床诊断标准

①腰椎在前屈、侧弯、后仰3个方向皆受限。②腰椎或腰背部疼痛或疼痛史3个月以上。③胸部扩张度受限，取第四肋间隙水平测量，扩

张度≤2.5厘米。

（2）确诊强直性脊柱炎

①双侧骶髂关节炎X线表现3级或4级，同时至少有上述临床诊断标准中一项以上者。②单侧骶髂关节炎X线表现3级或4级，或双侧骶髂关节2级，同时具备临床诊断标准第①项，或第②加第③项者。

（3）疑诊强直性脊柱炎

双侧骶髂关节炎X线表现3级或4级，但不具备任何一项临床标准。

2. 1984年国外学者对纽约标准做了以下修订

（1）下腰背痛的病程至少持续3个月，疼痛随活动改善，但休息不减轻。

（2）腰椎在前后和侧屈方向活动受限。

（3）胸廓扩展范围小于同年龄和性别的正常值；双侧骶髂关节炎2~4级，或单侧骶髂关节炎3~4级。

如果患者具备（1）并分别附加其他两条中的任何1条可确诊为强直性脊柱炎。

3. 我国强直性脊柱炎诊断标准

此诊断标准是于1988年4月，在昆明全国中西医结合风湿类疾病学术会议修订通过的。

（1）症状：以两骶髂关节、腰背部反复疼痛为主。

（2）体征：早、中期患者脊柱活动有不同程度受限，晚期患者脊柱出现强直驼背固定，胸廓活动度减少或消失。

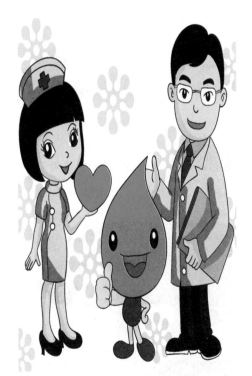

（3）实验室检查：血沉多增快，多阴性。HLA-B27多强阳性。

（4）X线检查：具有强直性脊柱炎和骶髂关节炎典型改变。①早期。脊柱活动功能受限，X线显示骶髂关节间隙模糊，脊椎小关节正常或关节间隙改变。②中期。脊柱活动受限甚至部分强直；X线显示骶髂关节锯齿样改变，部分韧带钙化，方椎、小关节骨质破坏，间隙模糊。③晚期。脊柱强直或驼背畸形固定；X线片显示骶髂关节融合，脊柱呈竹节样变。

强直性脊柱炎如何治疗和功能锻炼

强直性脊柱炎的主要表现为腰部或脊柱其他部位、外周关节的疼痛和活动受限，其最终结局则是

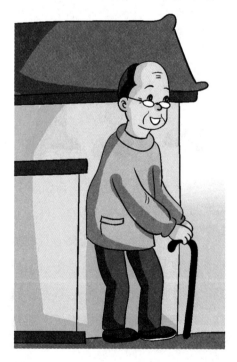

"脊以代头，以尻代踵"的畸形。因此，其治疗原则主要为借助各种手段缓解疼痛，最大限度地保持运动功能，防止畸形发生。

缓解疼痛一般以药物治疗为首选。疼痛、僵硬感明显，急性或亚急性期，有全身症状、血沉快，C-反应蛋白升高，有关节外表现时，应采用药物治疗。首选非甾体类抗炎药，如吲哚美辛（消炎痛）或阿西美辛口服；若夜间疼痛或晨僵，可采用吲哚美辛栓剂。其次可选用柳氮磺胺吡啶、雷公藤。此外，还可采用理疗方法。理疗是减轻患者疼痛的一种重要康复手段，可采用离子导入、低中频脉冲电、高频电、超声、磁疗等方法。也可选用辐射热、传导热在内的各种热疗。

如何进行功能恢复锻炼

在配合药物治疗缓解疼痛的同时，最重要的治疗当属患者自我进行的功能锻炼。强直性脊柱炎的功能锻炼可根据病变受累的部位进行，一般包括脊柱的后伸、胸廓扩张、

四肢关节的活动和维持体位、纠正姿势活动。腰痛症状较明显的强直性脊柱炎患者主要以脊柱后伸运动为主要锻炼方法。具体方法如下：

（1）保持正确的休息姿势：患者应卧硬床垫，枕头不能过高，以保持脊柱的生理曲度；每日应坚持俯卧位1小时以上（从30分钟开始逐渐增加）；俯卧位应将双脚悬置于床缘外，避免产生或加重踝关节的功能问题。

（2）维持体位、纠正姿势的运动：可在日常活动中进行。活动期可参考正确休息姿势的保持方法进行，髋关节受累时也可用俯卧位方法。姿势纠正的运动包括："四肢"位（手膝跪位），并向足跟方向后坐，向肩关节方向前俯，必要时可以进行爬行运动；站立时伸展颈部将枕部靠墙，上下滑动并轻度屈膝，以加强姿势；面朝椅背骑坐椅子进行胸椎旋转活动。

（3）防止畸形的锻炼

①脊柱后伸运动：包括举臂挺腰、屈腿挺腰、仰头挺胸、俯卧后伸、半身俯卧撑、"船形"运动和伏地挺胸撑起运动等。②胸廓扩张锻炼：主要以规律性的呼吸锻炼和上背部伸展体操相结合，如双臂外展扩胸或双臂上举扩胸时吸气，还原时呼气，以保持较大的肺活量。③四肢关节的活动：主要以髋关节、肩关节、膝关节活动为主。髋关节活动以屈曲为主，肩关节活动以肩上耸和肩胛内收为主，膝关节活动可以通过下蹲运动与髋关节共同完成。

（4）注意事项

①运动练习是终身的、个体化的，并且是在医生良好指导下进行的。②运动量不要过度。③运动幅度不要过猛。④必要时可分次完成。⑤疼痛症状加重时适当减少运动量。⑥运动前应采用温热疗法、冷疗、按摩等缓解疼痛和肌肉痉挛，促进关节活动。

强直性脊柱炎患者还可在清晨按"防止畸形的锻炼"方法进行一些准备活动，以改善晨僵症状。若外周关节受累不显著，下肢的肌力练习可应用跑台或爬楼装置进行有氧练习；躯干和上肢的肌力练习可用划船器、滑雪装置。

专家提醒

疼痛和功能活动受限是强直性脊柱炎患者的两大主要症状，康复治疗也主要针对这两大问题进行。近年的研究结果表明，强直性脊柱炎患者常存在着被人忽视的疲劳症状，其发生率约为25％，尤在疼痛为患者主要问题时，疲劳现象更为严重。患者在初次发病时常将疼痛作为主要症状，而忽略疲劳症状，2周后，可有50％以上的患者会显露疲劳症状。伴随疼痛而高发的疲劳可能是由于疼痛所致，也可能是由于疾病的活动性和机体的反应在导致疼痛的同时造成疲劳症状。因此，在进行强直性脊柱炎运动疗法治疗时，应对患者的疲劳问题予以重视，尤其是在运动量的控制方面。

强直性脊柱炎还有哪些其他治疗方法

除了上述功能锻炼方法之外，强直性脊柱炎还有其他一些专门的治疗方法。

（1）水疗和水中运动：具有一定温度的水疗可缓解疼痛、解除肌痉挛、增加关节活动范围。借助水的浮力，可进行各种水中运动，以增强肌腱、韧带的柔韧性，而且可使关节部位的炎症消退。水的浮力作用也可使关节运动时所受的压力明显减少。水疗应每周3次，以恢复活动、肌力和体能。具体方法如下：

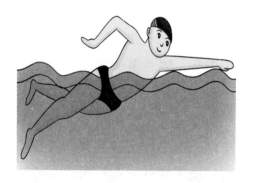

①漂浮仰卧位，放松躯干和四肢。②漂浮仰卧位，四肢交替下压入水。③半支撑仰卧位，双腿交替下压、上抬。④漂浮仰卧位，双上肢向外、向上伸展。⑤坐位，躯干左右转动，并逐渐双臂向前举和抓握体操棍进行。⑥抓握池边栏杆俯卧位，双腿击打水面。⑦游泳。

病情稳定、疼痛不明显的患者还可适当开展一些健身和体育锻炼，以助于保持柔韧性和肌力。健身和体育锻炼项目应选择促进良好姿势和腰背伸展的运动，如打网球、羽毛球等，游泳是最理想的体育活动。

在强直性脊柱炎早期伴有原发腰痛时，患者可打篮球、排球和网球；在进展期，骑直立把手的自行车和游泳较为合适。进行健身和体育活动时，应对如下情况加以注意：健身和体育活动不能替代治疗性训练，不宜进行有身体相互接触的运动项目，以防止脊柱骨折的危险，颈椎活动受限者游泳宜选择仰泳。

（2）日常生活活动训练：强直性脊柱炎的日常生活活动训练重点在于解决脊柱、髋关节、肩关节功能障碍所造成的日常生活能力不足或丧失，内容可有专项日常生活活动训练、工作、娱乐再训练，以及家庭、工作环境改建等。辅助具，如及物器、长把手工具和宽角度全景后视镜或聚光镜等可用于帮助脊柱活动受限患者完成功能性任务。

（3）群体治疗：若可能，患者每周应参加一次群体治疗。群体治疗的优点为患者之间可相互支持，竞争提供兴趣，同时达到健身目的，还提供了饮食、心血管功能等患者教育的场所。治疗内容除了包括前面所述的功能锻炼方法之外，专门的群体治疗方法有：

①俯卧位相互向对方掷球。②俯卧位，体操球支持双手，向上、向下牵张下肢。③跨步站立，通过躯干转动向对方传球等。

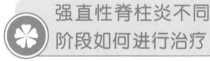

强直性脊柱炎不同阶段如何进行治疗

（1）活动期

①治疗目的：缓解疼痛，活动受累关节减少畸形，恢复体能。②方法：缓解疼痛和肌肉痉挛可在相应关节和肌肉局部应用热袋等热疗方法。解除急性炎症期后持续存在的肌肉痉挛可采用放松技术。活动受累关节可通过水疗进行，在恢复活动度的同时，还可缓解疼痛和肌

肉痉挛。不同体位的运动方式采取仰卧位，生理性放松；尝试寻找使脊柱伸展的位置；四肢下压床面，以使股四头肌、臀肌和背部伸肌等长收缩。屈膝仰卧位，双膝两侧来回摆动；一手向上、向外举起，头部转向该侧，左右交替；双手置于上腹部作腹式呼吸练习；骨盆前、后倾运动。俯卧位，交替后抬腿；双腿后抬；双手按于床面，抬起头和双肩。坐位，伸展头部和颈部，位置矫正；躯干向两侧转动；向前弯腰双手及足，然后伸展还原；头、颈两侧转动；站立位，躯干向两侧转动；深呼吸；躯干两侧侧屈。鼓励的体育活动有游泳、投篮。

（2）活动期后

①治疗目的：保持脊柱和外周关节活动，体位训练改善和保持体能，保持肋椎关节活动度和肺活量。
②方法：坚持每日运动。运动应简单、适量，便于患者在家中开展，或可从活动期原有的练习内容中选择。强调尽可能保持仍然存在的功能，每天脊柱应进行屈曲、后伸、侧屈、侧转等方向的全关节活动，脊柱伸展肌在可动范围内活动。推

对于强直性脊柱炎活动期后的患者，另一个重要的治疗内容是预防并发症。常见的并发症为上颈段失稳、心肺功能受累等。具体预防方法如下：①上颈段失稳：主要为缓解疼痛不适；保持和恢复关节活动度、肌力；帮助改良日常生活活动方式，避免激惹颈痛。颈围常用于缓解不适和保护颈部；温热疗法、冷疗等可缓解疼痛。对于上颈段骨折，一般采用谨慎的制动即可；有进行性神经损害者或不能外固定的骨折需要手术治疗才可解决。②心肺功能受累：虽然患者的扩胸度受限，但肺功能的降低只是轻度的，为补偿胸廓的活动度降低，患者可进行针对性的膈肌训练。主动脉供血不足和心脏传导阻滞是最常见的心脏并发症，尤为慢性期患者，保持脊柱、胸廓活动度的运动疗法程序同样可作为心肺功能锻炼的运动疗法程序，通过适量的、有规律的练习，可使患者保持满意的工作能力。但要注意，有心功能问题的患者在开始运动疗法前应进行一些必要的测试，以防在运动疗法过程中或之后出现意外。

荐的体育活动有游泳或体能训练，每周3次。

强直性脊柱炎和腰肌损伤都有腰腿痛的症状，但是两者在很大程度上又是互不相同的，具体表现如下。

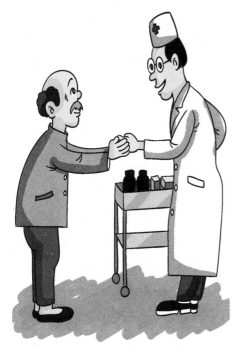

（1）强直性脊柱炎主要是关节病变：常常表现为骶髂关节、脊柱、肩关节、髋关节等外周大关节疼痛，强直性脊柱炎炎性腰痛常常呈隐匿性、很难定位。患者逐渐出现腰背部或骶髂部疼痛，半夜痛醒，翻身困难，在早上起来时腰背发僵，稍微活动后疼痛症状会逐渐减轻，脊椎旁的肌肉常常有压痛，可以合并其他关节外表现。

（2）腰肌损伤属于肌肉的病变：多由外伤、运动等引起，表现为用力弯腰，挑重担或举重物之后，突然发生腰痛，且腰椎两旁肌肉发生痉挛而有触痛，提示可能为急性腰扭伤或腰肌劳损。疼痛为放射性，以骶髂关节处最严重，但脊柱运动功能良好，休息、理疗、按摩后疼痛可以减轻。

以上是关于强直性脊柱炎与腰肌损伤的不同之处的相关介绍。需要提醒的是如果不能准确地判断两者病症，一定要找专业医生接受正规的诊断与治疗，以免耽误病情而造成更大的危害。

 如何自我检测是否患有强直性脊柱炎

由于强直性脊柱炎是较为常见的疾病，病程"缠绵"，且易造成残疾，故应争取早期诊断，早期治疗。对16~25岁青年，尤其是青年男性，如出现下述症状，则应特别警惕有无强直性脊柱炎可能。

（1）腰痛、腰僵3个月以上，经休息不能缓解。

（2）单侧或双侧坐骨神经痛，无明显外伤史、扭伤史。

（3）反复发作的膝关节或踝关节肿痛，关节积液，无明显外伤史、感染史。

（4）反复发作的跟骨结节肿痛或足跟痛。

（5）反复发作的虹膜炎。

（6）无咳嗽等呼吸道症状，无外伤史的胸部疼痛及束带感，胸廓活动受限。

（7）脊柱疼痛、僵硬感、甚至活动功能受限，无明显外伤史、扭伤史。

（8）双侧臀部及髋关节疼痛，无明显外伤史及劳损史。

（9）突然发生的脊柱及四肢大关节疼痛、肿胀、活动功能障碍。

强直性脊柱炎一般起病比较隐匿，早期可无任何临床症状，有些患者在早期可表现出轻度的全身症状，如乏力、消瘦、长期或间断低热、厌食、轻度贫血等。由于病情较轻，患者大多不能早期发现，致使病情延误，失去最佳治疗时机。

强直性脊柱炎会减弱肺的功能，吸烟会病情加重，使患者的肺更容易受到感染，变得呼吸短促，如果患者是个烟民，还是考虑戒掉吧。适量的酒对强直性脊柱炎是没有坏处的，但是，镇静药和酒对肠胃的影响不好，因此不要一起使用。

强直性脊柱炎患者如何运动

（1）床上伸展运动：仰卧位，双臂上伸过头，向手指、脚趾两个方向伸展，伸展满意后放松；伸展双腿，足跟下伸，足背向膝方向屈，至满意后放松。可反复做3~5次。

（2）膝胸运动：仰卧位，双足着床板，屈膝。抬起一膝慢慢向胸部方向屈曲，双手抱膝拉向胸前，到满意为止，回原双足位置，另一侧膝做上述运动。双膝各重复2~3次，放松；做双手抱双膝运动2~3次，至僵硬消失为止。

（3）转体运动：取坐位。屈臂平举，双手交叉，转体向右，目视右肘，坚持5秒钟后复原。反之转体向左，目视左肘。每侧重复5次。

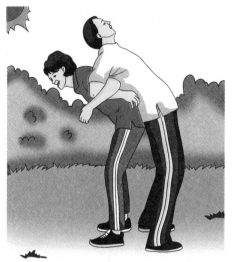

（4）扩胸运动：伸展上胸、肩部肌肉以维持或改善胸、背姿态。双足与肩等宽，面对墙角而站，双手平肩支撑两面墙上，行深呼吸。双肩向前并伸展头及上背，坚持5秒钟。恢复原位，重复3~5次。

强直性脊柱炎患者应多吃哪些食物

（1）豆类食品：豆类食品含有丰富的蛋白质和微量元素，它有促进肌肉、骨骼、关节、肌腱的代谢，帮助修复病损的作用，如：大豆、黑豆、黄豆等。可治疗以湿重为主的风湿骨痛，对身体沉重、关节不利、筋脉拘挛或麻木不仁、关节肿痛而不适的风湿病，效果较好。黑豆又名乌豆、冬豆子，又可治疗风湿疼痛，经验方用黑豆炒至半焦泡入黄酒，治疗关节酸痛有效。

专家提醒

强直性脊柱炎患者不要穿紧身的胸衣和背带裤，有的人不了解现代的强直性脊柱炎的治疗情况而穿紧身的胸衣和背带裤，这样会使情况变得更糟，因为它们使脊柱没法活动，紧紧的。对于强直性脊柱炎来说，不动就意味着不能动了。

不同方式的热会帮助减轻疼痛和身体的硬度，很多人在早上或者是睡觉前洗个热水澡，减少他的疼痛和僵硬，他们也做一些伸展的体操，暖水袋和电热毯都是很好用的。

（2）果实类食品：中医认为强直性脊柱炎是由肾虚引起筋骨、肌肉、关节的病损，而果实食品对筋骨、经络、风湿痹痛或腰膝无力极为有益。

 强直性脊柱炎患者日常生活应注意什么

（1）养成每天运动的习惯：原则上，能让关节活动的运动，如游泳、柔软操、舞蹈都可以。不能活动脊椎的运动如骑自行车，会冲撞及接触性的运动如柔道、篮球，都应避免。至于慢跑则不鼓励，因为慢跑有可能导致脚底或脚后跟肌腱发炎，以致行走困难。

（2）保持良好的立姿及坐姿：每天定时做深呼吸、扩胸、挺直躯干等强化背肌与腹部柔软度的动作与伸展操。这些运动可以软化僵硬处，维持关节伸展性，延缓病变的发展。

（3）若您已有脊椎融合或竹竿状脊椎，则须避免脊椎过度受力或弯曲。

（4）由于患者的负重能力下降，因此应避免强力负重，使病变加重。避免长时间维持一个姿势不动（如躺在沙发上看电视，或长时间上网），若要长时间坐着时，至少每小时要起来活动十分钟。勿用腰背束缚器（会减少活动），使脊椎炎恶化。

（5）睡眠干扰是常见的主要问题之一：睡眠时避免垫枕头和睡软床。睡觉时最好是平躺保持背部直立。

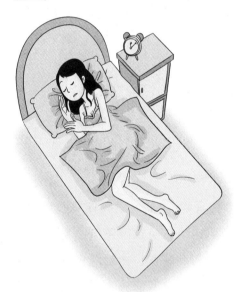

（6）清晨起床背脊僵硬时，可以用热水浴来改善。热敷对于缓解局部疼痛亦有部分疗效。

（7）不抽烟，以免造成肺部伤害。

（8）慎防外伤，开车时一定系上安全带，尽量不要骑自行车或摩托车。

（9）在寒冷、潮湿季节中，更

应防范症状复发。

（10）注意下列可能跟强直性脊椎炎有关的症状：下背痛及晨间僵硬的程度，外围关节疼痛及活动范围受限（尤其是腕关节）、解血尿或小便灼痛、下痢、胸椎及颈椎症状、眼睛红肿或模糊、四肢突然无力或解尿困难。

（11）肠胃道及泌尿道的感染常诱发脊椎炎：故应该注意饮食卫生，多喝开水，多吃青菜水果，避免憋尿及便秘。

（12）注意其他家族成员有无强直性脊椎炎之症状：如下背酸痛、晨间僵硬等。若有，应尽早就医。

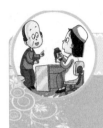

第五节
第三腰椎横突综合征

什么是第三腰椎横突综合征

第三腰椎横突综合征是常见的腰背痛疾病之一，其详细的发病机制还不清楚，是以积累性损伤引起的急慢性肌筋膜腰痛的表现，系常见的软组织疼痛性疾病。创伤反应，血肿粘连，疤痕挛缩，筋膜变厚等，致使腰神经后外侧支在穿过病变部位时受到"卡压"，故也为"卡压综合征"的一种。过长的第三腰椎横突受到反复牵拉损伤而引起的局限性压痛及一系列综合征。根据本病的临床表现，属中医学"腰痛"的范畴。

第三腰椎横突综合征是怎么引起的

（1）第三腰椎横突比其他腰椎的后伸曲度大：向侧方延伸最长，位于腰椎中部，两侧腰椎横突连线形成以第三腰椎横突尖为顶点的纵长菱形。第一、二腰椎横突外侧有下部肋骨覆盖，第四、五腰椎横突深居于髂骨内侧，只有第三腰椎横突缺乏肋骨及髂骨保护，因而易受损害。

（2）腰椎横突末端附着不少与躯干活动有密切关系的肌肉及筋膜：主要有腹横肌、腰方肌、腰大肌、骶棘肌及腰背筋膜。坚强的腰背筋膜深层附着于腰椎横突末端、季肋及髂嵴，腹横肌移行于腰背筋膜而附着于横突。腹内压的变化可通过腹横肌而影响到横突末端的组织。

（3）第三腰椎位于腰前凸曲线之顶点：背阔肌的髂腰部分纤维止于第三腰椎横突，腰大肌的部分肌纤维也止于此处，骶棘肌的一部分肌纤维也止于此，因此，第三腰椎成了腰椎的活动中心，起到了类似接力站的作用，为腰椎屈、伸、侧弯及旋体的枢纽，所受的杠杆作用最大。而第三腰椎横突更是受力点。由于第三腰椎横突较长，以致附着于此处的肌肉、筋膜、韧带能有效地保持脊柱的稳定性及正常的活动。较长的横突又能增强肌肉的杠杆作用，肌肉收缩牵拉机会多，拉力最大，当这些组织异常收缩时，横突末端首当其冲。这种解剖特点构成末端易受损伤的基础，往往因劳损而引起横突末端周围的纤维织炎。横突越长，发病率越高，以单侧多见。

（4）第三腰椎横突端后方紧贴着第二腰神经根的后支：当前屈及向对侧弯腰时，该后支被横突挑起或受磨损而引起该神经支支配区痛、麻，也能牵涉到第二腰神经前支而引起反射痛，达臀部及大腿前侧。第三腰椎横突前方深面有腰丛神经的股外侧皮神经干通过，并分布到大腿外侧及膝部。如横突过长、过大或伴有纤维织炎时，能使该神经受累并出现股外侧皮神经痛。此病变波及附近的闭孔神经甚至于肌神经时，疼痛也可出现于髋部或大腿。

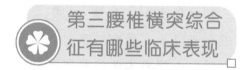

第三腰椎横突综合征有哪些临床表现

第三腰椎横突综合征多见于从事体力劳动的青壮年，男性多发，常诉有轻重不等的腰部外伤史。

（1）主要症状为腰部疼痛（弯腰时疼痛多呈持续性加重）：疼痛因人而异，有的疼痛非常剧烈，有的则持续性钝痛。疼痛的性质，一般是牵扯样的，也有呈酸麻状的。疼痛往往在久坐、久站或早晨起床以后加重。症状重的还有沿大腿向下放射的疼痛，可至膝面以上，极少数病例疼痛可延及小腿的外侧，但并不因腹压增高（如咳嗽、喷嚏等）而增加疼痛症状。

（2）于第三腰椎横突尖端有明

显的压痛：位置固定，是本综合征的特点，有的病例可见第三腰椎横突较长，其尖端处可触及活动的肌肉痉挛结节（于臀中肌的后缘及臀大肌的前缘相互交接处可触及隆起的索条状物并有明显触压痛），在臀大肌的前缘可触及紧张痉挛的臀中肌，局部压痛明显。有的病例股内收肌可出现痉挛紧张，是因为股内收肌由腰$_2$至腰$_4$发出的闭孔神经所支配，当腰$_1$至腰$_3$发出的脊神经后支受到刺激时，可反射性地引起股内收肌肌紧张和痉挛的缘故。

（3）直腿抬高试验可为阳性：但直腿抬高足背伸试验阴性。

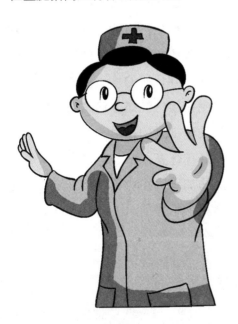

专家提醒

一般结合病史就能作出诊断，检查可见第三腰椎横突尖部有明显压痛，可触及条索状硬结。不需特殊辅助检查，X线检查可能发现患侧第三腰椎横突肥大，但仅发现肥大者不能确诊第三腰椎横突综合征，但可作鉴别诊断之用。

 ## 第三腰椎横突综合征易与哪些疾病混淆

（1）腰椎间盘突出症：除腰痛外伴患肢坐骨神经痛，呈阵发性加剧，直腿抬高试验受限，棘突旁压痛或伴患肢放射痛等。

（2）腰椎肿瘤：中年以上腰痛呈进行性加重，有夜痛症，经过对症处理又不能缓解其疼痛者，应高度警惕。若属脊髓、马尾部肿瘤的话，可伴有大、小便失禁、马鞍区（即会阴部）麻木刺痛，双下肢瘫痪等。

（3）腰椎结核：腰痛伴低热、贫血、消瘦等症，同时血沉增快，X线检查可见有骨质破坏，腰大肌脓肿。

（4）肾周围炎：腰痛伴发热，血白细胞数增高，尿常规检查有白细胞，肾区叩击痛者。

第三腰椎横突综合征腰痛有何特点

患病时可为腰部酸痛，也可剧痛，活动受限，严重时影响日常生活及工作。疼痛可达臀部及大腿前方。腰部后仰不痛，向对侧弯腰受限。

重要的体征是第三腰椎横突外缘，相当于第三腰椎棘突旁4厘米处，尤其是瘦长型患者可触到横突尖端并有明显的压痛或局限性肌紧张或肌痉挛，按压时由于第二腰神经分支受刺激而引起放射痛，疼痛可放射至大腿及膝部。

如何区别第三腰椎横突综合征与腰椎间盘突出症

第三腰椎横突综合征与腰椎间盘突出症的区别在于，压痛点的部位不同，第三腰椎横突综合征的压痛点部位在骶棘肌外缘第三腰椎横突尖端处，腰椎间盘突出的压痛点在椎旁，多伴有放射痛；下肢疼痛的表现也不及腰椎间盘突出症那样有明显的神经根性分布，所谓放射痛不过膝，不典型，坐骨神经牵拉痛阴性，这些都可供区别。

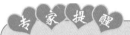

专　家　提　醒

第三腰椎横突综合征在急性腰扭伤时引起第三腰椎横突周围的肌肉、筋膜等软组织损伤，若治疗不当或治疗不及时，可导致横突周围软组织瘢痕粘连，筋膜增厚，肌肉痉挛，产生相应的症状。

如何治疗第三腰椎横突综合征

第三腰椎横突综合征的治疗有保守治疗和手术治疗两种，多数患者可通过非手术治疗而缓解或治愈，仅少数顽固性疼痛患者需手术剥离或切除横突。常用方法有以下几种：

（1）药物疗法：口服消炎镇痛药及活血化淤药物如拨怒风，双氯灭痛，舒筋活血片、伸筋丹、腰痛宁等药物。

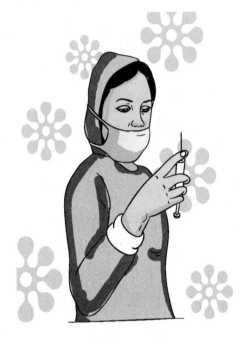

（2）封闭疗法：可帮助患者诊断及有效治疗。用1％普鲁卡因5~10毫升加强的松龙1毫升，浸润横突尖端及周围软组织，每周1次，可连续2~3次，多能缓解或治愈。

（3）自我推拿疗法：可缓解疼痛，解除痉挛。患者亦可自我推拿治疗。患者用拇指顶在第3腰椎横突压痛点处，随着呼吸而用力点按，吸气时减轻，呼气时用力，每次30下，然后用拳轻轻叩击5分钟，用双手掌搓热后轻柔疼痛处。每天可做3~5次。

（4）手术疗法：对症状严重，发作频繁，保守治疗无效，影响生活工作者，可手术治疗。

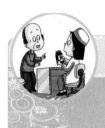

第六节
腰椎管狭窄

什么叫腰椎管狭窄症

腰椎管狭窄症是导致腰痛或腰腿痛的常见原因之一。这是一组慢性进行性脊髓及脊神经根疾病。通常腰椎管狭窄包括三个部分，即主椎管、神经椎管及椎间孔狭窄。凡是各种原因引起的骨质增生或纤维组织增生肥厚，导致腰椎管或神经根管或椎间孔的狭窄而产生马尾或神经根压迫，出现症状者，均为腰椎管狭窄症。腰椎管狭窄分原发性和继发性两种。原发性腰椎管狭窄又叫先天性椎管狭窄，是指生长发育过程中发育不良所造成的，其中包括椎弓根较短、两侧椎弓根间距短、即所谓两侧小关节向中央靠拢、椎板肥厚、椎体后缘或小关节

的肥大或变异等。继发性腰椎管狭窄是指后天因素所造成的，包括黄韧带的肥厚与松弛，椎间盘突出、椎体脱位，上关节突及椎体后缘骨质增生等。

间歇性跛行是怎么回事

腰椎管狭窄的临床表现中，会出现间歇性跛行，那么，什么是间歇性跛行呢？

所谓间歇性跛行，就是患者走了一段路后（通常为数百米，严重时可为数十米），出现一侧或双侧腰酸、腰痛、下肢麻木、无力，以至跛行，但蹲下或坐下，休息数分钟后，上述症状即可缓解或消失，然后又可继续行走，再行走一段路

后，又出现上述症状，不得已，需要再蹲下或坐下休息片刻，如此情况反复出现。因为在这一过程中，跛行间歇性出现，所以称为间歇性跛行。间歇性跛行的表现可逐渐加重，即能坚持行走的距离越来越短，需要休息的时间越来越长。间歇性跛行常仅表现在步行过程中，骑自行车一般不受影响。

得了腰椎管狭窄症有什么表现

无论是哪类腰椎管狭窄症，大多数患者都有长期下腰痛或腰背痛，有臀部及大腿后部疼痛的病史。起初时疼痛不很重，有肌肉疲劳感，稍微休息或更换体位后可以好转。随着病情的发展，疼痛的位置可逐渐下移到小腿的前外侧，常伴有感觉异常或局部麻木感，甚至有的患者会阴部有麻木，胀热感和针刺样感觉。有的患者有持续性坐骨神经痛，少数患者有性功能及大小便障碍。多数患者会出现间歇性跛行。

这类患者的症状与体征不一致，一般症状较重而体征较轻，即患者主诉多而医生检查患者时并没

有什么发现，因此容易被误诊或漏诊，甚至有些经验不足的医生怀疑患者装病。所以在临床上需仔细检查患者，必要时可作辅助检查，以进一步明确诊断，不能轻易给患者没有病、患者装病等不切合实际的结论。

腰椎管狭窄的原因可分为两类，即先天性和后天性。

所谓先天性是指与生俱来椎管发育异常，包括椎板增厚、椎管狭窄、小关节肥大、向中央增生、黄韧带肥厚等。后天性也称获得性椎管狭窄，它是指出生后由种种原因引起的椎管狭窄，包括骨质增生引起的退变性椎管狭窄；因各种原因行腰椎手术后的医源性狭窄；脊柱滑脱所致的狭窄，脊柱骨折晚期所致的狭窄；以及其他椎体病变如脊柱肿瘤、结核等所致的椎管狭窄。

如何鉴别患者是否真有腰椎管狭窄症

腰椎管狭窄的特点是患者主诉多，而医生检查时并没有什么发现，

这与临床上有些长期泡病假的人如何区别，究竟应怎样确定是否真正有腰椎管狭窄呢？腰椎管狭窄主诉多，体征少，并不是说这些患者没有体征，只要仔细检查，是会有所发现的。一般说腰椎管狭窄的患者年龄偏大，病变部位常有压痛，椎旁肌可有痉挛，特别是腰不能向后伸，为本病的重要体征。如果怀疑有腰椎管狭窄时，可拍摄腰椎正侧位片，此时可清楚显示腰椎形态，椎管大小，骨质增生情况，特别是侧位相可见到明显增生骨刺突入椎管内。为进一步明确诊断，CT扫描可以更清楚地显示椎管狭窄程度、部位等。应当避免临床上遇到这样的情况发生，未作必要的普通X线等检查，即让患者作磁共振，这样既加重了患者的经济负担，又可能导致误诊、漏诊。

腰椎管狭窄症与腰椎间盘突出症有什么不同

如上所述，腰椎管狭窄症是指各种原因引起腰椎管神经根管或椎间孔狭窄而产生临床症状的一种综合征；而腰椎间盘突出症是椎间盘髓核突入椎管内产生神经根症状的神经根疾病。严格地说，腰椎间盘突出症应该包括在腰椎管狭窄症的范围之内，因为髓核突入椎管内势必引起椎管狭窄。但由于椎间盘突出症有其独特的发病特点、原因、临床表现及治疗方法，所以，通常把腰椎间盘突出症作为一种独立的疾病。如何区别这两种疾病呢？第一，二者在发病年龄上有明显差异，即腰椎间盘突出症的患者多为中青年，而椎管狭窄则为中老年患者居多；第二，腰椎间盘突出症多有外伤史，症状时轻时重，严重时

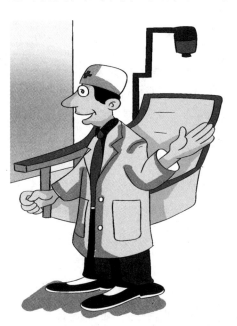

患者不敢咳嗽。而腰椎管狭窄患者常无外伤史，病程较长，症状为持续性进行性加重；第三，检查时，腰椎间盘突出症者腰椎前屈受限，病变处有压痛和放射痛，有与病变部位一致的神经根受压表现，如下肢及足部的感觉异常，肌力减退，腱反射消失等。而腰椎管狭窄的患者则为腰椎后伸受限，缺乏明显神经根受压的表现；第四，影像表现不同，腰椎间盘突出症患者的X线片可有椎间隙变窄，椎体后突的软组织影，CT片上可以明显看到突出的间盘组织。而腰椎管狭窄患者的X线片有明显的骨质增生，CT片上有小关节内聚，黄韧带肥厚，椎管矢状径变小等。

大师、特异功能之类的"神医"。而应该及时就诊，请有经验的专科医生作详细的检查，通常包括详细了解病史、仔细地检查患者，恰当地选择辅助检查方法，如X线片、CT或磁共振等，从而帮助确定有无腰椎管狭窄、腰椎狭窄的部位、范围及程度。需要强调的是：怀疑有腰椎管狭窄时，患者一定要亲自去看医生，而不要让别人带着X线片找医生看，因为没有临床症状或体征为依据，任何影像学阳性发现都没有足够的诊断意义，而且有时患者的表现与X线片的表现并不完全一致，医生也绝不能仅凭X线片作出判断。

疑有腰椎管狭窄症怎么办

腰椎管狭窄症是患者下腰痛的常见原因，但很多有腰背痛的患者并不都是腰椎管狭窄。有些学者指出，腰椎管狭窄约占下腰痛原因的1/11。当患者怀疑自己患了腰椎管狭窄时，切勿找按摩师按摩或江湖游医服所谓秘方，更不要轻信气功

腰椎管狭窄症检查方法有哪些

腰椎管狭窄症的检查方法包括体格检查及辅助检查。

医生的检查内容包括患者腰椎的外观（有无畸形）、活动情况、有无压痛、叩痛；双下肢感觉、肌力变化；马鞍区的感觉变化以及下肢腱反射的变化情况。

辅助检查包括X线片、CT扫描、

MRI（磁共振扫描）、脊髓造影和肌电图检查（EMG）等。

X线片一般宜排便后拍摄，这样的X线片清晰，没有肠气或粪便等阴影的干扰。X线片不仅可以显示正常或异常腰椎排列情况、骨质增生、椎间隙变化，而且还可以排除有无其他腰椎病变，如腰椎骨质疏松，腰椎肿瘤或腰椎结核等。所以不能忽视普通X线片检查。

CT扫描可清楚显示腰椎结构变化、椎间盘病变、椎管形态及大小、黄韧带及椎板有无增厚及侧隐窝有无狭窄等。CT对诊断腰椎管狭窄有重要价值。

脊髓造影是腰椎管狭窄症的动态检查方法，尤其适用于腰椎不稳或腰椎滑脱引起的狭窄。它可以在腰椎活动情况下清楚地显示椎管狭窄节段、程度等。但因其为有创检查法，一般仅适用于患者手术前的明确诊断。

磁共振为目前最先进的无创诊断方法，它可以比CT更清楚地显示腰椎及椎管形态、狭窄情况，同时可从矢状面和横断面显像。

肌电图（EMG）是用于测定神经运动和感觉传导速度的一种有创诊断法，它可以准确地区别下肢肌萎缩、感觉异常是神经源性改变还是肌源性变化，从而帮助判断患者有无神经根的损害。

腰椎管狭窄症有哪些治疗方法

腰椎管狭窄的治疗方法包括保守治疗和手术治疗两大类。

保守治疗适用于轻度腰椎管狭窄，症状较轻，并对生活、工作影响不大者。目前一般认为若腰椎管狭窄症的自然病程是不良的，宜尽早手术。但保守治疗也可减轻症状，减缓病情的发展。其治疗机制可能与炎症消退以及神经根水肿压迫减轻有关。保守治疗包括：

（1）卧床休息：卧床可改善局部静脉回流、使无菌性炎症反应消退，椎管内压力降低，加上腰背肌放松。一般卧床2周主观症状即会减轻。

（2）消炎止痛药物和活血化淤中药治疗：吲哚美辛、布洛芬、扶他林等可部分缓解疼痛症状，一些活血化淤中药如活血通脉胶囊、伤泰、七厘散等也可减轻患者临床症状。

（3）推拿按摩与理疗：推拿按摩可加快血液循环，减少肌肉痉挛，但手法一定要轻柔。物理治疗可消除局部炎症，解除肌肉痉挛，缓解症状。

（4）骨盆牵引：可拉开腰椎小关节间和椎间距离，以缓解受压的神经，减轻充血、水肿以达到缓解临床症状。

（5）腰背肌锻炼：脊柱的不稳定与腰背肌力、骨质疏松程度有关，腰背肌锻炼目的在于加强腰椎稳定性，有助于减缓脊柱退行性变的速度。

（6）腰带或支具保护：目的在于帮助加强脊柱的稳定性，对滑脱继发狭窄等效果较好，使用后症状能迅速改善，但不宜长期使用，长期依赖支具可导致腰肌萎缩。

腰椎管狭窄的患者不能走路但可骑自行车，这是怎么回事

腰椎管狭窄症的患者大多有间隙性跛行，表现为行走一段距离后出现腰背痛及下肢酸痛、麻痛感，蹲下或坐下休息片刻后症状缓解或消失，若继续行走，将再次出现上述症状，如果骑自行车却没有症状，这到底是怎么回事呢？这是因为当站立或行走时腰椎前凸加大，硬膜囊、黄韧带松弛、打褶，加重神经根受压。另外，站立或行走运动增加了神经根对血液供应的需求，而腰前凸会使椎管狭窄减少血液供应，阻碍静脉回流，从而加剧神经根缺血状态。此外，还有学者观察到当腰椎伸直时，腰椎管可缩短2.2毫米，此时神经组织相应缩短变粗，但椎管壁的黄韧带则松弛前凸，椎间盘膨隆后凸，椎管造影剂在伸腰时不易通过，弯腰即可解除。骑自行车时，大多数人处弯腰

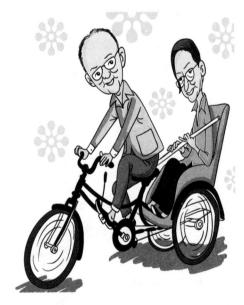

状态，从而使黄韧带紧张，椎管内容积增大，使神经根的压迫症状减轻，临床症状减轻或消失。

当然，是否需要手术以及能否手术，尚需根据患者的具体情况综合考虑。

腰椎管狭窄症在什么情况下需要手术治疗

由于腰椎管狭窄症的自然病程是症状进行性加重，预后不好，因此多数学者主张尽早手术治疗。但并不是所有腰椎管狭窄症的患者都需要马上进行手术治疗，只有在下列情况下才应考虑手术。

（1）症状、体征严重，经系统保守治疗三个月以上，无明显效果者。

（2）神经根或马尾神经广泛被压迫受损或瘫痪，出现大小便困难者。

（3）腰椎管狭窄合并腰椎间盘突出症等。

（4）腰椎管狭窄症合并腰椎不稳或腰椎滑脱者。

（5）经椎管造影、CT或MRI证实有局部明显狭窄并伴有相应的临床症状者。

腰椎管狭窄症手术治疗效果如何

如何评价腰椎管狭窄症的手术效果，是一个非常复杂的问题，各家报道也不尽一致。

腰椎管狭窄症的手术效果首先取决于诊断，包括对腰椎管狭窄的程度、范围的准确评估。如果诊断不准确，必然会影响手术效果。如患者同时有主椎管狭窄和神经根管狭窄，若术前忽视了神经根受压的因素，只作椎板减压，则术后效果肯定不好。

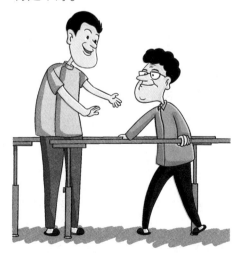

影响手术疗效的因素有多种，通常包括准确的诊断、狭窄的程度与时间、术前的不适当治疗、手术方法、减压范围、手术技巧、并发症的处理及术后是否发生神经根粘连等。准确诊断是取得良好手术效果的根本因素，错误的或不完全正确的诊断将导致不良的手术效果。狭窄程度越重，时间越长，其手术效果越差。神经根长期受压，将会引起神经变性，从而严重影响术后效果。手术方法包括全椎板减压、半椎板减压、开窗等不同方法，均有不同的适应证，若不加选择地采用某种减压方法，将会影响手术效果。减压范围的选定更应根据狭窄的具体范围而定。手术中操作粗暴，硬膜破裂，神经根减压不彻底（一般以神经根上下移动距离达1厘米为减压满意指标），也直接影响手术效果。术前不适当地推拿、按摩，造成了神经粘连，或者手术本身的创伤产生的神经根粘连，均可影响手术效果。

其次取决于对并发症的处理。如患者腰椎管狭窄同时伴有椎间盘突出或腰椎滑脱或不稳，手术减压时，要作间盘髓核摘除或腰椎内固定及植骨融合术。一般来说，只要诊断正确，手术减压彻底、充分，优良的手术效果是肯定的。国内学者报告腰椎管狭窄的长期效果的优良率在89％左右，国外学者报告为85％。

总之，对于腰椎管狭窄，许多学者均强调术前应明确定位，减压的区域应是引起相应的临床表现的部位，在彻底解除压迫因素的前题下，尽可能少地破坏脊柱的结构，尽量保持脊柱的稳定性。

腰椎管内注射药物能治疗腰椎管狭窄症吗

腰椎管内注射药物是局部封闭治疗方法的一种，常常称为骶骨封闭，通常是注射激素类药物，如泼尼松龙等，它可在一定程度上减轻受压神经根的水肿、炎症，从而部分缓解临床症状，但不能从根本上消除引起症状的原因，而且骶骨内封闭要求严格无菌操作，否则易引起椎管内感染的严重并发症，造成不良后果。由此可见，该方法不宜多用。近年来，社会上流行一种"骶管疗法"，即从骶骨内注射大量中药制剂。它利用多数患者害怕手术的心理，宣称不需手术也能够治疗腰椎管狭窄。这种方法实际也属骶骨封闭，只是将激素换成中药制剂，且液体量较大，利用液体张力，达到分离粘连的神经根的目的，对于个别患者会产生一定治疗效果。然而椎管狭窄的病因非常复杂，并非所有患者均可应用。大量事实证明"骶管疗法"非但不能从根本解除症状，而且多次骶管注射会引起更广泛的椎管内神经根粘连，最后不得不进行手术治疗，而且给手术操作带来了很大的困难，影响了手术疗效。这种患者在作腰椎穿刺时，甚至正常的脊液都流不出来。因此希望广大患者应及时去医院找专科医师就诊，根据具体病情，采用不同的治疗方法，不要千篇一律地选用"骶管疗法"。

腰椎管狭窄症手术治疗后效果不好怎么办

客观地讲腰椎管狭窄症手术治疗效果并非100％满意，有10％左右的患者术后症状恢复不满意，少数患者术后症状还有所加重。其原因是多方面的，包括上述提到的诊断是否准确、狭窄的程度与时间、手术方法是否恰当、减压是否彻底等。但术后效果不佳，不管是何种因素，都应告诉患者千万不要紧张，要耐心地配合医生进行治疗，

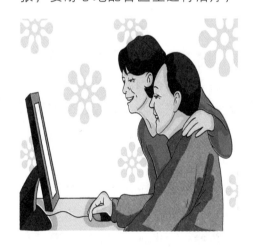

更不要产生心理压力；另一方面医生要仔细检查患者，分析手术效果不好的原因，如确有治疗方法的不

当，如减压节段不对、减压范围不彻底、合并疾病处理不够等应说服患者接受再次手术，多数情况下可获得满意疗效。如确因神经受压变性，神经粘连等引起的不良后果，可让患者坚持锻炼腰背肌，同时选用一些营养神经的药物，如维生素B_{12}、神经妥乐平等帮助促进神经功能的恢复，只要有耐心，坚持综合治疗，功能将会进一步改善。

 ## 腰椎管狭窄症能否预防

对于腰椎管狭窄症来说，除了先天性因素引起的椎管狭窄外，其他类型的腰椎管狭窄均可通过适当的方法进行预防，至少可以延迟症状出现的时间，减缓病情发展。退变性腰椎管狭窄症可以通过锻炼腰背肌的方法增强脊柱两旁肌肉的力量，以达到维持脊柱的稳定性，从而减慢腰椎退变，尤其是减缓骨质增生的发展，因为腰椎骨质增生与腰椎不稳定有密切关系；对于医源性椎管狭窄，要求医生在作椎管内手术时操作要轻柔，如果需要植骨、安置内固定等一定要准确适

当，同时要采用适当的方法减少椎管内粘连；对于其他一些病理性原因所致的椎管狭窄如创伤、肿瘤、结核等，要尽早治疗原发病，从而达到预防椎管狭窄的目的。

 **专家提醒**

前面已经提到了腰椎管狭窄的自然病程，其结果很差。由于该病呈慢性进行性加重，总的趋势是病情越来越重，很多失去了最后治疗时机的患者非常痛苦，表现为疼痛难忍，不思饮食，夜不能寐，整日呻吟，双下肢不能活动，严重者还可大小便失禁，生活质量严重下降，有些患者生不如死，其痛苦程度便可想而知了。同时给患者及家属造成巨大的痛苦。因此说腰椎管狭窄症患者应尽早治疗，以防病情加重，引起截瘫。

 ## 腰椎管狭窄术后能否弯腰搬重物

弯腰搬重物在工作和日常生活中极为常见，如工人搬铁器、妇

女端起地上的洗衣盆等，如果不注意姿势，很容易造成腰部损伤。因此，对于腰椎管狭窄术后，患者如要弯腰搬重物，更应该注意姿势，否则可引起腰部的再次损伤。

在弯腰搬重物的姿势中，最容易引起腰部损伤的姿势就是直膝弯腰搬法。因为在这种姿势下，腰椎由屈曲位伸直腰时，腰部肌肉，主要是骶棘肌必须用较大的力量收缩，以伸展第五腰椎以上的躯干而将重物搬起，这样极易造成腰部损伤。较为适宜的姿势是先将身体尽量靠近重物，然后屈膝、屈髋，直腰将重物搬起来。采用这一姿势搬重物时，无须用较大的力量伸展腰部，仅将双手握重物，伸展髋及膝关节，即可搬起重物，此时主要靠臀大肌及股四头肌的收缩力来完成，腰部损伤的可能性小。

了解了正确的搬物姿势和不正确的搬物姿势后，就可以理解：腰椎管狭窄术后，可以弯腰搬重物，但一定要注意正确的姿势。

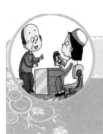

第七节
梨状肌综合征

什么是梨状肌综合征

梨状肌综合征是引起急慢性坐骨神经痛的常见疾病。一般认为，腓总神经高位分支，自梨状肌肌束间穿出，或坐骨神经从梨状肌肌腹中穿出。当梨状肌受到损伤，发生充血、水肿、痉挛、粘连和挛缩时，该肌间隙或该肌上、下孔变狭窄，挤压其间穿出的神经、血管，而出现的一系列的临床症状和体征，称为梨状肌损伤综合征。多由于大腿内旋，下蹲突然站立，或腰部前屈伸直时，一旦发生旋转，使梨状肌受到过度牵拉而致损伤。亦可左髋部扭闪时，髋关节急剧外旋，梨状肌猛烈收缩，亦可引起该

肌损伤。部分病例仅有过劳或夜间受凉，而产生臀疼痛。部分患者有小腿外侧及后侧麻木，抽痛，或腓总神经麻痹等症状和体征，此种情况可能与坐骨神经和梨状肌损伤变异有关。

引起梨状肌综合征的病因是什么

梨状肌是臀部的深部肌肉，从骶椎前面开始，穿出坐骨大孔，而将其分成梨状肌上孔与下孔，止于股骨大转子。梨状肌主要是协同其他肌肉完成大的外旋动作。坐骨神经走行恰好经梨状肌下孔穿出骨盆到臀部。可见梨状肌和坐骨神经的解剖关系非常密切，梨状肌若受损

伤或梨状肌与坐骨神经解剖发生变异，就可能使坐骨神经受到挤压而发生各种症状。梨状肌是导致梨状肌综合征的主要原因，大部分患者都有外伤史，如闪、扭、跨越、站立、肩扛重物下蹲、负重行走及受凉等。某些动作如下肢外展、外旋或蹲位变直位时使梨状肌拉长、牵拉而损伤梨状肌。梨状肌损伤后，局部充血水肿或痉挛，反复损伤导致梨状肌肥厚，可直接压迫坐骨神经而出现梨状肌综合征。其次，梨状肌与坐骨神经的解剖关系发生变异，也可导致坐骨神经受压迫或刺激而产生梨状肌综合征。此外，由于部分妇科疾患如盆腔卵巢或附

件炎症以及骶髂关节发生炎症时也有可能波及梨状肌，影响通过梨状肌下孔的坐骨神经而发生相应的症状。因此对于此病的女性患者还需了解有无妇科炎症疾患。

如何诊断梨状肌综合征

梨状肌综合征主要的临床表现为臀部疼痛且向同侧下肢的后面或后外侧放射，大小便、咳嗽、喷嚏可增加疼痛。除此之外，梨状肌综合征的诊断还需要一些检查体征的支持：患侧臀部压痛明显，尤以梨状肌部位为甚，可伴萎缩，触诊可触及弥漫性钝厚，成条索状或梨状肌束，局部变硬等。直腿抬高在60°以前出现疼痛为试验阳性，由于梨状肌被拉长至紧张状态，使损伤的梨状肌对坐骨神经的压迫刺激更加严重，所以疼痛明显，但超过60°以后，梨状肌不再被继续拉长，疼痛反而减轻。另外，除了直腿抬高试验外，还要做梨状肌紧张试验。通常患梨状肌综合征时梨状肌紧张试验为阳性。

专家提醒

疼痛是梨状肌综合征的主要表现。疼痛以臀部为主，并可向下肢放射，严重时不能行走或行走一段距离后疼痛剧烈，需休息片刻后才能继续行走。患者可感觉疼痛位置较深，放射时主要向同侧下肢的后面或后外侧，有的还会伴有小腿外侧麻木、会阴部不适等。疼痛严重的可诉说臀部呈现"刀割样"或"灼烧样"的疼痛，双腿屈曲困难，双膝跪卧，夜间睡眠困难。大小便、咳嗽、打喷嚏等因为能增加腹压而使患侧肢体的窜痛感加重。

梨状肌综合征应与哪些疾病相鉴别

梨状肌综合征的主要表现为臀部疼痛并向患侧放射，即坐骨神经压迫症状。在临床中造成坐骨神经压迫症状的疾病有多种，因此确诊梨状肌综合征时需要排除其他疾病造成的坐骨神经疼痛。主要有坐骨神经炎和根性坐骨神经痛。坐骨神经炎起病较急，疼痛沿坐骨神经的通路由臀部经大腿后部向小腿外侧放散至远端，其疼痛为持续性钝痛，并可发作性加剧或呈烧灼样刺痛，站立时疼痛减轻。根性坐骨神经痛多由于椎间盘突出症、脊柱骨关节炎、脊柱骨肿瘤及黄韧带增厚等椎管内及脊柱的病变造成。发病较缓慢，有慢性腰背疼痛病史，坐位时较行走疼痛明显，卧位疼痛缓解或消失，症状可反复发作，小腿外侧、足背的皮肤感觉减退或消失，足及趾背屈时屈肌力减弱，踝反射减弱或消失，这类病变可做X线片检查以协助诊断。此外，梨状肌综合征还应该和其他造成干性坐骨神经痛的疾病相鉴别，如臀部脓肿、坐骨神经鞘膜瘤等病。

梨状肌综合征的简单疗法

（1）患者取站立位，或坐位，用患侧拇指的指尖按压环跳、承扶、阿是等穴，每穴按压10~20秒钟，以局部感到酸胀为度。

（2）患者体位如前，用患侧拇指

的指腹对梨状肌处进行弹拨6~10次，以局部感到酸痛为度。

（3）患者体位如前，用患侧拇指的指腹在环跳穴处进行由轻而重，再由重而轻地按揉1~3分钟，以局部感到酸胀、发热、舒适为度。

（4）患者体位如前，用患侧手掌的掌根在患处进行按揉3~5分钟，以局部感到发热，舒适为度。

（5）如本病尽快地用正确手法治疗，其疗效甚佳，有时几次甚至1次即可治愈。

（6）患者在日常工作劳动中，应避免再次受伤，同时应避风寒浸淫，以免加重病情。

局部封闭疗法对缓解疼痛有一定作用，常用25％葡萄糖水18毫升加入2％普鲁卡因2毫升进行局部注射，每3天1次，每2~3次为1疗程。也可用2％普鲁卡因6毫升加强的松龙25毫升进行局部封闭，每周2次，每3~5次为1个疗程。

如何用手法治疗梨状肌综合征

手法是治疗梨状肌综合征的主要方法，可以明显改善症状，缓解

患者的痛苦。采用手法治疗时，首先要选准部位。患者可取俯卧位，双下肢后伸，使腰臀部肌肉放松，术者自髂后上棘到股骨大粗隆做一连线，连线中点直下2厘米处即为坐骨神经出梨状肌下孔之部位，其两侧即为梨状肌。手法治疗围绕此部位进行，常用的手法有以下几种：

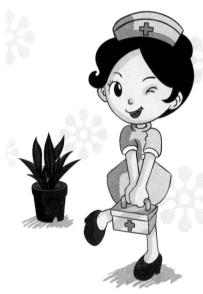

（1）按摩揉推法：患者俯卧推拿治疗硬板床上，暴露臀部，术者于患者左侧或右侧，两手重叠，用手掌根，按压梨状肌，反复揉按3分钟，以右侧下肢为例，右侧患肢置于左腿上部，呈交叉形，术者右手将病员右下肢用力向左方推，使左腿最大限度内收；左前臂肘关节屈曲，用肘尖部按揉环跳穴，约

3分钟；体位同上，患肢交叉到健肢上，用拇指指腹在梨状肌部位垂直地按，在指尖触及梨状肌肌腹后，沿外上方至内上方，来回拨动，并沿全部肌腹拨动一遍，再往压痛部位弹拨2~3遍；指压下髎、阳溪、殷门、环跳、阳陵泉等穴位。术者双手交叉用力揉按臀部痛点，患者可有发热舒适感。

（2）弹拨点拨法：术者双手拇指相叠压，在钝厚或变硬的梨状肌部位用力深压并来回拨动，应注意的是，弹拨方向应与梨状肌纤维方向垂直。弹拨10~20次，若拇指力量不够，不能深达梨状肌，术者可用肘尖替代进行治疗。操作方法梨状肌位于臀大肌的深层，当损伤后绝大多数患者有明显的坐骨神经痛症状，因此臀大肌一般比较紧张，这给推拿治疗本病带来了困难。要使推拿手法效应达到臀部深层组织梨状肌，首先就要解除臀大肌的痉挛问题。其方法如下：①患者取俯卧位，放松患侧臀部及下肢，医生立于其患侧。在臀部先施以掌根按揉法，手法的刺激量不要大，但需柔和，其目的是使臀部肌肉放松，这样对改善局部的血液供应和回流有利。

然后在股后、小腿后部同样施以掌根按揉法，上下往返3~5分钟。再指揉委中、承山、昆仑诸穴。②经以上手法治疗臀部肌肉放松的基础上，再在梨状肌体表投影区施按压法和弹拨法。手法刺激量一定要由轻到重，要避开臀大肌的抗御力量；弹拨要与梨状肌呈垂直方向。此法可缓解痉挛的梨状肌，祛淤通络，是治疗中的重点。可将掌根按揉同梨状肌按压、弹拨三法结合起来交替应用，5~8分钟。要避开臀大肌的抗御力量，可采用膝关节屈曲的方法，并通过内、外旋转髋关节的被动运动来提高手法的治疗效果。③在臀部梨状肌体表投影区，顺其走向施用擦法，以热力度为宜。对疼痛症状较重的患者，可局部加以热敷治疗。

（3）按压法：医者双手交叉按压痛点1分钟左右。

以上手法可循序进行。按压后，术者双手握住患者踝部，微用力做连续小幅度的上下牵抖10~20次而结束。手法治疗不需每天都做，每周2次即可，连续治疗2~3周。应该提醒患者的是，应去正规医院的相关科室进行治疗，以确保安全有效，不宜去没有资质的个体按摩处求医。手法治疗对于接受过正规学习和训练的操作者而言是安全有效的，但如果是没有学习过解剖知识的个体按摩人员，难免手法治疗不当，有一定的危险性。

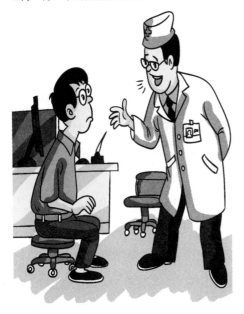

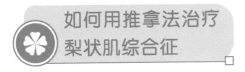

如何用推拿法治疗梨状肌综合征

（1）用掌或掌根沿梨状肌走行及下肢后侧肌施以推抚手法。

（2）单掌或掌根。拇指分别由上至下揉梨状肌5~7遍。

（3）用掌根以上至下揉大腿后侧，至腘窝改为多指拿揉小腿后侧三头肌，反复3~5遍。

（4）拇指拨揉坐骨神经路线3~5遍。

（5）肘尖拨压梨状肌2~3遍。

（6）双拇指按梨状肌走行拨理顺压3~5遍。

（7）双手掌成掌根交替按压下肢后侧2~3遍。

（8）双拇指交替按压下肢后侧坐骨神经路线3~5遍。

（9）掌指关节滚梨状肌及下肢后侧肌群3~5分钟。

（10）按压环跳、承扶、殷门、委中、承山、昆仑穴。每穴1~2分钟。臀池（髂前上棘与坐骨节结连线中点）以及局部压痛点（阿是穴）。

（11）轻快地拿揉梨状肌1~2分钟，多指拿揉下肢后侧2~3遍。

（12）轻叩或以拍打结束。

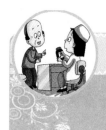

第八节
类风湿性关节炎

什么是类风湿性关节炎

类风湿性关节炎是一种以关节滑膜炎为特征的慢性全身性自身免疫性疾病。滑膜炎持久反复发作，可导致关节内软骨和骨的破坏，关节功能障碍，甚至残废。病变常累及全身各个器官，故本病又称为类风湿病。关节腔滑膜炎、渗液、细胞增殖、肉芽肿形成，软骨及骨组织破坏，最后关节强直及功能障碍。本病多侵犯小关节，如手、足及腕关节等，常为对称性，呈慢性经过，可有暂时性缓解，由于多系统损害，血清中可查到自身抗体，故认为本病是自身性疾病。发病年龄多在20~40岁。女性多于男性。

类风湿性关节炎有什么症状

起病缓慢，多先有几周到几个月的疲倦无力、体重减轻、食欲缺乏、低热和手足麻木刺痛等前驱症状。

（1）关节症状：①晨僵：关节的第一个症状，常在关节疼痛前出现。关节僵硬开始活动时疼痛不适，关节活动增多则晨僵减轻或消失。关节晨僵早晨明显，午后减轻。②关节肿痛：多呈对称性，常侵及掌指关节、腕关节、肩关节、趾间关节、踝关节及膝关节，常致关节红、肿、热、痛、活动障碍。

（2）关节外表现：是类风湿性关节炎全身表现的一部分或是其并发症。本病的关节病变可以致残，但不会致死。而关节外表现常是本病致死的原因。①类风湿结节：见于15%~20%的患者，多见于前臂常受压的伸侧面，如尺侧及鹰嘴处。在皮下摸到软性无定形活动小结或固定于骨膜的橡皮样小结。血清类风湿因子强阳性者皮下类风湿结节更常见。②类风湿性血管炎：类风湿性血管炎是本病的基本病变，除关节及关节周围组织外，全身其他处均可发生血管炎。表现为远端血管炎，皮肤溃疡，周围神经病变，心包炎，内脏动脉炎如心、肺、肠道、脾、胰、肾、淋巴结及睾丸等。③类风湿性心脏病：心脏受累、心肌、瓣膜环或主动脉根部类风湿性肉芽肿形成，或者心肌、心内膜及瓣环淋巴细胞浸润或纤维化等。④类风湿性肺病：慢性纤维性肺炎较常见，肺小血管发生纤维蛋白样坏死及单核细胞浸润，发热、呼吸困难、咳嗽及胸痛。⑤肾脏损害。⑥眼部表现：葡萄膜炎是幼年性类风湿性关节炎的常见病变，成人类风湿性关节炎常引起角膜炎。⑦Felty综合征：是一种严重的类风湿性关节炎，常引起脾脏肿大，中性粒细胞减少，血清类风湿因子阳

专家提醒

类风湿的概念需与风湿相区别。在19世纪中叶之前，人们往往将两者混为一谈。随着科技医疗发展，人们对类风湿也认识得越来越清楚。类风湿性关节炎这一病名是1858年由英国医生加罗德首先使用的。1896年舍费尔和雷蒙将该病定为独立的疾病，同年斯蒂尔对儿童型的类风湿性关节炎作了详细的描述。1931年塞西尔等人发现类风湿患者血清与链球菌的凝集率很高，1940年瓦勒发现类风湿因子。1945年卡维尔蒂、1961年斯勒芬分别提出类风湿发病机制的自身变态反应理论，并得到确定。1941年美国正式使用"类风湿性关节炎"的病名。目前，除中、英、美三国使用"类风湿性关节炎"病名外，法国、比利时、荷兰称之为慢性进展性多关节炎；德国、捷克和罗马尼亚等称之为原发性慢性多关节炎；前苏联称之为传染性非特异性多关节炎；日本则称之为慢性关节风湿症。

性率高，抗核抗体阳性。⑧干燥综合征：是一种慢性炎症性自身免疫性疾病。主要侵犯泪腺和大小唾液腺等，导致腺体破坏和分泌减少或缺乏，临床表现以眼和口腔黏膜为主的干燥症群。⑨消化道损害。

类风湿性关节炎需要做哪些检查

（1）血象：有正细胞正色素性贫血，淋巴细胞及血小板增多为活动期表现。血沉加快。嗜酸细胞增多是类风湿性关节炎伴严重全身性并发症的象征。

（2）高黏滞综合征：类风湿因子IgM和IgG复合物均可形成黏性聚集物，引起高黏滞综合征。

（3）类风湿因子：类风湿性关节炎患者关节滑膜中的淋巴细胞和浆细胞能产生大量的类风湿因子，有IgM、IgG和IgA类风湿因子。

（4）X线检查：关节X线片可见到关节面模糊，有侵蚀性损害。在疾病早期近关节处骨质疏松，软组织肿胀，骨质有侵蚀现象。晚期关节软骨坏死可使关节间隙变狭窄及纤维化。

类风湿性关节炎如何诊断

晚期患者，因已出现多关节病变及典型畸形，所以诊断多无困难。但早期及少数关节受累病例，诊断时常有困难。目前，对于类风湿性关节炎的诊断，各国有不同的标准。1958年美国风湿病学会提出了经过修改的诊断标准，许多国家都采用这一标准。现介绍如下。

（1）晨僵。

（2）至少一个关节活动时疼痛或有压痛。

（3）至少一个关节肿胀（软组织肥厚或积液而非骨质增生，为医生所看到）。

（4）至少另一个关节肿胀（为医生所看到，两个关节受累所间隔的时间应不超过3个月）。

（5）对称性关节肿胀（为医生所看到），同时侵犯机体两侧的同一个关节（如果侵犯近侧指间关节、掌指关节或趾关节时不需要完全对称），远侧指间关节的累及不能满足此项标准。

（6）骨隆起部或关节附近伸侧

的皮下结节（为医生所看到）。

（7）标准的X线片所见（除骨质增生外，必须有受累关节附近的骨质疏松存在）。

（8）类风湿因子阳性。

（9）滑膜液中黏蛋白凝固不佳。

（10）具有下述滑膜病理学改变中的3个或更多：明显的绒毛增生；表层滑膜细胞增生及呈栅栏状；明显的慢性炎细胞（主要为淋巴细胞和浆细胞）浸润及形成淋巴结的趋势；表层或间质内致密的纤维素沉积；灶性坏死。

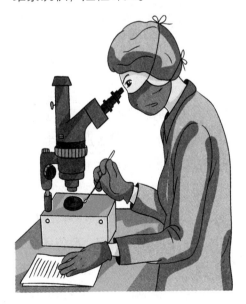

（11）皮下结节中的组织学改变应显示中心区细胞坏死灶，围绕着栅栏状增生的巨噬细胞及最外层的慢性炎症细胞浸润。

典型类风湿性关节炎：其诊断标准需上述项目中的7项。在（1）至（5）项中，关节症状至少必须持续6周。肯定类风湿性关节炎：其诊断需上述项目中的5项。在（1）至（5）项中，关节症状至少必须持续6周。

可能性类风湿性关节炎：其诊断需上述项目中的3项，（1）至（5）项中至少有1项。其关节症状至少必须持续6周。

可疑类风湿性关节炎：其诊断需下列各项中的2项，而且关节症状的持续时间应不少于3周：①晨僵。②压痛及活动时痛（为医生所看到），间歇或持续至少3周。③关节肿胀的历史或所见。④皮下结节（为医生所看到）。⑤血沉增快，C-反应蛋白阳性。⑥虹膜炎（除非在儿童类风湿性关节炎，否则价值可疑）。

类风湿性关节炎需与哪些疾病相鉴别

1. 增生性骨关节炎

发病年龄多在40岁以上，无全身疾病。关节局部无红肿现象，受损关节以负重的膝、脊柱等较常见，无游走现象，肌肉萎缩和关节畸形边缘呈唇样增生或骨疣形成，血沉正常，类风湿因子（RF）阴性。

2. 风湿性关节炎

本病尤易与类风湿性关节炎起病时相混淆，下列各点可资鉴别：①起病一般急骤，有咽痛、发热和白细胞增高；②以四肢大关节受累多见，为游走性关节肿痛，关节症状消失后无永久性损害；③常同时发生心肌炎；④血清抗链球菌溶血素"O"、抗链激酶及抗透明质酸酶均为阳性，而RF阴性；⑤水杨酸制剂疗效常迅速而显著。

3. 结核性关节炎

类风湿性关节炎限于单关节或少数关节时应与本病鉴别。本病可伴有其他部位结核病变，如脊椎结核常有椎旁脓肿，两个以上关节同时发病者较少见。X线检查早期不易区别，若有骨质局限性破坏或有椎旁脓肿阴影，有助诊断。关节腔渗液作结核菌培养常阳性。抗结核治疗有效。

4. 强直性脊柱炎

本病以前认为属类风湿性关节炎的一种类型，但是，本病始于骶髂关节，非四肢小关节；关节滑膜炎不明显而钙化骨化明

显；类风湿因子检查阴性，并不出现皮下类风湿结节；阿司匹林等对类风湿性关节炎无效的药物治疗本病能奏效。

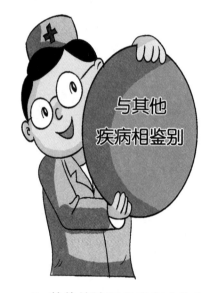

5. 其他结缔组织疾病（兼有多发性关节炎者）

（1）系统性红斑狼疮：与早期类风湿性关节炎不易区别，前者多发生于青年女性，也可发生近端指间关节和掌指关节滑膜炎，但关节症状不重，一般无软骨和骨质破坏，全身症状明显，有多脏器损害。典型者面部出现蝶形或盘状红斑。狼疮细胞、抗ds-DNA抗体、Sm抗体、狼疮带试验阳性均有助于诊断。

（2）硬皮病：好发于20～50岁女性，早期水肿阶段表现的对称性手僵硬、指、膝关节疼痛以

及关节滑膜炎引起的周围软组织肿胀，易与类风湿（RA）混淆。本病早期为自限性，往往数周后突然肿胀消失，出现雷诺现象，有利本病诊断。硬化萎缩期表现皮肤硬化，呈"苦笑状"面容则易鉴别。

（3）混合结缔组织病：临床症状与类风湿相似，但有高滴定度颗粒型荧光抗核抗体、高滴度抗可溶性核糖核蛋白（RNP）抗体阳性，而Sm抗体阴性。

（4）皮肌炎：肌肉疼痛和水肿并不限于关节附近，心、肾病变也多见，而关节病损则少见。抗核抗体（ANA）、抗PM-1抗体、抗Jo-1抗体阳性。

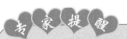

专家提醒

　　类风湿关节炎是一种慢性疾病，目前尚无彻底治愈的方法，绝大多数患者在规范、系统、有序的治疗下可以达到临床上的缓解，从而使患者过上正常人的生活，因此类风湿患者必须坚持用药治疗，不能好了伤疤忘了疼，否则病情会越来越重。

类风湿因子阳性就是类风湿性关节炎吗

　　许多患者甚至医生都认为，关节痛加上类风湿因子阳性，就是类风湿性关节炎，其实这是一种误区。因为类风湿因子本身是人体产生的针对变性免疫球蛋白G为抗原的一种自身抗体，由于首先在类风湿性关节炎患者的血清中发现，所以被称为类风湿因子。5%~10%的正常人血清中也可测出类风湿因子阳性，但滴度较低，只有滴度在1：64以上才有诊断意义。同样类风湿因子阴性也不能就排除类风湿关节炎，临床上有少部分患者类风湿因子始终都是阴性。

类风湿性关节炎有哪些预防措施

　　到目前为止，类风湿关节炎的发病原因还没有彻底明确，所以，还缺乏明确的预防措施。以下是根据国内外有关文献及医生的临床经验提出的一些预防措施。

（1）饮食上应选择容易消化的食物，烹调方式应以清淡爽口为原则，少吃辛辣、油腻及冰冷的食物。

（2）多吃大枣、薏仁等，尤其薏仁具有去湿祛风的作用，煮成薏仁粥或与绿豆一起煮都是很好的选择。

（3）尽可能地减少脂肪的摄取，若是体重超过标准，要逐渐减轻体重。

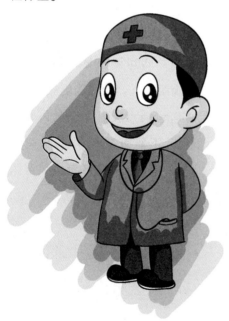

（4）身体若属热性，应多吃绿豆、西瓜等食物；若属寒性，则应吃羊肉或牛肉等，但摄取量不宜过多。

（5）若要服用阿司匹林，一定要在饭后才能服药，因为此药容易对胃造成伤害，并且容易造成缺铁性的贫血。

（6）适当补充维生素A、维生素C、维生素D、维生素E或含钙、铁、铜、锌、硒等矿物质的食物，以增强组织免疫力及预防组织氧化或贫血。

（7）服用类固醇容易造成食欲大增、钠滞留和骨质疏松症，因此需要控制食物的摄取，以免体重急剧上升，而含盐量高的调味料和加工食品尽量减少食用，多摄取含钙食物如脱脂牛奶、传统豆腐等。

（8）减少长久卧床时间，且在运动时不宜剧烈，可以选择坐着或卧床进行运动。若是坐姿，可将右腿打直、小腿与足部往上提，离地30厘米以上，持续5秒钟后放下，左脚也以相同动作重复，每日可多作几次，以能负荷为原则。

（9）冬季清晨起床时要注意保暖，可以做些暖身运动。动作如下：将双手向前伸直，手掌向下，往下、往后作伸展划水的动作，或者将双手举高至脸部，掌心朝向脸部，吸气后，双手向上、向外伸展，然后再缓缓放下。此外，关节疼痛时可以试试热水浴，减轻疼痛。

（10）切勿任意进行推拿、按摩、拔罐等传统关节疼痛的治疗方法，以免造成病情加重，造成无法弥补的伤害或延误治疗的黄金时机。

（11）要有耐心地配合医师进行长期的治疗，定时服药、定期回访，并接受指定专业的复健师进行正确的复健治疗，若有任何的不舒服情况发生，应立即告知医生。

类风湿性关节炎如何治疗

（1）止痛的西药治疗：只能止痛，不能治痛，长期服用易产生依赖性和毒副作用。类风湿性关节炎患者刚开始的时候都会使用这种方法治疗，但是这种方法治疗对人体的肾脏影响太大，不建议使用这种方法治疗类风湿性关节炎。

（2）物理治疗：物理治疗包括电疗、红外线照射、热疗等方法，做过理疗的朋友都知道，这种方法不能根治类风湿性关节炎，只能麻痹神经缓解疼痛的症状。

（3）推拿针灸治疗：和物理治疗目的相同，就是以缓解患者的临床症状为主，而非根治手段。

（4）封闭疗法：俗称"打封闭针"，就是直接把药物注射到椎管内或神经根周围，局部麻醉以达到止痛效果。封闭药效过后症状马上又恢复。

（5）手术治疗：由于适应证要求非常严格，临床上适合做手术的人群不足5％，再加上费用高，创伤大，恢复期长，易复发等特点，所以无法全面推广。

关节痛就要休息吗

类风湿患者要坚持适当的锻炼，可以保持体质和恢复关节功能。否则身体会日渐衰弱，四肢甚至全身肌肉出现失用性萎缩、关节僵直、变形，成为终身残疾。患者在关节肿胀的急性期需要休息。过了急性期，可在床上做髋、膝、踝关节的屈伸运动，也可理疗。逐渐增加穿衣、吃饭、洗澡等生活能力的锻炼，以防止关节变形。值得提倡的是在温水中活动，除了可以减轻关节疼痛、促进肌肉放松外，并可改善关节活动度、肌力及耐力。

专家提醒

（1）急性期关节肿痛明显，且全身症状较重的患者，应卧床休息，不宜睡软床垫，枕头不宜过高。

（2）类风湿患者关节及周围血管、神经受侵犯，血管收缩缓慢且不充分，使皮温升降迟缓，应注意关节的保暖，避免潮湿寒冷加重关节症状。

（3）饮食要营养丰富，纠正贫血。

（4）缓解期的患者应加强活动，在指导下进行功能锻炼。

❀ 有症状的类风湿性关节炎如何护理

（1）对于卧床不起的患者注意保持正确体位。①肩关节不能处于外旋位，肩两侧可顶枕头等物品，双臂间置枕头维持肩关节外展位，维持功能位。②双手掌可握小卷

轴，维持指关节伸展。③髋关节两侧放置靠垫，预防髋关节外旋。④平躺者小腿处垫枕头，防止膝关节固定于屈曲位。⑤防止足下垂。

（2）给予肿痛关节按摩并辅以热水疗、蜡疗等。

（3）对于急性者可给予短期内（2~3周）使用夹板制动，保持关节功能位。

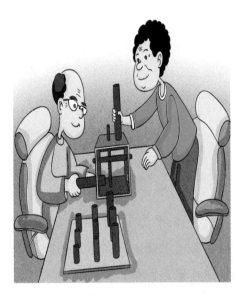

（4）在病情许可的情况下应注意关节的活动，给予功能锻炼，包括手指的抓捏练习，如织毛衣、下跳棋、玩球。腕、肘、膝关节的屈伸练习，并配合一定的被动肢体运动，但有强直的关节应禁止剧烈运动。

（5）对于关节活动受限、生活不能完全自理者做好生活护理，增

强舒适感。

（6）培养患者自理意识。

（7）胸部护理：扩胸运动，拍背咳痰，防止感冒。

（8）关节处皮损及溃疡护理：勤换药，预防感染。平时涂润肤霜保护皮肤。

（9）评估患者疼痛，关节痛明显者遵医嘱给予非甾体类消炎药。观察药物疗效及不良反应。

 ## 类风湿性关节炎患者饮食宜忌有哪些

1. 适宜的食物如下

（1）要多用植物油，少用动物油：动植物脂肪比例以2：1为宜。以色拉油、玉米油、橄榄油、葵花子油和鱼油（不是鱼肝油）为佳。

（2）类风湿性关节炎要选用高蛋白、低脂肪、高纤维及容易消化的食物：经过合理的营养搭配及适当的烹调，尽可能提高患者食欲，使患者饮食中的营养及能量能满足机体的需要。

（3）可适量选食富含维生素E、维生素C、维生素A、维生素B_1等丰富的蔬菜和水果：如萝卜、豆芽、紫菜、洋葱、海带、木耳、干果（栗子、核桃、杏仁、葵花子）及草莓、乌梅、香蕉，以及含水杨酸的西红柿、橘柑、黄瓜等。

2. 以下食物要少食

（1）要少食牛奶、羊奶等奶类和花生、巧克力、小米、干酪、奶糖等含酪氨酸、苯丙氨酸和色氨酸的食物，因其能产生致关节炎的介质前列腺素、白三烯、酪氨酸激酶自身抗体及抗牛奶IgE抗体等，易致过敏而引起关节炎加重、复发或恶化。

（2）少食肥肉、高动物脂肪和高胆固醇食物，因其产生的酮体、酸类、花生四烯酸代谢产物和炎症介质等，可抑制T淋巴细胞功能，易引起和加重关节疼痛、肿胀、骨质脱钙疏松与关节破坏。

（3）少食甜食，因糖类易致过敏，从而加重关节滑膜炎的发展，易引起关节肿胀和疼痛加重。

（4）少饮酒和咖啡、茶等饮料，注意避免被动吸烟，因其都可加剧关节炎恶化。

类风湿性关节炎患者应了解哪些医药常识

（1）每一种疾病都有其特点，类风湿性关节炎的特点就是，临床表现复杂，病变为慢性、进行性，故需长期服药治疗，而且在病情没有得到完全控制时会不断地反复，加之诱发因素复杂多样，有时会干扰治疗。患者一定不要因一时的疗效不明显而放弃治疗，更不要轻信江湖医生。在治疗中，患者正确、积极的态度是治疗的关键。

（2）要了解中西药物治疗该病的特点，在医生指导下，正确用药。西药的毒副作用比较明显，不宜长期服用。所以，针对这种慢性病选择中药作为日常基础维持用药则更为合理。中药虽比西药疗效慢，但毒副作用小，配伍灵活，疗效显著，现在越来越多的患者青睐中药的治疗。

（3）患者要养成科学的生活习惯和卫生习惯，积极预防各种诱发因素。①积极治疗并根治感染病灶，避免诱发类风湿性关节炎：这些感染包括细菌、病毒等引起的咽

类风湿关节炎患者特别是病史较长的患者，在长期用药的过程中，自认为对病情的了解好于专科医生，在用药的过程中不注重检查血常规、尿常规、肝肾功能等，认为自己的症状很好，无须做那些检查，花冤枉钱。其实这是极端错误的，任何一个患者对自身疾病的认识都是片面的，都是先从自身的疾患开始认识疾病的，缺乏与疾病相关的系统性，有些药物的毒副作用是在出现症状之前就有了，因此在规范应用药物治疗的同时应监测药物的毒副作用。

炎、扁桃体炎、胆囊炎、结核等。②注意气候因素的影响：90％的风湿病患者对气候变化敏感，患者要在季节变换或天气变化时加强自我防护，注意保暖。③避免进食影响机体免疫功能稳定的食物：如虾、蟹等海产品；在类风湿发作时，忌食辛辣刺激食物。对于因服用止痛药造成消化道损伤的患者要对症治疗。④要保证充足的睡眠：因睡眠中可以使受损的关节得到修复，所

以如因疼痛而失眠者应合理选用止痛镇静药，保证休息好。⑤类风湿患者因骨质受破坏，会有骨骼脱钙或骨质疏松现象，所以要补充钙剂及维生素D。⑥心理治疗非常重要：

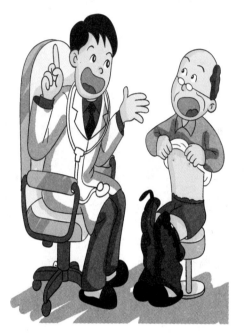

神经和内分泌系统对于免疫系统功能的影响是不可低估的。临床经验证明，精神刺激，长期紧张、过度劳累、不良情绪等都会诱发类风湿性关节炎并使其恶化。⑦患者应掌握基本的康复方法：康复是辅助患者达到最大功能潜力的一个过程。治疗目标是预防功能衰退，维持和恢复生活及工作能力，只有这样，才能使患者看到自己存在的价值，减轻家庭及社会的负担，这也是康复功能的重要意义所在。

基于以上多种因素，患者家属应对患者给予多方面的关怀与帮助，恢复患者的生活信心。在临床中，家庭和睦温暖的患者治疗效果相对较好。

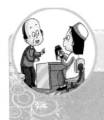

第九节

骨关节炎

 什么是骨关节炎

骨关节炎是一种发生于关节部位的慢性退行性疾病。主要表现为关节软骨的损伤，进而累及骨质、滑膜、关节囊等结构，引起关节的疼痛、肿胀、积液、畸形、活动不便等临床表现。骨关节炎多见于膝关节，但髋关节、肘关节、手的指间关节及脊柱小关节也可发生。由于膝关节为人体主要的负重关节，承担着人体活动或运动时产生的负荷和冲击，所以，膝关节骨关节炎最为常见。

关节软骨的损伤和变性是膝关节骨关节炎最基本的病理变化。正常的关节软骨为表面光滑、平整、有韧性的、呈浅蓝白色的组织。当各种原因造成了关节软骨的磨损、损伤、骨折后，早期可使软骨表面失去光泽，进而使软骨表面粗糙不平；晚期可使软骨骨折、剥脱，使软骨下骨损伤，造成软骨磨损、骨质增生、骨赘形成、关节间隙改变、关节疼痛及活动受限等一系列变化。

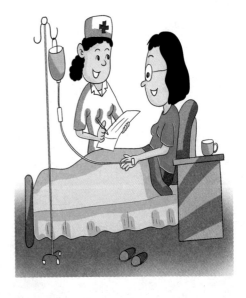

膝关节骨关节炎分为原发和继发两大类。

（1）原发性骨关节炎：患者多为50岁以上的人群，而且随着年龄的增加，该病的发生率及严重程度亦有明显上升。患者中女性患者明显多于男性，可能与骨质疏松的程度、体重、体形（女性骨盆较宽，使大腿的股骨与小腿胫骨的角度较男性增大，从而使膝关节内外侧的压力相对不平衡，导致软骨损伤）等因素有关。

（2）继发性骨关节炎：可见于各种年龄组人群。常见的致病原因有：①创伤、骨折等引起的软骨及骨组织损伤。②炎症引起的软骨破坏。③关节发育不良或畸形。④代谢及内分泌疾病，包括甲状旁腺功能亢进、肢端肥大症、血友病、痛风等。⑤各种原因导致的骨坏死，如股骨头无菌性坏死。

骨关节炎有哪些临床表现

（1）疼痛：疼痛和不适是骨关节炎最常见的症状，其特点是关节开始活动时出现疼痛或不适，活动一段时间后疼痛减轻，若活动过多或负重活动时，疼痛明显加重。有时白天活动量过大，可引起夜间疼痛，称为"休息痛"。患者疼痛及不适程度与X线表现无直接关系。

（2）僵硬：患者自感关节常有僵硬感，特别晨起时感觉关节活动不利，称为"晨僵"。当关节适当活动后，"晨僵"现象可缓解。

（3）肿胀：当骨关节炎急性发作时，可出现急性滑膜炎，表现为关节肿胀和积液，局部可有红肿及疼痛。

（4）活动受限：由于骨关节炎存在软骨损伤、骨赘形成、游离体脱落、关节囊纤维化等病理过程，都会影响关节的活动度。患者关节主动和被动屈伸活动都明显受限，尤其关节内有游离体时，游离体可"卡住"关节，出现关节突然剧烈疼痛及活动障碍，这就是关节绞锁现象。

（5）关节变形：由于关节软骨磨损和破坏，使关节间隙变窄，甚至软骨下骨破坏，造成两侧关节面受力不平衡，关节面不平，使关节变形。该现象在膝关节骨关节炎患者中最为常见。

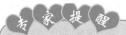

　　轻度及早期骨关节炎患者肌肉萎缩现象不明显，晚期及严重骨关节炎患者由于疼痛、肿胀及关节功能受限，使患侧下肢受力下降，长此以往必然造成患侧下肢肌肉萎缩、肌肉无力，行走可有跛行。

骨关节炎的诊断方法有哪些

　　骨关节炎的诊断主要依据患者的临床表现、实验室检查、影像学检查结果，同时考虑患者的年龄、性别、疾病史等因素做出诊断。

　　（1）影像学检查：拍摄受累关节X线片，可观察到关节间隙变窄（软骨损伤），关节下骨硬化和（或）出现囊性变，关节边缘骨质增生或有明显骨赘形成，部分患者关节内可见游离体。

　　（2）实验室检查

　　C-反应蛋白测定。正常值：0~8000微克/升或0~0.8毫克/分升。骨关节炎患者常为正常，但急性炎症期可升高。

　　红细胞沉降率，简称血沉。正常参考值：男性0~15厘米/小时，女性0~20厘米/小时。骨关节炎患者常为正常，急性炎症期可升高。

　　类风湿因子试验。正常值：≤20千国际单位/升或<1：5滴度。骨关节炎患者低于正常值或为阴性。

　　关节液检查。骨关节炎患者关节液的量可增多，偶见浑浊和血性渗出，黏滞度正常，黏蛋白凝固良好，总蛋白浓度正常或轻度升高，透明质酸盐浓度正常，白细胞总数轻度升高，以淋巴细胞为主，有时可见骨或软骨碎片。

专 家 提 醒

　　近几年，生化标志物受到广泛关注，如硫酸角质素、透明质酸、尿羟脯氨酸等是能够反映软骨和骨代谢的标志物。定量检测尿中或血清中这些物质含量的变化会有助于提高和改善对包括骨关节炎在内的疾病诊断，疾病活动性和严重性的评估，疗效的评价等。

　　（3）中华医学会骨科学分会诊断标准（2007年版）

　　①近1个月内反复膝关节疼痛。

②X线片（站立或负重位）示关节间隙变窄，软骨下骨硬化和（或）囊性变，关节缘骨赘形成。③关节液（至少2次）清亮、黏稠，白细胞计数<2000/毫升。④中老年患者（≥40岁）。⑤晨僵≤30分钟。⑥活动时有骨摩擦音（感）。

综合临床、实验室及X线检查结果，符合①、②条，或①、③、⑤、⑥条，或①、④、⑤、⑥条，可诊断膝关节骨关节炎。

（4）膝关节骨关节炎诊断标准：1995年美国风湿病学会修订的有关骨关节炎分类标准如下。

【依据临床症状】

①前1个月大多数时间有膝痛。②关节活动时有骨响声。③晨僵小于30分钟。④年龄大于或等于38岁。⑤膝部检查有骨性肥大现象。

满足①、②、③、④条，或①、②、⑤条，或①、④、⑤者可诊断为膝关节骨关节炎。

【依据临床及放射学】

①前1个月大多数时间有膝痛。②X线示关节边缘有骨赘。③关节液实验室检查符合骨关节炎。④年龄大于或等于40岁。⑤晨僵小于30分

钟。⑥关节活动时有骨响声。

满足①、②条，或①、③、⑤、⑥条，或①、④、⑤、⑥条者可诊断膝关节骨关节炎。

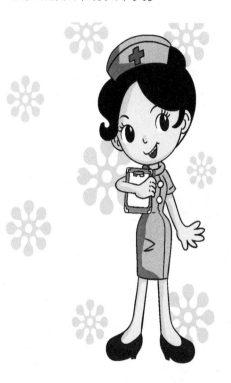

【髋骨关节炎的诊断标准】

①前1个月大多数时间有髋痛。②髋内旋小于15°。③髋内旋大于15°。④血沉小于45毫米/小时。⑤髋晨僵小于60分钟。⑥血沉未做、髋屈曲小于115°。⑦年龄大于50岁。

满足①、②、④条，或①、②、⑤条，或①、②、③、⑦条

者，可诊断髋骨关节炎。

【临床及放射学】

①前1个月大多数时间有髋痛。②血沉小于20毫米/小时。③X线片股骨和（或）髋臼有骨赘。④X线片髋关节间隙狭窄。

满足①、②、③条，或①、②、④条，或①、③、④条者，可诊断髋骨关节炎。

膝关节骨关节炎怎样进行封闭疗法

1. 操作方法

患者仰卧位，充分暴露患侧膝关节，放松股四头肌。常用的穿刺点有髌骨外上、外下、内上、内下等象限。笔者认为，髌骨内下象限穿刺更为便利和安全。常规消毒皮肤，穿刺针头于髌骨边缘由内下至外上方向直接刺入膝关节腔内抽出关节内积液，然后注入药物。

2. 药物选择

（1）将1％盐酸利多卡因注射液5毫升（或0.5％~0.75％甲磺酸罗哌卡因氯化钠注射液5毫升）与泼尼松龙注射液2毫升混合，缓慢注入患者膝关节囊内。每周1次，可连续治

疗3~5次。

（2）用复方倍他米松注射液1~2毫升做关节内注射，每周1次，可封闭2~4次。

（3）取玻璃酸钠注射液2~4毫升做关节内注射，每周1次，可封闭2~4次。

3. 注意事项

（1）激素类药物加局麻药物混合封闭治疗骨关节炎有较好的镇痛效果，但不能达到根治的目的。关节内过度及过长期的应用激素类药物容易造成关节内感染、软骨坏死等不良反应。

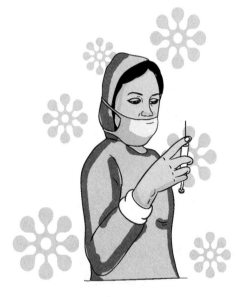

（2）注入药物前要确认穿刺针位于膝关节腔内，防止将药物注入关节周围软组织内。对于肥胖及下

肢粗壮的患者，要选用较长的穿刺针，特别是对于玻璃酸钠注射液关节内注射的患者，如果误将玻璃酸钠注射液注入关节外软组织内，可引起较剧烈的疼痛，此时可对症处理，一般经过5~10小时后疼痛可缓解，愈后良好。

（3）药物注入膝关节腔后，嘱患者主动屈伸膝关节，使注入的药物分散于关节腔各部位，以提高疗效。

（4）注意保持穿刺部位的清洁，防止感染。

（5）对于软骨破坏严重、膝关节变形（畸形）明显、游离体形成并有关节绞索现象的患者，不宜选择封闭疗法。对于诊断不明确，怀疑有膝关节结核、肿瘤和感染的患者，禁忌做封闭疗法。

（6）骨关节炎提倡综合治疗，包括运动疗法、物理疗法、中医疗法、手术治疗等。

髋关节骨关节炎怎样进行封闭疗法

1. 操作方法

（1）前方穿刺法：患者仰卧位，患侧下肢轻度外旋。操作者于髂前上棘和耻骨联合之间划一条直线，该直线为腹股沟韧带的体表投影。再用手指于腹股沟韧带中点附近触及跳动的股动脉并做标记。封闭穿刺点选择在腹股沟韧带中点下方2厘米，股动脉外侧约2厘米处。常规消毒皮肤后，使用8厘米长的穿刺针垂直刺入，待针尖刺入关节囊时，可有阻力感，继续进针即可进入髋关节囊内。轻轻推入1~2毫升生理盐水，如无明显阻力，或用空针管回抽见有少量关节液吸出，或注入药物。

（2）外侧穿刺法：患者向健侧卧位，患侧髋关节向上。操作者首先确定大粗隆顶点（最高点），再将手指向大腿远端滑移2~3厘米，即大粗隆下缘并做好标记。常规消毒皮肤后，用8厘米穿刺针沿股骨颈方向（与股骨干呈120°~130°角）并紧贴股骨颈的骨皮质刺入。由于穿刺针要通过髂胫束、关节囊等组织，阻力较大，一旦突破，则阻力会明显减小。如果穿刺针抵住大粗隆的骨皮质，则针尖不能前进，阻力极大，应稍退针并调整进针方向，直至刺入关节囊。回抽针管无回血或仅有少量关节液，说明穿刺成功，可注入药物。

2. 药物选择

（1）将0.5％～1％盐酸利多卡因注射液10毫升（或0.5％～0.75％甲磺酸罗哌卡因氯化钠注射液10毫升）与地塞米松磷酸钠注射液5毫克混合，缓慢注入患者髋关节囊内。每周1次，可连续治疗3～5次。

（2）用复方倍他米松注射液2～3毫升做髋关节囊内注射，每周1次，可封闭2～4次。

（3）取玻璃酸钠注射液2～4毫升做关节内注射，每周1次，可封闭2～4次。

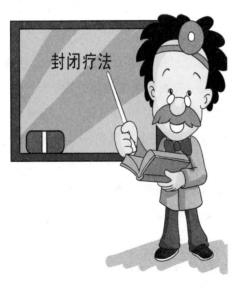

封闭疗法

3. 注意事项

（1）激素类药物加局麻药物混合封闭治疗骨关节炎有较好的镇痛效果，但不能达到根治的目的。所以，经过2～5次封闭治疗后，如果患者病变关节仍有疼痛、肿胀及活动受限，应考虑其他治疗方案。关节内过度及过长期的应用激素类药物容易造成关节内感染、软骨坏死等不良反应。

（2）做髋关节前方穿刺时，一定要确认股动脉的位置，穿刺时针尖略向外倾斜，防止穿刺针误伤股动脉。可边进针边回吸针管，如无回血，说明穿刺针位于血管外，可继续进针。如有回血，说明穿刺针损伤了血管，应立即退针，并改变进针方向。

（3）封闭治疗完成后，应保持皮肤局部清洁、干燥，防止感染。

骨关节炎运动疗法有哪些

膝关节骨关节病患者运动疗法主要包括肌肉训练、伸展收缩运动和负重运动3种。下面介绍肌肉训练方法：

（1）直腿抬高运动（卧位）：此运动主要对大腿前方的肌肉进行训练。患者仰卧位，下肢伸直，踝关节保持90°，将一侧下肢慢慢抬起，离开床面约10厘米高时停留

5~10秒钟后放下，再改用另一侧下肢做上述抬腿运动，交替做10~30次，每日2~3次。

上述直腿抬高训练适应后，应增加下肢抬高的阻力，可在双侧踝关节附近系上重物（如沙袋等），再做上述直腿抬高运动。重物起始重量为500~1000克，随着大腿肌肉运动力量的增加，可逐渐增加重物的重量。

（2）直腿抬高运动（坐位）：患者坐于椅子的前部，双手扶椅子面，身体前倾，一侧下肢伸直，踝关节保持90°；另一侧下肢膝关节屈曲。将伸直的下肢慢慢抬起，离开地面10~20厘米高时，停留5~10秒钟，然后放下，再改用另一侧下肢做上述运动，交替进行，每次10~30次，每日2~3次。

（3）下肢外展运动：该方法主要锻炼大腿外侧肌肉。患者侧卧位，一条腿的膝关节屈曲约90°，置于床面；另一条腿伸直置于对侧下肢之上。将上方的腿慢慢抬起，离开床面10~20厘米高时，停留5~10秒钟后放下，休息2~4秒钟后重复上述抬腿运动，反复做20~30次。然后患者改变侧卧方位，做上述抬腿运动，反复做20~30次，每日2~3次。

上述抬腿运动适应后，可在踝关节附近加以重物（500~1000克），再按上述方法做侧身抬腿运动。

（4）夹球运动：该方法主要训练大腿内侧肌肉，患者坐于床上或地毯上，将一个球（排球或篮球大小）置于两大腿之间。患者用力夹球5~10秒钟（球不离开床面或地面），然后放松。反复夹球10~30次，每日2~3次。

 骨关节炎体操疗法有哪些

（1）下蹲运动一：患者站立位，双足分开与肩同宽，双上肢向前平举，双膝关节慢慢屈曲做下蹲运动。当膝关节屈曲一半时，暂停下蹲运动，维持半蹲状2~5秒钟，然后继续下蹲，直至双膝关节屈曲度达极限位，停留2~5秒钟后起立。反复做下蹲10~15次，每日1~2次。

（2）下蹲运动二：患者站立位，双足分开与肩同宽，双上肢扶墙（或者扶家具等），缓慢做下蹲运动，过程与"下蹲运动一"相同。每次做10~15次，每日1~2次。

（3）踢腿运动：患者站立位或背靠墙，一条腿抬起，使足部离地，保持2~5秒钟，然后用力向前踢腿，使膝关节伸直，维持2~5秒钟后放松，将踢出的腿恢复原位。再将另一条抬起，做同样踢腿运动。反复进行10~20次，每日2~3次。

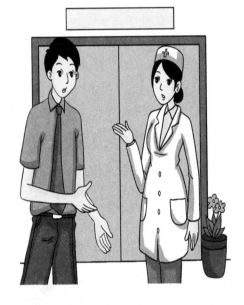

（4）伸腿运动：患者站立位，双手叉腰或扶墙，双下肢交替做向后伸腿动作，每条腿向身后伸展达极限后，维持2~5秒钟后回复原位，反复进行。

（5）踏步运动：患者站立位，双手叉腰，抬头挺胸，双目平视，双下肢交替屈髋屈膝，做原地踏步运动。踏步时尽量将膝关节抬高。开始时动作要慢，随膝关节疼痛减轻可逐渐增加踏步速度，开始踏步时间为3~5分钟，可增加到5~10分钟，每日2~3次。

（6）压膝运动：患者站立位，双足分开与肩同宽。患者弯腰，双手扶住膝关节前方，缓慢、有节奏地向身体后方按压膝关节，同时收缩大腿和小腿肌肉，以保持站立的稳定。每次压膝关节20~40次，可双膝同时按压，也可双膝交替按压。每日2~3次。

（7）揉膝运动：患者坐位，双膝屈曲。患者用手按揉双侧膝关节。先做顺时针方向按揉，再做逆时针方向按揉，每个方向按揉10~20次。再将双膝完全伸直，双足跟置于地面，患者用双手反复揉按膝关节前方，方法同上，每日做2~3次。

（8）抱膝运动：患者仰卧于床，一条腿极度屈膝屈髋，同时双手抱住该膝关节2~5秒钟，然后双手放松，膝关节回原位。再屈曲另一条腿并做同样抱膝运动，双下肢交替进行。每次做10~15次，每日1~2次。

骨关节炎怎样进行推拿疗法

推拿疗法是治疗膝关节骨关节炎和缓解疼痛的常用方法，具有改善关节血运状态，促使炎症吸收，硬结消散，松解关节粘连等功效。手法操作如下：

（1）摩揉滚捏膝周法：患者仰卧位，疼痛的膝关节微屈，腘部垫枕。治疗师站立于疼痛侧，用双手大鱼际部或手掌摩揉膝部脂肪垫区及局部，以患者感到温热为度。然后，用双手掌指关节攘膝部脂肪垫区，小鱼际攘髌骨上下部位3~5分钟；拇指和食指左右、上下活动髌骨，并沿髌骨两侧间隙上下滑捏数次，多指捏提髌骨及股四头肌下段数次，以达到活血消炎之目的。

（2）过屈伸膝点揉法：接上法。治疗师一只手握住患者膝部，另一只手握住踝关节，先将膝关节充分屈曲，再使膝关节处于过伸位，同时用手掌用力按压髌骨，用一只手的拇指点、揉、拨、刮髌骨旁脂肪垫区痛点2~3分钟。

以上两步手法，反复3遍为1次治疗过程。

（3）自动屈膝环转法：嘱患者弯腰，屈膝，双手抱膝使其靠拢，做膝关节环转活动，顺时针和逆时针旋转各15~20次即可。若患者不能完成此动作，可改为仰卧位，屈曲膝关节并双手抱膝，顺时针和逆时针方向活动膝关节。

若髌骨下脂肪垫嵌入关节间隙导致疼痛，可施用下面手法处理：

（4）牵引回旋屈伸法：患者俯卧位，治疗师站立于疼痛下肢侧，用一只手按压大腿，起固定作用；另一只手握住踝关节部，将膝关节屈曲90°进行拔伸牵引，同时向各方向旋转小腿，再过度屈曲膝关节，缓缓伸直，此时被嵌夹的脂肪垫即可解除，疼痛得以缓解。

（5）注意事项

①术后可配合中药外敷，熏洗。②加强股四头肌收缩练习和膝关节功能锻炼。③病程短，疼痛轻的患者，可进行膝关节封闭治疗。病程超过6个月以上，且疼痛严重的病例，经非手术疗法无效者，可考虑手术治疗。

骨关节炎沐浴疗法

沐浴疗法是治疗骨关节炎的常用疗法之一。在家庭中患者可以利用洗浴机会进行运动疗法，以提高疗效。38~41℃的水温可使患者有舒适感，而且适当的温度可以使身体局部血液循环加快，促进炎性物质代谢，缓解肌肉痉挛，从而减轻膝关节疼痛感。另外，水的浮力可以减少关节的压力，从而减轻关节疼痛。患者坐在浴盆中，浴盆中的水大约齐胸部，水温从37℃开始，逐渐升至41℃，以身体达到舒适为准。

（1）坐于浴盆中，胸部挺直，双髋关节和双膝关节稍屈曲，达到放松大腿和小腿肌肉的目的，持续5~10分钟。

（2）双手扶浴盆两侧边缘，蹲于浴盆中，然后双手支撑浴盆，慢慢站起，直至双膝关节完全伸直。

（3）在双膝伸直站立位后，双手扶浴盆边缘，慢慢做下蹲动作，直至最大限度的屈曲膝关节，维持10~15秒钟。如果患者下蹲过程中出现膝关节疼痛感，不勉强继续下蹲，而保持在该位置，以膝关节不疼痛为宜。

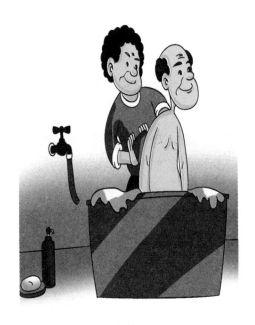

（4）双手扶浴盆边缘站起，弯腰并用双手置于膝关节前方，慢慢按压膝关节10次。上述动作反复做2~3次，每日2~3次。

骨关节炎药酒疗法

应用药酒治疗疾病是我国传统医学的重要方法，具有悠久的历史。人们将不同性味的中草药配伍成各种防病治病的药方，浸泡于酒中，酒助药性，药借酒势，疗效大增。治疗骨关节疾病时，人们主要选择具有祛风散寒，疏经活络，强筋健骨，解痉止痛等功效的中草药浸泡于酒中，制成药酒。人们可以根据骨关节疾病的实际状况，在专业人员的帮助下，炮制适合治疗自己病情的药酒。

（1）颈肩腰腿痛药酒：丹参15克，防风15克，当归15克，川芎15克，生地黄15克，威灵仙15克，独活15克，川牛膝15克，黄芪30克，制何首乌30克，红花12克，赤芍12克，制草乌10克，三七10克，杜仲25克，过江龙25克，枸杞子20克，伸筋草15克，白酒2500毫升。将上述诸药制成粗末，置于绢袋中，浸入白酒，夏季密闭浸泡7日，冬季密闭浸泡15日，滤去药渣，取上清液即可。每次5~10毫升，每日2次，早晚饮用，10日为1个疗程。

（2）天竺黄酒：天竺黄30克，石菖蒲30克，路路通30克，浙贝母30克，茯苓30克，地龙20克，胆南星20克，竹沥20克，半夏20克，丝瓜络20克，白酒2500毫升。将以上诸药制成粗末，放入白酒，密闭浸泡2周后，滤去药渣，取上清液即

可。每次服10~30毫升，每日2次，早晚饮用为佳。

（3）白花蛇酒：白花蛇2~3条，白酒500毫升。将白花蛇浸入装有白酒的瓶子中，密闭浸泡7日以上，取上清液即可。每次10~20毫升，每日2次，早晚饮用。

（4）杞子灵仙酒：枸杞子100克，威灵仙50克，低度白酒700毫升。将威灵仙制成粗末，枸杞子洗净，一同放入白酒中，密闭浸泡7日，滤去药渣，取上清液即可。每次15~20毫升，每日2次，早晚饮用。补肾强筋，祛风除湿，通络止痛。

（5）调中解凝酒：黄芪10克，炒白术10克，当归10克，木瓜9克，陈皮9克，川芎9克，川牛膝9克，青皮6克，木香6克，丁香6克，茯苓6克，白芍6克，秦艽8克，羌活5克，冰糖180克，白酒500毫升。将上述药物分别制成粗末，一同放入白酒中，夏季密闭浸泡5日，冬季密闭浸泡7日，滤去药渣，取上清液即可。每次10毫升，每日2次，饭后温饮，15日为1个疗程，连服2~3个疗程。

（6）舒筋活血酒：黄藤20克，

秦艽20克，木瓜20克，牛膝20克，白芍20克，丹参20克，当归20克，枸杞子20克，鸡血藤20克，川乌10克，草乌10克，乌梢蛇20克，海桐皮20克，海风藤20克，伸筋草20克，60度白酒1000毫升。取上述药物分别洗净切碎，一同放入白酒中，密闭浸泡30日，滤去药渣，取上清液即可饮用。每次5~10毫升，每日1次饮用，10日为1个疗程。

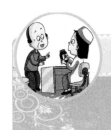

第十节

关节滑膜炎

 什么是关节滑膜炎

滑膜位于人的关节内，是一层具有丰富血管的结缔组织，形状似一层带有皱襞的薄膜，贴附于关节囊及关节内部分组织表面，具有润滑、散热、抗感染和协调关节运动等多种功能。

滑膜重要功能之一是分泌滑液，也称为关节液。滑液由滑膜下毛细血管内的血浆滤过生成，经过滑膜进入关节腔，同时滑膜细胞也分泌许多透明质酸，共同形成滑液，起到润滑关节、营养软骨、吸收热量、抑制炎症、调节酸碱平衡等作用。当关节受到创伤，特别是急性受伤时，滑膜就会出现炎症反

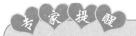

滑膜炎主要有两大类，一类为急性滑膜炎，由急性创伤所致，如膝关节挤压伤、挫伤、关节内骨折、半月板损伤、侧副韧带或交叉韧带损伤等；另一类为慢性滑膜炎，即因急性滑膜炎治疗不及时或膝关节长期处于致病因素影响下转变为慢性滑膜炎，如膝关节骨关节炎、关节肿胀、关节内游离体等。

应，迅速产生大量滑液；如果创伤导致滑膜损伤破裂，可有出血、积液、积血等表现，使膝关节内压力升高，阻碍淋巴回流，酸性代谢产物堆集在关节内，导致急性创伤性滑膜炎。如果急性创伤性滑膜炎未

得到有效治疗，膝关节长期处于致病因素影响下，则转化为慢性滑膜炎，最终导致滑膜增厚、组织纤维化、关节肿胀粘连等现象。

膝关节是人体受力最大、结构最复杂的关节，也是全身滑膜最多的关节，由于膝关节具有位置表浅、活动量大的特点，所以容易发生创伤性滑膜炎。

滑膜炎有哪些临床表现

（1）发热：急性滑膜炎属于关节的无菌性炎症，具有炎症的红、肿、热、痛等临床特征。患者可见受累关节局部潮红，皮肤充血明显，边界不清，用手触及局部皮肤，可感觉到皮温明显升高。慢性滑膜炎一般无皮肤发热现象。

（2）肿胀：关节肿胀是滑膜炎最常见的体征，原因是关节受到机械性损伤后，关节滑膜立即出现水肿、渗出和积液等病理反应。当滑膜渗出的速度大于吸收速度时，所渗出的液体就会淤积于关节腔内，使关节出现明显的肿胀。

（3）疼痛：①机械性损伤所致，如软组织损伤、局部皮肤擦伤或挫伤、侧副韧带及交叉韧带损伤或断裂、骨折等。②滑膜撕裂。③出血等引起的关节内张力升高。

（4）功能障碍：主要表现为关节屈伸功能障碍。患者因疼痛、肿胀等原因不能完全屈曲或伸直关节。

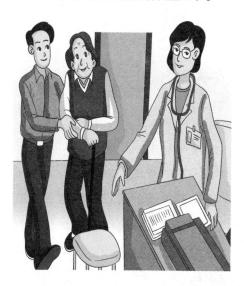

（5）肌肉萎缩：常见于慢性滑膜炎患者。由于关节存在疼痛、肿胀、活动受限等表现，使患者在站立、行走时倾向使用健侧下肢而减少患侧下肢的受力。随着时间延长，患侧下肢的肌肉（主要是大腿的股四头肌）会出现萎缩，与健侧下肢比较，可见下肢变细，肌肉力量下降。

怎样确诊创伤性滑膜炎

（1）创伤史：创伤史是诊断创伤性滑膜炎的重要依据，尤其是急性创伤性滑膜炎肯定与创伤有关。患者常可准确说出受伤的时间、地点、损伤过程等，为医师的诊断提供依据。慢性创伤性滑膜炎患者常无明确的创伤史，或不能明确受伤时间、地点等。

（2）临床表现：受伤的关节可出现疼痛、肿胀、功能障碍、肌肉萎缩，以及膝关节局部出血、红肿、热、痛等炎症反应。

（3）浮髌试验：患者仰卧位，双下肢伸直，下肢肌肉放松。检查者一只手位于患侧膝关节髌骨近端髌上滑囊部并下压髌上滑囊，将髌上滑囊中的滑液"驱赶"至膝关节腔内；用另一只手的食指、中指用急迫动作将髌骨垂直下压，即将髌骨压向股骨髁方向。如果感觉到髌骨撞击股骨髁为阳性，说明膝关节腔内有较大量的积液，可能为滑膜炎所致。如果未感觉到髌骨撞击股骨髁为阴性，说明膝关节腔内无大

量积液。因为在正常情况下，髌骨紧贴股骨髁，其间无液体存在，所以按压时不会有撞击现象。

（4）膝关节活动度测量：膝关节伸直时为中立位（0°）。膝关节正常活动范围为：0°（伸）至135°（屈），可过伸10°左右。创伤性滑膜炎患者由于关节内存在积液，影响关节的功能，可使膝关节活动度明显减小。

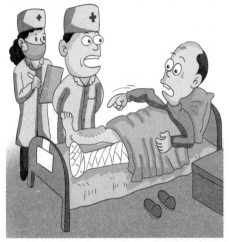

（5）下肢周径测量：患者仰卧位，双下肢伸直，肌肉放松。从髌骨上缘向大腿方向测量一个距离（一般为10厘米），用卷尺测量大腿周径；再从髌骨下缘向小腿方向测量一个距离（一般为10厘米），用卷尺测量小腿周径并做记录。同样方法测量对侧下肢的周径。将双侧大、小腿的相应周径做比较，

即可了解患侧下肢是否存在肌肉萎缩，肌肉萎缩的程度如何。

（6）滑膜液（关节液）检查：正常滑膜液呈淡黄色或无色，清晰透明，但不能自行形成凝集块，黏蛋白凝集试验良好，白细胞数<0.2×10⁹/升，中性粒细胞<20％，葡萄糖含量（空腹）略低于血糖水平，细菌培养为阴性。创伤性滑膜炎患者滑膜液常为黄色或浅红色，黏蛋白凝集试验良好，白细胞数<10×10⁹/升，中性粒细胞<25％，显微镜检查可见红细胞。

X线检查：创伤性膝关节滑膜炎患者的骨质多无异常，有时可见膝关节退行性改变，如关节间隙改变、骨赘形成、软骨下骨囊性变、髌骨软化等，或可见关节内游离体。关节积液量较多时可见关节囊膨胀影。

 创伤性滑膜炎封闭疗法

1. 操作方法

患者仰卧位，患肢伸直，肌肉放松。首先确定膝关节穿刺部位。我们推荐做髌骨内下象限穿刺，理由是髌骨内侧组织相对薄弱，穿刺深度相对较浅，易于操作。常规消毒皮肤，穿刺针头于髌骨边缘由内下至外上方向直接刺入膝关节腔，回抽针管，如看见关节液（常为浅红色血性关节液）进入针管，说明穿刺成功，穿刺针位于关节腔内。继续回抽针管，将关节液分次抽出。在回抽过程中，可用手掌轻压髌上囊，将滑膜液挤压至关节腔内，以便尽可能将其抽出。关节液抽出后可注入药物。

2. 药物选择

（1）用复方倍他米松注射液1~2毫升与0.5％~1％盐酸利多卡因注射液2~3毫升做关节内注射，每周1次，可封闭2~4次。

（2）取玻璃酸钠注射液2~4毫升做关节内注射，每周1次，可封闭2~5次。

3. 注意事项

关节穿刺时进针要快，尽量做到一次穿刺成功。如果反复穿刺、反复进针则会引起患者疼痛及肌肉痉挛。

关节滑膜炎外敷疗法

（1）枳实3500克，马钱子3500克，白芷250克，细辛250克，穿山甲100克，甘草500克，加百年老墙泥5000克于沙锅中炒至微黄，研成细末备用。取上述药物40克，用白酒调成糊，加热至适当温度外敷于疼痛关节，每日1剂，可连续外敷使用。

（2）地龙100克，栀子200克，云南白药40克。将地龙、栀子研成细末过筛，再与云南白药混匀备用。根据疼痛关节部位，取适量上述药物粉末与凡士林膏调匀，均匀敷于疼痛关节，用纱布包扎，外用热水袋热敷。每日早晚各1次。隔日换药1次，5次为1个疗程。可连续使用2~4个疗程。

（3）生草乌15克，生南星10克，赤芍10克，干姜10克，肉桂15克，白芷15克。将上述药物研成细末，过筛，制成散剂备用。治疗时根据病变关节肿胀的范围，用适量白酒将药粉调成糊，敷于患处，外覆塑料薄膜，并用绷带固定。隔日1次，10次为1个疗程。部分患者用药后皮肤有灼热或轻度疼痛感，无须处理。不能耐受者可缩短外敷药物时间，皮肤过敏者可改用米醋调制药物。

（4）小茴香10克，威灵仙15克，花椒10克，桂枝15克，炙草乌20克，炙川乌20克，五加皮10克，制乳香10克，制没药10克。将上述药物研成细末，装入布袋，上屉蒸30分钟。温度适宜时将药袋热敷于疼痛关节部位。每日2~3次，每次30分钟，10日为1个疗程，可连续治疗2~3个疗程。

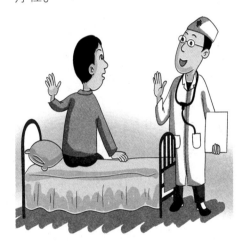

（5）木瓜20克，海桐皮20克，续断15克，黑老虎25克，虎杖15克，苍术20克，栀子20克，透骨香30克，鱼腥草25克，生川乌20克，生南星15克，生白附子20克，生半夏25克。将上述药物研磨成粉，混匀过筛备

用。治疗时取药物粉末70克，与医用凡士林膏混匀并加热，然后将药膏摊于牛皮纸上，外敷于疼痛关节皮肤表面，外盖油纸，绷带固定。隔日换药1次。

（6）白芷40克，芒硝40克，冰片5克，吸水树脂5克。将药物研磨成末过筛备用。取药物粉末50克，用黄酒调配成糊，涂抹于疼痛关节部位，厚约5毫米，外用塑料薄膜覆盖，再用纱布包裹固定。每日换药1次，连用20日。

（7）川椒10克，炙川乌10克，怀牛膝15克，伸筋草20克，透骨草20克，海桐皮15克，五加皮15克，艾叶20克，急性子10克，海风藤10克。将上述药物研磨成粉末，装入布袋，放入锅中加白酒250毫升，米醋500毫升，水2000毫升，文火煮沸10~15分钟。治疗时把药汁倒入盆中，疼痛关节置于盆上用热气熏蒸患处，待药袋温度适合后，外敷于疼痛关节周围。每日2~3次，每次30~40分钟，7日为1个疗程，可连续治疗2~4个疗程。

（8）怀牛膝250克，天南星25克，乳香15克，没药15克，芒硝50克，鲜姜500克。将鲜姜捣成泥

状，其余5种药研成细末，混合均匀。治疗时加面粉调成糊。摊于布上，贴敷于疼痛关节部位，用绷带绑紧，用热水袋或理疗仪器进行热敷，每次1~2小时，每日2次。

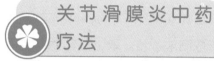

关节滑膜炎中药疗法

（1）二术苓皮汤：苍术12克，白术12克，茯苓皮20克，薏苡仁30克，金银花各30克，川牛膝15克。若湿重者，加滑石30克；热重者，加地龙12克；痛甚者，加赤芍20~30克；肿甚者，加赤小豆15克。加水600毫升煎煮20分钟，取浓缩药汁300毫升。每日1剂，分2次服，10剂为1个疗程。

（2）双苓利水汤：猪苓9克，泽泻9克，茯苓皮15克，赤小豆15克，黄芪15克，白术15克，桂枝6克，穿山甲6克，汉防己6克。病变初期宣肺利水，可加入麻黄6克，桔梗10克；中期加强健脾渗湿，加入薏苡仁10克；后期温肾补脾，加入葫芦巴10克，锁阳15克。气血亏虚者，选用当归10克，生地黄8克，阿胶15克，鹿角胶15克，黄芪10克，党参10克；

肝肾亏损者，选用木瓜15克，桑寄生8克，山茱萸8克；脾肾阳虚者，选用附子15克，肉桂10克；气滞血瘀者，选用丹参10克，田七8克，枳壳10克。将药物混匀，加水800毫升，文火煎煮30分钟，取药汁300毫升，早晚各服用1次，10剂为1个疗程。

（3）补气逐瘀汤：生黄芪50克，伸筋草12克，莪术12克，白术15克，橘络12克，法半夏12克，胆南星9克，牛膝30克，木通12克，泽泻12克，白芷15克，五加皮20克，甘草10克。加水500毫升，文火煎煮，药汁浓缩至300毫升，分2次服用，隔日1剂，10剂为1个疗程。

（4）宣痹汤：丹参15克，川芎12克，牛膝18克，茯苓12克，泽泻20克，木爪20克，木通10克，威灵仙30克，伸筋草30克，续断12克，细辛3克，甘草6克。上方加水500毫升，文火煎至300毫升，分3次温服，每日1剂。再将其药渣加水1000毫升左右，煎10~15分钟，用药水蒸气熏蒸病变关节处10~20分钟，至水温降至50℃左右时，用毛巾蘸药液擦洗患处，每日熏洗2~3次。

（5）猪苓9克，泽泻9克，茯苓皮15克，赤小豆15克，黄芪15克，白术15克，桂枝6克，穿山甲6克，汉防己6克，制马钱子2克。每日1剂，加水煎20分钟，取浓缩药汁，分2次服用。10剂为1个疗程。

（6）桃仁12克，红花12克，金银花30克，赤小豆30克，薏苡仁30克，泽泻12克，大黄6克。加水600毫升，文火煎煮20分钟。取汁服用。每日1剂，早晚各服1次，7剂为1个疗程。

关节滑膜炎熏蒸疗法

（1）丹参20克，川芎12克，牛膝18克，茯苓12克，泽泻20克，木通10克，威灵仙30克，伸筋草30克，续断12克，细辛10克，甘草10克。上方加水1000毫升，煎10~15分钟，用药水蒸气熏蒸病变关节处10~20分钟，至水温降至50℃左右时，用毛巾蘸药液擦洗患处，每日熏洗2~3次。

（2）当归15克，泽兰15克，防己15克，独活15克，土茯苓15克，地龙15克，白僵蚕15克，萆薢10克，威灵仙15克，丹参20克，牛膝15克，黄芪20克，木通15克，甘草10克。每日1剂，水煎，分早晚2次服。所剩药渣置于盆中，加水适量，继续熬20分钟左右，用蒸气熏洗病变关节，每日2~4次，每次20~30分钟，14剂为1个疗程。治疗期间嘱患者注意避寒湿及负重运动。

（3）羌活12克，防风12克，牛膝12克，鸡血藤10克，骨碎补12克，伸筋草9克，海风藤12克，千年健12克，寻骨风12克，桑寄生12克，杜仲12克，桂枝12克。将上药置于锅内，用600毫升水和600毫升食用醋浸泡中药30分钟左右，然后用文火煎煮。治疗时将疼痛的关节置于锅上50厘米处，使药物蒸气可持续熏蒸疼痛关节部位。每日1剂，每次熏蒸1小时。注意控制蒸气温度，防止烫伤。

（4）络石藤10克，刘寄奴10克，血竭3克，蜂房9克，乳香9克，没药9克，千年健9克，丝瓜络9克，穿山甲9克，地龙9克。将上述药物水煎30分钟，利用药物蒸气熏蒸病变关节。每日2次，每次1~2小时。熏蒸结束后可用药水洗病变关节，

以增加疗效。

（5）鸡血藤30克，苏木20克，蒲公英25克，紫花地丁20克，威灵仙20克，黄柏15克，桑枝15克，木通25克，泽泻20克，透骨草25克，牛膝30克，乳香10克，没药15克，桂枝10克，艾叶20克，红花5克。将上述药物加入清水3000毫升，煮沸20分钟后，取汁置于浴盆内，放至病变关节下方，上方用浴巾罩住，利用蒸气熏蒸病变关节2分钟左右，待药液温度适宜时用毛巾蘸药液湿敷患处20分钟，每日2次，每剂药可用2日，10日为1个疗程，可连续治疗2个疗程。治疗期间注意卧床休息，避免体力劳动。

（6）伸筋草30克，海桐皮30克，芍药15克，当归15克，红花15克，鸡血藤30克，苏木10克，乳香10克，没药10克，骨碎补20克，透骨草30克。有寒者，加桂枝15克；有风者，加防风10克；有热者，加金银花15克，忍冬藤30克。将药物加水浸泡4小时，慢火煎煮30分钟。将药液放入足浴桶中，浸泡患者病变肢体及关节。每日1剂，每次浸泡30~45分钟，以全身出微汗为最佳。治疗14次为1个疗程。

关节滑膜炎饮食疗法

（1）生姜鸡：公鸡1只，生姜100~250克。将鸡肉切成小块，在锅中爆炒焖熟，放入生姜，不放油、盐（会饮酒者可放少量黄酒）。1天内吃完，可隔1周或2周吃1次。用于关节冷痛，喜暖怕寒者。

（2）赤小豆粥：赤小豆约200克，白米约150克，白糖适量。先煮赤小豆至熟，再加入白米做成粥加入糖，能除湿热。

（3）薏苡仁粥：薏苡仁150克左右，淀粉少许，砂糖、桂花各适量。先煮薏苡仁，米熟烂后放入淀粉少许，再加白砂糖、桂花。作早餐，能清利湿热，健脾除痹。

（4）防风薏苡仁粥：防风20克，薏苡仁150克。加水煮成粥，每日1次，连服1周，能清热除痹。

（5）木瓜汤：木瓜4个，蒸熟去皮，研烂如泥，白蜜600克，炼净。将两物调匀，放入净瓷器内盛之。每日晨起用沸水冲调1~2匙饮用。能通痹止痛。

（6）葱白粥：煮米做粥，临熟加入葱白，每日食用，食后覆被微汗，能解表散寒。

（7）生姜粥：粳米250克，生姜5片，连须葱数根、米醋适量。用砂锅煮米做粥，生姜捣烂与米同煮，粥将熟加葱、醋。食后覆被出汗，能解表散寒。

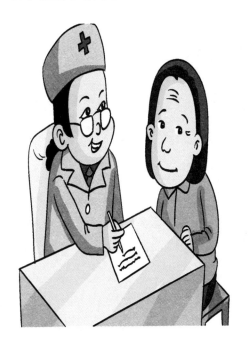

（8）川乌粥：生川乌头3~5克，粳米30克，姜汁10滴，蜂蜜适量。将川乌头捣碎，研为细末，粳米煮粥，沸后加入川乌头末，改文火慢煎，熟后加入姜汁及蜂蜜搅匀，稍煮一二沸即可。宜温服。患者有热性疼痛者及孕妇忌服。本方不可与半夏、瓜蒌、贝母、白及、白蔹等中药同服。此粥能祛寒止痛。

（9）老桑枝煲鸡：老桑枝60克，雌鸡1只（约500克）。加水适量煲汤，用食盐少许调味，喝汤吃肉。能温经散寒，清热除湿。

（10）猪脚伸筋汤：薏苡仁、木瓜、伸筋草、千年健各60克，用纱布包好，与猪脚1~2只同放于锅内，文火煨烂，去渣，不放盐。喝汤吃肉，分两餐食用。能祛风湿，补肝肾。

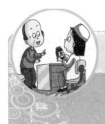

第十一节
足跟痛

 什么是足跟痛

足跟痛，也称跟痛症，通常是趾跟骨跖下面局限性疼痛，是一组以足跟部疼痛为主要临床表现的多种疾病的总称，是临床常见的足部疾病之一。多见于40岁~60岁的中老年人，特别是体型肥胖者。它包括跖筋膜炎、跟骨下脂肪垫炎、足跟滑囊炎、跟骨骨刺等。本病起病缓慢，少数可急性发作，多发于一侧，主要症状是足跟底部疼痛，以行走、站立为明显，部分患者踏地时局部有刺痛感，患处不红不肿，在跟部前方偏内侧常有局限性压痛，50％以上患者跟骨摄片发现有骨刺存在，其与劳损和退变有密切关系。

 足跟痛的发病原因有哪些

（1）直接暴力：从高处落下，强大暴力撞击足跟底部，或走路时足跟部被高低不平的路面或小石子顶挫致伤。

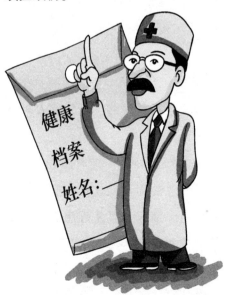

（2）劳损：长期站立于硬板地工作，扁平足，跑跳过多，足底拓筋膜、肌肉、韧带长期处于紧张状态，反复牵拉跟骨附着处可引起足跟底痛。跳跃运动员踏跳过多，长跑运动员用前足掌蹬地过多，由于拓腱膜、屈趾段肌、拓方肌以及拓长韧带等反复牵拉，日久可发病。

（3）足跟骨质增生：引起脚跟疼痛的直接原因较多，临床上主要有：①跟腱周围炎；②跟骨骨刺；③跟骨骨膜炎；④跟骨下脂肪垫损伤；⑤跟骨骨折；⑥跟骨皮下滑囊炎；⑦跗骨窦软组织劳损；⑧跟骨结核、肿瘤等。

足跟痛应与哪些疾病相鉴别

（1）足掌痛：强直性脊柱炎常见症状包括足跟痛、足掌痛、肋间肌痛等。

（2）外踝前下方肿胀和疼痛：踝关节急性韧带损伤大多有明确的外伤史。临床上可发现患者的外踝前下方肿胀和疼痛、局部出现压痛、皮下产生淤斑，关节活动受限

及跛行等。

（3）足趾痛：痛风性足趾痛多发生于中年男性，常急性起病，以趾、踝等关节红肿热痛起病者居多。

产后足跟痛是怎么回事？

中医讲产妇在月子里，气血两虚，很容易受凉寒之气。特别是足部，包括足后跟，一旦受凉，在以后的日子里就会出现疼痛。产后足跟痛是虚症，不是外伤，也不属于骨刺所致。这种产后病，以肾虚为主，产后穿高跟鞋，经常赤脚或穿拖鞋、凉鞋，常常是重要的诱因。肾为元气之本，肾主生殖、主骨。根据经络循环路线，足跟属肾经循环的范围。产后本身肾气虚弱，冲任受损，百脉空虚，气血两亏，如果再经常赤脚使足跟外露，或经常穿硬底、弯曲度高的高跟鞋，使产后本已虚弱的足部肌肉不能得到休息，气血失于温养而不流畅，就很容易导致足跟痛。如果不及时调治，日久不愈，便会落下"病根"。

足跟痛就是足跟长了骨刺吗

骨刺是老百姓熟悉的一个词，它也是自然老化的一个现象，也有一些报道说足跟痛是足跟长了骨刺，因此不少人来看病就会问医生："我是不是脚跟上长了骨刺?"而事实上，在所有足跟痛的患者中，仅有5％的患者是长了骨刺，而更多的90％的患者则是跖筋膜炎，另有一部分患者是胫神经跟后支的问题。

假性足跟痛是怎么回事？如何预防

足跟痛常表现为早晨起床落地的第一步、第二步最痛，走几步后便可以逐渐缓解。足跟痛分为两种：一种是真性足跟痛，X线片证实确有跟骨骨刺的形成，痛点集中；另一种是假性足跟痛，X线片没有骨刺增生的表现，足跟部持续疼痛，双腿有沉重的乏力感。两种足跟痛互相之间没有什么连带关系。从中医的角度分析，足跟痛属骨痹的一种，多因肝肾阴虚、感受寒邪所致。足跟痛以前是老年人常见的一种疾病，可是现在年轻女性的发病率也在逐年上升，上班穿着时尚款式的凉拖鞋，足后跟部长期暴露，在空调房内易受寒邪侵袭，下班后忙于逛街、跳瘦身操，足部又未能得到很好的休息，由于足跟长期受压、运动过度和受风寒，引起足跟脂肪纤维垫无菌性炎症，最终诱发疼痛。

假性足跟痛是可以预防的，平时注意足跟部的保暖，避免过度行走或站立过久，睡前可用温水泡脚，或对足部予以热敷，平时尽量穿软底鞋，至于扁平足者，更要注意避免过度运动，最好还能穿上矫正鞋。

足跟痛如何预防

（1）青少年跟骨骨骺炎：多数由于跟骨外伤，长期跑跳引起，因而此期患者，跟骨骨骺正在发育阶段应避免跑跳，尤其是高处跳下，在症状早期应注意此点。

（2）老年性足跟痛：多由于劳

损，跖腱膜炎，跟骨结节滑囊炎，脂肪垫变性引起。此期应避免长期站立，长期行走，抬高足跟可以减轻足跟负荷。穿软底鞋，后跟部垫一软而圆的垫子，圆垫中央凹陷，高2~3cm，这样使全身重心前移，减少足跟部受压。

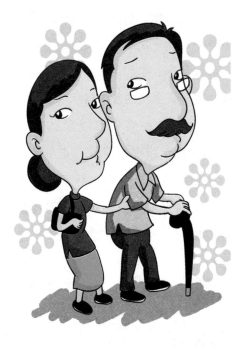

（3）平足症引起足跟痛：这是由于足弓减少或消失，足跟骨向前倾倒，则在长期行走时疼痛出现，故应在足底中央垫一软垫，软垫高度2~3cm，并使内侧高外侧低，中央高前后侧逐渐变平，呈斜坡状。

（4）类风湿性跟骨炎：应先用药控制类风湿后，并在鞋内垫软垫。

（5）外伤性跟骨痛：多由于石膏固定不当，在制作石膏时足底应用力将湿石膏向足心挤压，以免因长时固定石膏做成平底，而引起足弓消失。同时尽可能减少卧床时间，尽早下地步行锻炼。避免脂肪垫萎缩。

 ## 针灸治疗足跟痛如何操作

处方：以足跟局部和足少阴、足太阳经腧穴为主。太溪、照海、昆仑、申脉、悬钟、阿是穴。

方义：太溪是足少阴经之原穴，足少阴经"别入跟中"，配照海强健筋骨、宣痹镇痛；昆仑、申脉位于足跟部，属于足太阳经，与肾相表里，能疏筋脉、行气血、通络止痛；悬钟为八会穴之髓会，既可补髓壮骨，又能通经活络；阿是穴作用直达病所，以疏通局部经气，化淤定痛。加减：痛及小腿加承山、阳陵泉柔筋止痛；气虚加脾俞、足三里健脾益气；血淤加膈俞、太冲活血祛淤；肝肾不足加肝俞、肾俞、复溜补益肝肾。

操作：太溪、昆仑常常采取互相透刺法；申脉、照海则刺向跟底部；其他穴位常规针刺。针灸并用可增强疗效。

产后足跟痛怎么办

（1）产后一定要注意足部保暖，穿袜子，穿护脚趾及足后跟的鞋子。产后3个月内不要穿高跟鞋和硬底鞋，穿凉鞋、拖鞋时最好穿上袜子。

（2）对疼痛部位热敷，或进行其他物理治疗。

（3）出现上述症状可请中医师指导，正确使用药物治疗。

足跟痛可以打封闭针吗

实际上，封闭针是治疗足跟痛的一个有效方法，一般情况下，医生会让患者打一两针，可以减轻炎症，减轻疼痛。这样做是完全没问题的。而打封闭针出现不良反应，是因为过度治疗造成的。有些人则是疼痛难忍，痛了就去打封闭针，

再加上一些医生不是专业足踝外科的医生，对于跟痛症的治疗不够专业，也让患者连续打针，最终导致一些不良反应的产生，比较严重的会导致跟腱断裂。所以说，不是不能打封闭针，而是不能过度打封闭针。

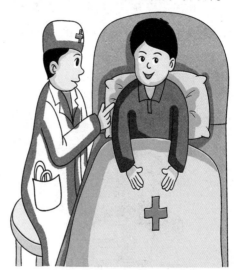

先在疼痛点注射1针，看疼痛情况，15天后加强1针（年轻女性慎用，封闭针是激素类药，会导致2~3个周期月经不调，6个月内最好不要怀孕）。封闭针是将药物注射到疼痛的部位，达到消炎、止痛的目的，并有缓解局部肌肉紧张的作用。时间长的可管数年以上，短的数周，视病情轻重，时间长短不定。这是一种对症治疗措施，对消除局部的疼痛症状有较好的效果。

足跟痛患者如何家庭护理

（1）可以用中草药熏蒸浸泡患足：中草药熏蒸浸泡患足可以起到舒筋活血、消淤止痛的作用。

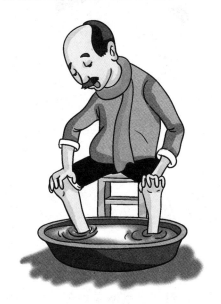

将由红花、赤芍、当归、川乌、草乌等多种中草药组成的外用药（剂量根据医嘱）置于自备的布袋中先浸泡30分钟，然后放入锅或铁制或瓷制容器中，加水适量（依据浸泡部位）煮沸5分钟后倒入脚盆中，先熏蒸患足，盆上方盖一毛巾以防热气泄漏，待药水温度适宜浸泡时，将患足放入药水浸泡，每次熏蒸浸泡20~30分钟，每天2~3次。每次治疗前可以适量加水并加温，次日更换新药重复上述治疗。10天为1个疗程。一般需坚持2~3个疗程以巩固疗效。

另外一种熏蒸浸泡方法是将已经浸泡30分钟的中草药置于布包内加水放入容器，置于微波炉中，用中火微波1分钟就可作为患足熏蒸浸泡液，熏蒸浸泡累计时间达到20~30分钟。此外，用微波炉加热30秒后的药袋还可以敷于患处20分钟。

（2）可以用外用药膏涂抹并自我按摩：每天2~3次在患足处涂抹中西药外用药膏后自我按摩，注意手法不宜太重，时间掌握在每次10~15分钟。建议上班族患者可以在白天利用工间休息时间自我保健按摩，中老年人养成自我按摩的习惯对养生保健十分有利。

第三章

治疗方法与用药

腰腿痛的治疗早期以消炎镇痛为主，目前常用的口服药物有如下几种：非甾体消炎镇痛药、肌肉松弛剂、辅助性镇痛药、中成药、维生素类药等。常用的牵引治疗可使受累的软组织得到充分休息，粘连的神经根松懈，减轻压迫，有利于充血水肿的吸收、消退和疼痛的缓解，有利于解除痉挛，也有较好的效果。

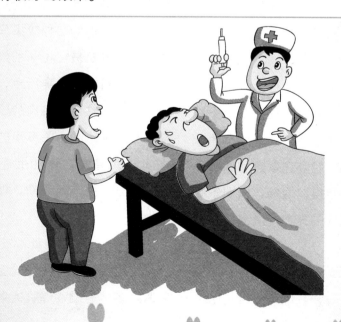

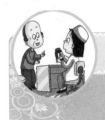

第一节

牵引治疗

腰痛的牵引治疗是怎么回事

牵引疗法是应用力学中作用力与反作用力之间的关系，通过特殊的牵引装置来达到治疗目的的一种方法。牵引疗法治疗腰痛的主要作用如下：

（1）腰部的相对固定和制动：在牵引的作用力和反作用力的平衡作用下，受牵拉的腰部处于一个相对固定的正常列线状态，腰部的运动范围及幅度较卧床休息和佩带腰围时更进一步得以限制，以利于减轻或消除局部的充血、渗出、水肿等炎性反应。

（2）脊柱机械性拉长：研究表明，牵引后脊柱的高度可增加。

因此，牵引技术不仅有益于腰椎间盘突出症患者，而且还可以解决由于脊柱压缩、强直和弯曲等造成的一系列症状。但是牵引增加脊柱高度的效应是时间依赖的，牵引使身高增加的效应仅在牵引过程中的前15分钟作用最为迅速，此后脊柱增加的高度不再改变；在牵引结束后，牵引的这种效果只能短暂保持。脊柱机械性拉长的效果是由脊柱椎体机械性分离所致，并可进一步产生脊柱两侧肌肉的伸展、放松，相应韧带和小关节囊的牵张，椎间孔的增宽，脊柱生理曲度变直，脊柱小关节的滑动，椎间盘突出物缩小等作用。

（3）椎旁肌肉的放松：腰椎间盘突出症由于脊神经的受压或受刺激，多伴有腰背部肌肉痉挛，这样不仅导致了腰部的疼痛症状，而且还会构成腰椎的列线不正。适当的牵引力量可使脊柱两侧的肌肉放松，可缓解由于肌肉紧张或痉挛造成的疼痛。

（4）恢复腰椎的正常列线：腰痛患者可出现不同程度的腰椎侧弯，患椎关节可出现旋转、扭曲、梯形变等各种列线不正的异常表现。在牵引时，若将患者腰椎放置在生理曲线状态，随着牵引时间的延长，列线不正的现象可以逐步恢复正常。

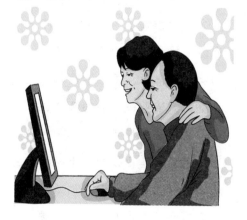

（5）改善突出物与脊神经根之间的关系：对于腰椎间盘突出症轻型或早期的患者，牵引疗法可使椎间隙逐渐被牵开，椎间隙增大，从而有利于突出物的还纳。对于病程相对较长的患者，牵引可使粘连组织和挛缩的韧带、关节囊牵开，使

椎间隙相应增宽，两侧狭窄的椎间孔也可同时被牵开，从而缓解或消除对神经根的压迫和刺激，对减轻下肢麻木和疼痛有较好的效果。

专家提醒

牵引疗法是治疗腰痛的一个重要康复手段。其临床应用有较长的历史。20世纪初，腰椎牵引就已成为治疗腰椎间盘突出症的普遍使用的方法，而且它也可以应用于治疗其他腰痛疾患。但是有关其作用可因牵引方式的不同或患者的病情不同而有所不同。例如，固定和制动作用一般仅在小重量持续牵引方式时产生；突出物的还纳一般只出现在轻型或早期患者。

（6）缓解疼痛：牵引有助于局部的血液循环，特别是改善由于充血造成的血流不畅现象，可以缓解椎间孔处硬脊膜、血管和脊神经根的压力，改善血液循环，还可降低局部有害的炎性刺激物浓度。如前所述的椎间隙分离作用可暂时增大椎间孔容积，减少造成脊神经根损害的刺激或压迫。作用于小关节关节囊的张力或造成关节面的分离作用可调节小关节之间的协调程度。对软组织的机械牵张力量，可使脊柱相应节段的活动增加，故可降低因活动受限或软组织损伤导致的肌肉紧张性疼痛。牵引可刺激腰痛局部的机械性感受器，并在脊髓、脑干水平阻止疼痛伤害刺激的传递。牵引造成的反射性肌肉紧张抑制可降低来自于肌肉紧张产生的不适感。

哪些腰痛患者不宜进行牵引治疗

牵引疗法对腰椎间盘突出症患者的治疗效果相对较好，尤其是初次发作的患者，通过牵引疗法大多可以治愈或明显好转，即使是病程较长的患者，牵引疗法也能缓解腰痛或下肢放射痛症状。除了腰椎间盘突出症之外，牵引疗法还适合其他一些腰痛疾患的治疗。例如，腰椎间盘损伤，退行性疾患，腰椎关节功能障碍或退行性骨关节病（尤其是有腰椎间隙缩窄现象的患者），韧带肥厚及其他多种原因所致的腰痛，腰肌痉挛或紧张，腰椎滑脱症引起的腰痛、坐骨神经痛患者。另外，也适用于虽不到腰痛程度，但有腰部僵硬发板或不适感的患者。但并不是所有的腰痛患者都可进行牵引治疗，有下列情况的患者则不宜进行，以免发生意外。

（1）腰椎或脊柱存在不适合牵引的情况：如上腰段以上脊髓受压，脊柱腰段感染性疾病，虽然有腰痛症状，但病因为结核、肿瘤或其他腰椎破坏性疾病的患者，风湿性关节炎，由急性拉伤、扭伤等导致的急性腰痛早期。

专 家 提 醒

牵引是否会发生意外？是否会加重疼痛？这可能是许多患者在接受牵引治疗前存在的疑问。一般来说，牵引治疗相对是安全的，某些极个别的情况也往往是适应证把握不当，或是忽略了患者存在其他较为严重的疾病所致。只要按照前面我们所谈到的牵引的适应证和禁忌证来掌握牵引的范围，牵引意外的可能性就会变得很小。另外，在牵引过程中，如果严格按照正规的操作程序进行，并注意观察患者的反应，那么，牵引意外发生的可能性就会降得更低。

（2）存在某些内脏疾病或全身疾病的情况：如腹疝、裂孔疝，主动脉瘤，严重的痔疮，急性消化性溃疡，年龄较大，且有严重的骨质疏松症，心血管疾病，尤其是未控制的高血压，严重的呼吸系统疾病，心肺功能障碍，全身明显衰弱的患者。

（3）其他情况：如孕妇，以及诊断明确并可进行牵引治疗，但牵引导致症状加重或疼痛剧烈的患者。

为什么有些腰痛患者牵引治疗效果不理想

在临床工作中，我们经常会听到一些患者抱怨牵引治疗效果不理想，症状改善不明显。那么，是什么原因使得腰椎牵引没有达到预期的治疗效果？

这主要是因为在腰椎牵引过程中有许多因素影响其治疗效果。如果没有对这些影响因素进行综合考虑，有时就会出现患者治疗效果不理想的情况。影响腰椎牵引治疗效果的因素包括牵引体位和腰椎的位置、牵引力量、牵引时间等。

（1）患者体位和腰椎屈曲/伸展的程度：应该说，腰椎牵引时患者的位置和腰椎曲度的改变并没有严格的规则可循，具体可掌握如下原则：患者的体位可提供关节面之间最佳的分离，关节尽可能处于中间活动范围或自然位，因为关节囊越松弛，要达到分离程度的牵引力量就越小。同时，患者是否能保持舒适体位及保持放松的能力也应予以考虑。仰卧位牵引时，最好使双髋关节屈曲90°，这可使腰大肌放松，腰椎变平，故将此称为腰大肌放松体位。俯卧位腰椎牵引时，患者的舒适程度较好，并且能保持良好的放松。俯卧位牵引时，脊柱处于伸展位，牵引力量直接作用于椎间盘并使其向前，此时腰椎屈曲的大小可被骨盆下所垫的枕头高低所控制。此外，俯卧位腰椎牵引特别适用于有中度或重度疼痛和肌肉紧张的患者。但俯卧位牵引时要注意患者是否耐受、突出物导致的症状是否减轻。对于腰椎间盘突出症患者，无论是仰卧位或俯卧位，腰椎要处于伸展状态，即保持生理前凸的位置是重要的。因为大部分患者均为突出物向后侧方突出，这样的位置牵引力量则是作用椎间盘向前，对减轻突出物引起的症状是有帮助的。

（2）牵引力量：由于人体仰卧位时身体与床的摩擦系数为0.5，而腰$_3$以下的身体重量为体重的50%，故腰椎牵引力量至少>25％体重才可克服牵引时的摩擦力。但这只是克服摩擦力的最小牵引力量。一般牵引力量的范围为30~70千克，较大的牵引力量可导致腰椎损伤的危险。

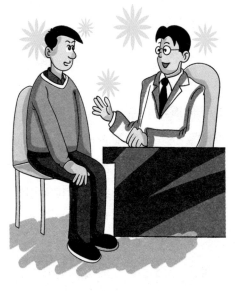

（3）腰椎牵引的时间和频度：腰椎牵引的时间在很大程度上受到牵引力量的影响。一般牵引力量大则牵引时间相对要短些，反之则牵引时间要长些。通常每次牵引持续的时间以20~40分钟，平均30分钟较为适宜。腰椎间盘突出症患者牵引治疗时，治疗时间应宜短些。因为当椎间隙增宽时，椎间盘内压力降低，即可达到有益的效果。治疗频度一般为5~6次/周。

除了上述影响因素之外，骨盆牵引带的形式、牵引带固定的位置、牵引的模式，以及牵引开始/结束的方式、牵引的常规程序、禁忌证的界定、不良反应的预防等都有可能影响腰椎牵引的效果。

什么是最常用的腰椎牵引方法

腰椎牵引方法较多，根据牵引力的来源（如自身体重、重锤、动力）、牵引时间（如长时间、短时间）、牵引的连续性（如持续性、间歇性）、牵引的体位（如仰卧位、俯卧位、悬吊）等因素可组成多种形式。

目前，随着牵引装置的不断更新和改良，一些应用不方便并有可能引起不适反应的牵引方法，如斜板悬吊牵引法等已逐渐少用。腰椎牵引常采用动力性的、电脑控制的牵引床。这种类型的牵引床可以对牵引重量、牵引时间、牵引模式（即可以进行持续牵引或间歇牵引，间歇牵引时牵引床可预先调节牵引期和间歇期的时间和重量，包括间歇期小剂量的维持重量）等加以控制和调节，因此在临床应用上提供了多种牵引形式的选择。

除此之外，目前应用的腰椎牵引床在牵引体位、牵引带和安全保护等方面也进行了一定改进。

（1）牵引体位的改进：牵引体位主要可分为仰卧位牵引和俯卧位牵引。在腰椎牵引过程中，无论在仰卧位牵引，还是在俯卧位牵引，体位改变的目的主要是使腰椎前凸生理曲度的改变。而腰椎前凸生理曲度的改变主要依靠牵引装置和一些外在的辅助物品等途径提供。例如，较新的腰椎牵引床可采取俯卧位的体位。俯卧位牵引的优点在于它可在牵引时或治疗后不需要搬动患者即可开展物理治疗等其他康复措施；而且治疗医师在牵引过程中可触诊棘突间隙以确定牵引作用的节段。仰卧位牵引时，采用脚凳等辅助设备可使髋、膝关节屈曲，以

减轻腰部的前凸。

（2）牵引带的改进：通常腰椎牵引时，腰椎牵引带固定于骨盆处，反向牵引带固定于两侧腋窝，利用对抗牵引的方法进行。但是有时反向牵引带置于腋窝可能会造成臂丛神经损伤（至少是不适的感觉）。因此，有的腰椎牵引床对此进行了改进，将反向牵引带置于胸廓就是其中的一个方法。

（3）安全保护的改进：腰椎牵引时为了进一步加强安全保护性的措施，现在多增加紧急制动装置、过量报警信号及调节牵引重量递增速度的装置（避免突然的、较大的张力）等。

所有这些，均在更大程度上增强了腰椎牵引的疗效，避免了牵引的不良反应。

牵引的其他特殊方法

除了这种常用的动力牵引之外，根据牵引力来源，腰椎牵引还可有自体牵引、倒立牵引、重力牵引、悬吊牵引、滑轮-重量牵引和水中牵引等相对特殊的方式。

自体牵引需要借助徒手倾斜和旋转牵引装置两个独立的部分获得腰椎三维运动的共同作用达到治疗目的，其中患者在很大程度上自我提供和操作牵引力量。

倒立牵引技术需要用一特殊的皮带系于患者骨盆，或在双踝部穿上一固定的"靴子"，然后将患者悬吊于一颠倒的体位，在这一位置，上身、双上肢和头部的重量（约体重的50％）作为重力因素成为腰椎牵引力量。

重力牵引是通过装置牵拉双下肢并用的特制背心固定胸廓而实施的一种牵引方法，患者在此状态下逐渐"倾斜"直至垂直或近垂直位，在这一位置，患者双腿和双髋的重量（约体重的40%）作为重力因素成为腰椎牵引力量。

悬吊牵引也是一种腰椎牵引方法，操作大概与重力牵引基本相似。

滑轮–重量牵引方法是利用滑轮转换力量的方向，应用沙袋、重锤等附加重量充当牵引力的一种牵引方法。

水中牵引是利用一类似救生圈的浮环围在胸廓，使患者垂直浮于水中而牵引重量系于双腕或双踝的一种牵引方法。即利用水的浮力和重物的重力共同作用达到牵拉腰椎的目的。温暖的水温还可帮助患者放松肌肉。

如何选择腰椎牵引模式

在腰椎机械牵引中，持续牵引或间歇牵引的选择似乎没有什么特别的依据。但是在具体操作中，持续牵引与间歇牵引还是有一定的区别。

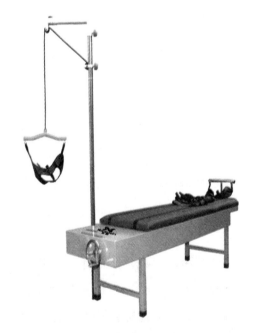

（1）持续牵引与间歇牵引之间的生理效应可能略有差别

持续牵引的生理效应：一般牵

引力量不大，患者可以较长时间的耐受，从而对病变部位有一种牵张制动的疗效。对处于疼痛性痉挛的肌肉，这种牵引方法特别有效，它可能使其处于"生理休息"的放松状态。对小关节、椎间盘、连接韧带、肌肉的急性损伤具有一定的镇痛作用，可使受牵引的脊柱节段每一椎间隙获得相同的增宽，从而缓解突出的椎间盘对脊神经根的刺激或压迫，并有助于脊神经根部炎性水肿的消散。

间歇牵引的生理效应：易于促进血液循环，特别是关节连接面、脊髓神经节、肌肉、肌腱和韧带处的血液循环。对椎间盘可产生节律性的负压"吮吸"作用，有助于椎间盘的营养，对损伤的椎间盘恢复有利。对脊柱周围的肌腱、肌肉韧带进行周期性牵拉-放松，产生类似牵张性的生理运动和按摩的作用，有助于重新恢复上述组织结构的弹性和柔韧性。间歇牵引所产生的分离和活动的合成效果可能会使椎间孔处脊神经根的粘连获得松解。在心理上诱发有益的辅助作用，并可能由此增强姿势和本体感觉方面的能力。

（2）持续牵引和间歇牵引的临床意义可能略有不同

持续牵引的临床意义：这种方法通常通过滑轮-重量系统完成。具体应用时，患者采取卧位，通过固定于床头或床尾的滑轮，牵引绳可以延伸和改变方向，在牵引绳的另一端系一牵引所需重量的沙袋或重锤。因为通过滑轮绳可前后滑动，因此不用调整牵引力量，患者还可在床上略微地做一些活动。这一牵引的意图并非是去影响椎间隙，而仅仅是使肌肉、韧带、肌腱等组织获得适度的牵张，以此产生生理上的放松和制动效应。急性腰椎间盘突出症患者因为牵引的目的是缓解肌肉痉挛，因此对腰椎持续牵引的力量要求是<25％体重。持续牵引的时间可根据患者严重的程度和医生所要达到的治疗目的决定。持续牵引之所以需要较长的时间，是因为通过这一牵引方法，可使患者病变局部获得休息，并通过连续适度的牵引，逐步缓解肌肉的紧张。

间歇牵引的临床意义：这一形式在近几十年应用较为广泛。脊柱在牵引过程中柔和的节律性的牵拉-放松活动，类似于一种健康的运动锻炼。在脊柱退行性骨关节疾患等情况下，会出现相应的周围纤维组织的变化。间歇牵引可缓解由于这些变化造成的疼痛。

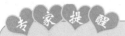

节律性间歇牵引可能通过改善血液循环或预防、降低腰椎结构的粘连来缓解疼痛，还可能通过刺激肌肉传入神经纤维来抑制脊髓水平的疼痛传导。此外，还可有其他方面的作用，如松动僵硬的小关节，缓解来自于小关节感受器传入冲动不正常模式造成的疼痛，通过抑制传入神经途径缓解疼痛，降低肌肉痉挛，牵张肌肉和结缔组织，改善结缔组织和肌肉的组织-液体交换，可改善动脉、静脉和淋巴回流，还可改善节律运动的心理调节。

进行机械牵引时患者应注意什么

腰椎的机械牵引一般由医务人员操作完成。在进行腰椎机械牵引前，患者应对腰椎机械牵引时需要做的配合工作和注意问题有所了解。只有这样才能使腰椎机械牵引获得更大的疗效，并可有效地预防不良反应的发生。

1. 治疗前的准备

（1）患者应知晓自己的体重，因为治疗人员在确定首次牵引重量时，一般要参考患者的体重。

（2）患者在治疗人员的指导下，除去皮带、腰围等易影响牵引带放置的物品。

（3）对治疗人员告知的、在牵引过程中不应发生的情况要清楚，同时在治疗人员演示后，掌握发生这些情况时如何应用安全开关。

（4）选择最舒适和放松的体位。患者仰卧位或俯卧位，胸椎置于滑动分离式牵引床的固定部分，骨盆置于牵引床的移动部分，以便牵引时腰椎处于牵引床的滑动处。在牵引床未启动之前，注意其移动部分应处于锁定状态。为获得腰椎椎体后部的分离，腰椎应处于略屈曲位（即腰椎处于平坦状）。欲达到这一位置，患者仰卧位牵引时，双髋屈曲和双大腿休息位置于小凳之上；俯卧位牵引时，可将垫枕置于患者腹部下面。

（5）合理应用牵引带。牵引带捆绑于患者骨盆之上，其上缘恰好处于患者髂前上棘，因此也称为骨盆牵引带。反向牵引带可避免患者顺牵引力量就势的滑动，它一般系于患者下胸廓，因此也称为胸廓牵引带。有时反向牵引带也作用于腋下，此时则称之为腋下牵引带，牵引带系于牵引床床头。骨盆牵引带双侧的固定皮带系于一牵引弓，然后与牵引主机上的牵引绳相连。患者应处于合适的牵拉力学列线上。

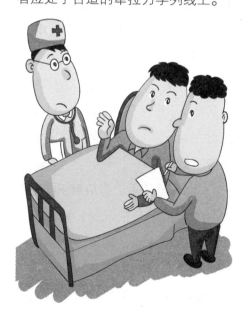

2. 治疗过程中的注意事项

（1）患者在治疗过程中应注意症状、体征的改变情况，以提供治疗人员在随后的治疗过程中选择牵引体位、牵引力量和牵引时间，以保持疗效稳定。

（2）如果出现不良反应，应及时报告。

（3）一旦症状加重或疼痛、异常感觉出现，应立即中止治疗。

专家提醒

如果患者再次牵引时，应对前次牵引后的症状、运动功能改变情况有所反映，以提供治疗人员对牵引参数的调整。一般在再次治疗时，治疗人员要根据治疗目的和患者反应进行调整牵引力量、时间，一般可先渐增力量，时间则根据力量的大小相应调整，力量大则时间短。

3. 治疗结束后的注意事项

（1）不要急于去除牵引带：应在牵引力量逐渐降低、牵引绳完全放松、所有控制回零，且关机后，再去除牵引带。一般由治疗人员先从牵引弓上卸下牵引带，然后除去牵引带。

（2）在未锁定牵引床的滑动分离部分前，患者不要自行起床，以免跌倒。

（3）患者应认真地回答治疗人

员关于牵引是否有效或是否由于牵引治疗带来不适症状等问题，特别要注意是否感到疼痛加重、胸闷等症状，因为这些症状是作为改变牵引力量、治疗时间或中止治疗的依据。

什么是腰椎徒手牵引

徒手牵引是相对机械牵引的一种牵引方法。如上所述的一些牵引方法，需要一定装置，如间歇牵引一般需要电动牵引装置，最简易的牵引装置至少也需要一个牵引架。这些利用装置进行牵引的方式都可以归类为机械牵引。机械牵引，特别是一些电动牵引装置，可直观地反映牵引力量的大小。而徒手牵引则是治疗人员通过抓握住患者身体的某一部位后，借助体位调整和搬动等方式徒手对脊柱腰段施加牵引力量的治疗手段。其治疗时间为数秒钟（通常为15~60秒钟），或仅是一突然而快速的拉伸过程，治疗人员可以感到患者的反应，但牵引力量的大小并不能被客观地测量。此外，患者接受徒手牵引时的放松程度较机械牵引时更为困难一些。

腰椎徒手牵引不像颈椎徒手牵引那样易于进行。因为此时牵拉的力量必须要克服与腰3以下1/2体重相关的摩擦力。腰椎徒手牵引的基本方法如下：

（1）患者的位置：仰卧于治疗床。最好是应用可滑动分离的治疗床，以使牵引时的摩擦阻力最小。

（2）治疗人员的位置：可根据患者双髋和双下肢位置的变化而定。①患者双下肢伸直、腰椎伸展时，治疗人员施力牵拉患者踝部。②患者双髋屈曲90°，腰椎屈曲，双下肢悬挂于治疗人员双肩，治疗人员用双臂绕于患者双下肢施力。③治疗人员应用一条绕于自身骨盆的环形皮带助力。

（3）当徒手牵引应用于检查患者对牵引的耐受情况时，应注意变化患者腰椎屈曲、伸展或侧屈的程度，以寻找适合患者腰椎徒手牵引的最舒适体位，同时还应注意患者的反应。

（4）治疗过程中，根据如前所述选择一使患者症状减轻且为最小的腰椎位置。

（5）治疗人员应该用其自身整

个体重去有效地产生牵引力量。当欲采用一大的牵引力量时，患者胸椎应予以固定。这时可以在患者胸廓捆绑一反向的牵引带，并在治疗床头系紧；或者由另一个治疗人员立于治疗床床头，抓握住患者双臂以固定患者。

使一持续的牵引力量作用于腰椎的牵引形式。这种牵拉力量可以是对称的，也可以是不对称的。当其处于一对称牵拉状态时，它可有效地纵向牵拉腰椎结构；当其处于不对称状态时，它通常合并侧屈，仅影响腰椎节段的一侧。

专家提醒

在腰椎徒手牵引时，患者首先要尽量使自己放松，尤其是使腰部的肌肉放松，紧张的肌肉往往会影响治疗效果。其次患者要特别注意体会牵引时原有疼痛等症状的改变情况，并及时地向治疗人员反映这些改变，以利于治疗人员对牵引角度、力量、时间进行及时调整。这一牵引方法也可在医生指导下，在家中进行。

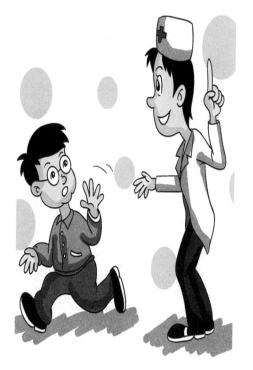

如何进行腰椎摆位牵引

摆位牵引是应用枕头、滑轮或沙袋等辅助物品，将患者置于各种需要的位置，通过这种摆位方法，

摆位牵引的目的主要为缓解被卡压神经根的压力和放松痉挛的肌肉。摆位牵引是一种灵活性牵引方式，可使治疗效果最大限度地作用于引起患者症状、体征的结构，或有效地将牵引作用于一特定的脊柱节段，同时可以通过局部活动、有

关症状的改变和神经根体征来发现最佳位置。处于最佳位置时，往往症状和体征会变得最轻。有神经根体征的患者，若牵引未能很好改善其体征时，可通过进一步改变牵引位置而不是增加牵引力量来达到理想的效果。

腰椎摆位牵引时，位置的确定以症状和体征轻缓为主要依据，并在牵引过程中保持这一位置。一般情况下，腰椎摆位牵引常通过附加各种初始的牵引位置和采用对称性牵引方法得以完成。

腰椎摆位牵引初始位置选择的目标为可保持患者疼痛缓解的位置，患者最易放松的位置，所选择的牵引方法最易完成的位置。患者具体选择方法为自我选定的缓解疼痛体位，由于疼痛而改变的被迫睡眠体位，或小心的运动试验观察其对症状、体征的改变。

腰椎摆位牵引时，可采用机械方法，也可采用徒手牵引方法。徒手腰椎摆位牵引的具体方法如下：

（1）患者位置：以症状和体征变得最为轻缓的体位确定牵引位置，并在牵引过程中保持这一位置。一般可选择侧卧位，治疗侧向上。用一卷好的小毯子置于腰椎所需牵引部位之下，这可导致治疗侧相反方向的侧屈，形成关节突小关节向上滑动。

（2）治疗人员位置：站立位，面对患者侧卧位的背侧，决定接受大部分牵引力量的腰椎节段，并在这一节段水平和水平之上触摸棘突。

（3）程序：患者放松地处于腰椎侧屈位，治疗人员在此基础上给予一附加的旋转，使在所需牵引的水平产生一股分离的力量。附加的旋转可通过轻柔的推压患者侧卧位侧肩部以旋转上身躯干，同时治疗人员用另一手触摸棘突以决定旋转已抵达该棘突对应的腰椎节段（此时恰好上面的小关节可产生分离）。然后屈曲患者侧卧位上侧的髋关节，再次触摸棘突直至腰椎下部的屈曲部分。在此节段两个相反的力量相遇可产生一最大的位置分离力量。

（4）牵引的力量：最初的牵引力量可直接作用于症状发生侧或某一特定的部位，因此有益于达到选择性牵引的目的。

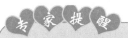

由于摆位牵引相对较易操作，治疗人员教会患者或家属后，即可成为患者家庭自我治疗的一种方法。是否采用对称性或不对称性牵引，可根据牵引体位是否涉及侧屈而定。不涉及侧屈者，往往可采用对称性牵引，反之为保持侧屈，不对称性牵引则是必要的。对称性牵引时，可采用仰卧位、俯卧位、侧卧位等体位。不对称性牵引最易采用的体位是侧卧位，侧屈则可通过1~2个毛巾卷垫于与牵引床相接触的腰部，同时位于侧卧位上方的下肢顺牵引方向伸直。

 ## 如何开展家庭牵引疗法

有些患者，尤其是需要卧床休息的腰椎间盘突出症患者，若能在卧床休息的同时，配合进行牵引治疗，则是一件极好的事。但是牵引疗法一般都需要在医院住院或门诊治疗，并要借助一定的器械和装置才能进行。那么，能否在家开展牵引疗法解决这一实际问题呢？

因为牵引疗法最基本的原理是作用力与反作用力，所以只要配齐了骨盆牵引带、牵引绳、滑轮、滑轮固定架及重物等必需材料，在医生指导下，牵引疗法就可以在家庭中开展。

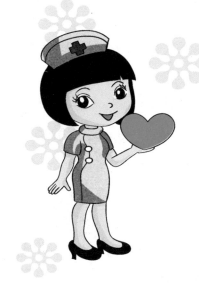

（1）骨盆牵引带：与简易腰围制作基本相似，但为便于牵引操作，开口一般位于前方，材料以柔软透气、有一定韧性的薄帆布为佳。根据个人的胖瘦决定尺寸大小。中间连接部分可用挂钩、纽扣等固定，同时在两侧装上用于牵引的条带。为了防止牵引时对髋部的压迫，可在牵引带的双侧下端缝上宽的松紧带。

（2）牵引绳：最好选用专门用

于牵引的蜡绳，以降低阻力。左右两根牵引绳在床尾处的间距最好为患者骨盆的横径再加1/2。如过窄，患者会感到髋部疼痛；如过宽，则易使牵引力量分散。

（3）滑轮及滑轮固定架：选用较为灵活的滑轮。滑轮固定架可用一根支柱安装在床架上牵引重物。

（4）牵引重物：最好选用标准的重锤，若无重锤，可就地取材，用沙袋、砖头或其他重物代替。

　　需要再次提醒的是，虽然家庭中开展牵引疗法具有相对简单、安全、患者痛苦小的优点，但是慎重起见，患者一定要在医生指导下开展此项治疗，并遵照医嘱进行。

家庭牵引疗法如何具体进行

　　配齐了上述牵引材料后，简易牵引疗法就可在家中进行。由于大部分腰椎家庭牵引装置常采用体重、体位及滑轮—重量系统产生牵引力量，因此牵引模式以持续牵引最易采用。这样，只要确定了相对安全的牵引时间就可使患者获得较好的疗效。具体方法如下：

　　（1）选择体位：患者仰卧于木板床，床上最好铺上软硬适中的褥垫。

　　（2）固定牵引带：将骨盆牵引带打开，置于腰部，然后围至腹部，使之妥帖固定。

　　（3）适当抬高床尾：牵引带系好后，即将床尾（患者足侧）抬高15~25厘米，以形成头低脚高的斜面。牵引重量愈大，抬高的高度相对也越高，但如有头昏眼花等症状的患者，则不能将床尾抬高，应保持患者水平位即可。

　　（4）安装牵引重量：一般按体重的1/8~1/10选择重物，通过床尾的滑轮挂于牵引绳上。

　　（5）腰椎的位置：在牵引时，也可将枕头垫于患者双下肢，使双侧髋关节、膝关节保持屈曲位，以减少腰骶部的前屈，并使患者舒适、放松。

　　（6）治疗次数及时间：由于牵引的重量较轻，牵引可每日上午、下午及晚上各进行1次，每日牵引总的时间为0.5~1小时。

（7）疗程：3周为1个疗程。可视情况进行2~3个疗程。两个疗程间隔时间为5~6日。

一般患者在牵引最初几天症状迅速减轻，第二周周末即可有一定的疗效，第三周为巩固阶段。若第一周症状无明显好转，可适当增加牵引的力量；若仍无明显好转，则有可能家庭机械牵引无效，患者应及时就诊，查明原因后，调整治疗方案。

怎样开展家庭徒手牵引疗法

腰痛患者的家庭牵引，除了可用简易的牵引装置进行外，还可以由患者自己或别人徒手进行。具体方法如下：

（1）"攀单杠"牵引法：这是一种患者可自行开展的悬吊牵引方法。适用于腰椎间盘突出症的青壮年男性患者，或仅有轻度椎间盘退化、关节突关节骨质增生的患者。实施的方法如同"攀单杠"运动那样，双手拉住铁杠，双足离地悬空，利用自身下坠的重量产生牵引作用；或者可以选择高矮合适的门框，患者先借助小凳，使身体悬空，并可以像在单杠运动那样做前后摆动动作。身体健壮、上肢有力的患者，还可以在双下肢挂上适量的重物，以加重牵引力量。"攀单杠"牵引法每日可进行2~3次，每次进行数分钟，休息数分钟，如此间断牵引15~20分钟。

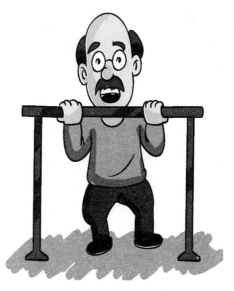

（2）徒手牵引法：这是一种由旁人协助患者开展的一种牵引方法，对体质较差的患者尤为适合。操作时，患者仰卧位，旁人双手握住患者踝部，身体向后倾，以对患者躯干施加牵引。患者也可采取俯卧位姿势，这样牵引可使腰椎处于后伸位，对于滑膜嵌顿或小的髓核突出往往有效。在牵引的同时，旁人还可以有节律地抖动患者躯体。这一方法可每日进行2次，每次可重复2~3遍。

> **专家提醒**
>
> 除此之外，患者也可开展自我徒手牵引。自我徒手牵引的具体方法为患者仰卧位，双膝屈曲置于胸前，双手抱膝，以达到分离腰椎后部的目的。并可通过放松双手双膝，然后再度重复的方法间歇进行。在应用该方法时，须注意这一形式下屈曲腰椎可增加腰椎间盘内压力。故这一技术不应用于治疗急性腰椎间盘突出症，否则易加重症状。

家庭牵引疗法时应注意什么

腰痛患者开展家庭牵引时的注意事项如下：

1. 正确地选择治疗方法

（1）需向医生咨询，明确自己确实可以进行家庭牵引后方可进行。

（2）在医生指导下选择具体的牵引方法，确定牵引姿势、重量、时间等。

2. 注意家庭牵引过程中一些可能情况

（1）牵引一般应每日进行1次，或至少隔日进行1次，间隔时间太长则将影响疗效。

（2）在牵引初期（3~7日），有些患者可因头低脚高位而产生头晕、腹胀、便秘等现象，习惯后这些现象可逐渐消失，一般不应中断牵引。

（3）在牵引一段时间后，腰痛可有所缓解，但此时不应过早中止牵引。即使腰痛很快缓解或消失，也不宜过早结束牵引，以减少复发的可能。

（4）牵引后如果出现疼痛加重现象，应暂时停止牵引，进一步明确诊断。因为不同的疾病对牵引的反应有所不同，而且有时腰椎间盘突出症可因不同的突出部位而对牵引疗法的反应不一致。

（5）牵引后有时疼痛虽然消失，但麻木感和肌力（如拇趾背屈肌肌力）低下的现象会延续一段时间，此时应配合药物、理疗、运动疗法、针灸、按摩等其他疗法。

（6）若牵引后症状无明显改善，应及时向医生反映情况，查明影响因素，并及时改换条件，或更换别的治疗方法。例如，有时卧位牵引或牵引绳受阻时，摩擦力较大，可影响牵引力的大小，使疗效降低。

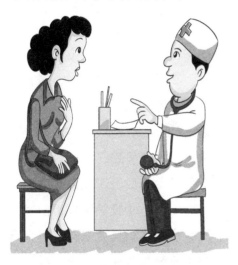

3. 注意自我防护

（1）在家庭开展自我牵引时，应注意自我防护，特别要注意有无不适感，以便在发生异常情况时及时采取措施。

（2）年龄较大的患者应以较轻重量的牵引为主，不得进行力量较大的牵引。

（3）牵引重物放置的高度一般以40~60厘米为好。过低容易与地面接触而失去作用；过高则有可能在牵引过程中产生撞击现象。尤其是家中有小孩时，更应注意牵引用重物的高度。

专家提醒

腰椎牵引技术有着十分悠久的历史，随着现代医学的进步，这一技术在理论和实践上均有较好的发展，并成为治疗腰痛疾病的一项重要手段。在进行家庭腰椎牵引时，也同样应特别注意掌握其适应证和禁忌证，并应注意操作过程中有关参数的相互关系。

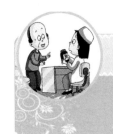

第二节
人工关节置换

什么是人工关节

　　人工关节是人们为挽救已失去功能的关节而设计的一种人工器官，它在人工器官中属于疗效最好的一种。一般来说，其使用年限可达20年以上。随着科技进步，人工关节手术已经是一种十分成功和有把握的手术：它可以即刻消除关节疼痛、恢复关节的正常活动功能，使长期受关节病痛折磨的人们再次获得新生，手术后可以像正常人那样，行走、爬楼、外出旅行、外出工作、购物和体育锻炼等。

哪些患者应该换人工髋关节

　　适合人工髋关节置换术的疾病有：

（1）髋部骨折

　　①股骨颈骨折有移位，年龄较大者。②股骨颈陈旧骨折，因各种原因延误治疗或保守治疗后出现骨折不愈合或股骨头缺血坏死者。③外伤性股骨头缺血坏死、塌陷者，因股骨颈骨折治疗后出现股骨头缺血坏死、塌陷者。④股骨颈骨折前髋关节已有病变，如骨关节炎、类风湿关节炎或股骨头缺血坏死等病变。⑤股骨颈骨折患者全身情况差，不宜久卧床者。⑥髋臼出现继发骨关节炎、骨坏死和关节畸形的疼痛和功能障碍。⑦髋臼骨折早期的人工髋关节置换仅适用于预期切开复位和内固定手术后效果较差的老年患者。

　　（2）髋关节骨关节炎（或骨质增生）：髋关节骨关节炎出现夜间痛、服用止痛药效果不佳，影响工作和生活的患者。

（3）股骨头缺血坏死：激素性或酒精性或特发性股骨头缺血坏死患者，股骨头已经塌陷，疼痛、功能障碍。

（4）髋关节发育不良或髋关节脱位：中老年人患髋关节发育不良或髋关节脱位，出现患髋部疼痛或腰部疼痛或健侧髋或膝关节疼痛者。可考虑行全髋关节置换术。

（5）类风湿关节炎：类风湿关节炎髋关节疼痛，药物效果不好或出现髋关节畸形、功能障碍者。

（6）强直性脊柱炎：强直性脊柱炎髋关节病变，药物效果不好，或髋关节畸形、功能障碍者。

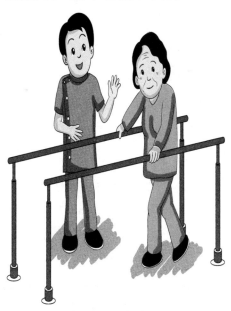

（7）髋关节感染、外伤、手术后残留关节强直：髋关节强直出现下腰痛、同侧膝关节疼痛或对侧髋、膝关节出现疼痛。髋关节融合术后出现假性融合伴疼痛或非功能位融合。

（8）髋关节的其他疾病，经常规治疗无效者。

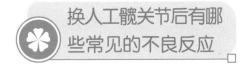
换人工髋关节后有哪些常见的不良反应

（1）术后感染：据资料显示，术后软组织浅表感染发生率为3％~5％，与医院环境、患者及家属是否接受预防院内感染教育有关，以术中污染或病期交叉感染（肺部感染、泌尿系感染、切口感染、血源性感染、切口脂肪液化感染）为主要原因，加上手术对人体带来心理及生理上的创伤，使人体的免疫系统受到不良影响，术后1周内会出现白细胞下降，骨水泥单体的释放影响吞噬细胞作用，出现排异反应，从而增加感染的机会。

（2）髋关节脱位：早期脱位是指全髋关节置换术后6周以内的脱

位，与手术入路、术中假体安置角度、体位护理不当（不正确搬动、卧姿、翻身）、早期功能锻炼不当有关。

（3）下肢深静脉血栓（dvt）形成：术后静脉血栓形成与患者长时间被动体位、术中止血带的使用、手术时间过长、过度旋转牵拉及骨水泥聚合物产热使邻近血管间接受到损伤、失血及术后患肢肿胀使血流动力学发生改变有关。

哪些患者应该换人工膝关节

适合人工膝关节置换术的疾病：

（1）膝关节骨关节炎：膝关节骨关节炎疼痛加重，药物效果不好者。

（2）膝关节创伤性骨关节炎：膝关节因外伤后或半月板切除术后出现疼痛诊为创伤性膝关节炎，药物效果不佳。

（3）类风湿关节炎：膝关节类风湿关节炎疼痛，药物效果不好或出现关节畸形、功能障碍。

（4）膝关节感染、外伤、手术后残留关节强直：膝关节因化脓感

染或结核感染、外伤、手术后残留关节强直，出现下腰痛或健侧髋或膝关节出现疼痛；膝关节融合术后出现假性融合伴疼痛或非功能位融合者。

换人工膝关节后有哪些常见的不良反应

（1）下肢深静脉血栓和肺栓塞：下肢深静脉血栓形成（deep Venous thrombosis，DVT）是人工膝关节置换术后较常见和较严重的并发症之一。国外许多学者调查研究报告认为，在没有进行任何预防干预下，单侧人工膝关节置换术后DVT的发生率大于50％，而同期双侧人工膝关节置换术后DVT的发生率大于75％。所幸的是，不同于全髋关节置换术，膝关节置换术后DVT主要发生在小腿静脉内，少有近端孤立的静脉血栓，很少形成危及生命的近端栓子。单纯依靠症状、体征诊断DVT是不可靠的，通常需要借助辅助检查。目前对DVT高危因素的患者提倡术前多普勒超声检测筛选，术后多普勒超声检测和静脉造影检查确诊。

（2）伤口愈合不良：受患者的

全身情况及膝关节局部软组织条件的影响，人工膝关节置换术后伤口愈合不良较为多见，文献报告在2％～37％不等。临床主要表现切口渗液过多、切口内血肿形成、切口周缘皮肤坏疽。

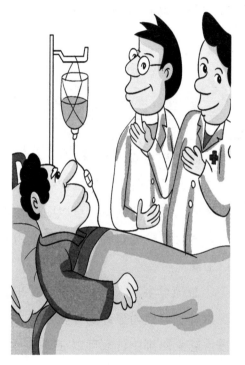

（3）假体周围感染：膝关节位置表浅，周围肌肉组织少，故人工膝关节置换术后出现深部假体周围感染的危险性较人工髋关节置换术更大，治疗更困难，已受到了关节外科医师的广泛关注。所有术后感染患者均主诉膝关节疼痛，早期感染或严重感染的患者常表现为持续性膝关节疼痛或静息痛，或者缓解后又加重的疼痛，膝关节明显肿胀、皮肤潮红、皮温升高、压痛、渗液、流脓或窦道形成，常伴发热、白细胞升高。亚急性、慢性感染患者局部红肿不明显，一般不伴发热、白细胞总数也不高，常常导致诊断困难。临床上我们常常需要仔细鉴别假体周围感染与假体无菌性松动。

（4）术后骨折：人工膝关节置换术后骨折发生率较低，文献报告统计结果为0.3％～2％。大部分骨折出现在术后早期与中期，跌倒或其他轻微损伤是骨折的直接原因。发生骨折的患者通常自身存在以下高危因素：严重骨质疏松、长期服用含糖皮质激素的药物、类风湿关节炎、股骨髁前皮质存在凹陷切迹、关节僵硬、关节纤维化、关节不稳、假体周围骨溶解、膝关节外翻畸形、神经源性关节病以及肿瘤局部复发等。

（5）关节僵硬：关节僵硬是术后最常见的并发症之一。起因几乎涉及膝关节置换术的所有方面，如假体选择不当、安装位置偏差、软组织平衡处理不善、腘窝内残留

专家提醒

人工膝关节置换术后除感染、假体松动、关节不稳、髌骨撞击综合征等因素所致的膝关节疼痛外，部分膝关节疼痛难以找到明确的原因和有效的治疗方法。曾有临床资料报告术后膝关节屈曲挛缩畸形是残留疼痛的因素之一，畸形的纠正可使疼痛得到一定程度的缓解。其他因素如神经源性关节病、金属材料过敏、膝周软组织炎症如肌腱炎、滑囊炎等均被认为可引起膝关节疼痛，但临床上很难获得确切的依据。少数患者关节活动度良好，行走活动时无痛，但端坐休息时却出现疼痛；还有患者术后早期出现较严重的膝关节疼痛，经历一年左右时间可自然缓解。必须指出，有相当一部分暂时难以解释的术后残留疼痛患者最终被证实与感染及无菌性松动有关，应定期检查随访，如复查血沉、C反应蛋白、X线照片，必要时可关节穿刺细菌培养、放射性核素扫描和关节镜检查。另外，合并腰椎间盘突出症也可以表现为膝关节疼痛，应注意鉴别。

骨赘和骨水泥、术后感染、术后疼痛、术后肿胀、髌骨关节问题、聚乙烯磨屑引起的滑膜炎、腱鞘炎、关节内纤维增生粘连、交感神经反应性神经营养不良、术后康复指导不够或患者不配合治疗，这些原因均可造成术后关节僵硬。

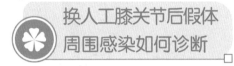

换人工膝关节后假体周围感染如何诊断

血液学检查、X线检查、核素扫描有助于诊断。穿刺抽取关节积液做细菌培养结果阳性可以明确诊断，同时可根据药敏试验结果选用抗生素。

血液学检查：急性感染可出现白细胞计数明显升高伴核左移，慢性感染白细胞计数可以在正常范围。血沉加快和C反应蛋白升高提示炎症存在，但部分患者膝关节置换术后血沉加快和C反应蛋白升高与感染无关，持续半年后才逐步降到正常，类风湿关节炎患者血沉和C反应蛋白检查意义不大，除非多次监测发现有持续性升高。血培养阳性可以确诊，但临床上阳性率很低。

膝关节X线检查：在早期患者没有明显改变，晚期可以出现骨破坏、局灶性骨溶解、假体周围透亮线，少数患者可出现骨膜反应和新骨形成。X线检查虽然对于早期诊断意义不大，但对于排除其他原因引起的膝关节疼痛有重要价值。

核素扫描：对于诊断术后深部感染有较高的敏感性和特异性。目前认为^{99}锝扫描无助于鉴别感染与无菌性松动，而^{66}镓、^{111}铟扫描对感染诊断意义较大。有报道称^{111}铟扫描的准确率高达94%。一般来说，核素扫描对于急性感染敏感性高，对于慢性感染敏感性差，且受操作技术及设备影响，总的敏感性为70%~90%。核素制备、运输及废料处理要求较高，目前大部分医院尚没有条件开展这方面检查。

关节穿刺：关节穿刺抽取关节液作细菌培养的阳性率约为65%，但找到致病菌是诊断感染的最直接依据。故高度怀疑术后深部感染者，均应作关节穿刺检查，除做关节液常规和生化检验外，应抽取多个标本作细菌培养。关节穿刺液细菌培养在抗生素应用前或停药2周后进行，可以提高检出率。另外要注意严格消毒，从皮肤相对正常侧进针，避免将关节外细菌带入关节腔。关节穿刺液细胞计数，白细胞计数超过25000/立方毫米感染的可能性大。

聚合酶链式反应（PCR）：用PCR方法检测关节液中细菌的脱氧核糖核苷酸（DNA）曾被用于膝关节置换术后感染的诊断，具有很高的敏感性，只要标本中具有少数几个细菌的DNA，通过几何级数的扩增就能检测出来，但遗憾的是标本中只要有极少量的其他细菌污染就会出现假阳性，目前已因假阳性率太高而限制临床应用。

对于难以确诊的患者，应及时做关节镜检查或切开探查。术中应在可疑处作多点取材，尤其是骨水泥—骨界面、假体—骨界面处。术中冰冻切片检查若发现每高倍镜视野下的白细胞数大于10个，应考虑感染，少于5个可以不考虑感染，5~10个之间应结合其他检查结果进行分析。同时取关节液和组织块分别做细菌培养和药物敏感试验。

营养不良及低蛋白血症等。

（2）患肢术前软组织条件差：如膝部有多个陈旧性瘢痕影响切口选择及愈合，下肢静脉曲张或深静脉栓塞影响组织血液回流，膝部严重畸形需要充分松解引起血管损伤出血、血运受限及血肿形成。

（3）手术技术欠佳及术后处理不当：如切口选择不当、术中过度牵拉、电灼烧伤表皮和真皮层、止血不彻底、关节囊缝合过于松弛、皮肤缝合过于紧密、敷料或石膏外固定压迫伤口等。

专家提醒

人工全髋关节置换术手术方式较多，每种方式都有各自的优缺点。例如，前路手术提供了较好的稳定，但手术的破坏性也增加了术后并发症的可能性；侧路手术由于需要松解臀大肌近端上1/2部分，这可导致术后明显的外展肌力弱；后路手术提供了极佳的手术路线并保留了外展肌的完整，但易导致术后关节失稳、假体脱位。因此，针对不同的手术方式，由于存在不同的功能限制，康复方法也应略有不同。

人工髋关节置换术后什么时候开始功能锻炼

人工髋关节置换术后的康复训练是至关重要的。训练的目的在于促进患者恢复体力，增加肌力，增加关节活动度，逐渐恢复日常生活动作的协调性。训练必须遵循个体化、渐进化、全面性3个原则。功能锻炼应注意运动量的控制，训练后如髋部出现疼痛，肌肉僵硬，经

换人工膝关节后引起伤口愈合不良的主要因素有哪些

（1）患者全身情况较差：如合并糖尿病血糖未控制，患类风湿性关节炎长期服用糖皮质激素或非甾体类抗炎药物，过度肥胖引起的切口暴露困难及皮下脂肪坏死液化，严重

专家提醒

老年人髋关节置换时常在股骨和髋关节之间使用骨水泥，而年轻者髋关节置换时则不使用骨水泥。不使用骨水泥者，术后康复时机应迟些，患肢负重也应有所减少，而使用拐杖的时间要有所延长。值得指出的是，人工全髋关节置换术的方式发展较快，其中，假体材料的选择、固定方式（如非骨水泥时是否应用自体骨植入）和再次翻修手术等，在一定程度上会对术后的愈合、康复有所影响。因此，具体的康复方法要相应有所调整。

休息30分钟或口服消炎止痛类药物后不能缓解，应考虑活动过量，此时需减少运动量。人工全髋关节置换术后的训练，不仅是手术侧髋关节和膝、踝关节，还应有上肢、对侧下肢各关节的活动。使用骨水泥假体的患者可进行下列日常训练：术后第2天，允许床头抬高，不超过15~30°半卧位；术后第4天，可在腋杖辅助下、离床站立，并开始练习跨步行走；术后第5天，可允许上卫

生间，但髋关节屈曲不宜超过90°。上述活动必须在医务人员指导下，并仅适合假体植入稳定性良好的病例。卧位锻炼还包括深呼吸，膝、踝关节屈伸活动；股四头肌和臀肌的等长锻炼；使用非骨水泥假体患者需推迟扶拐下地时间，患肢术后6周内不能负重。

换人工膝关节术后怎样锻炼比较科学

人工膝关节置换术的目的在于缓解关节疼痛、纠正关节畸形、改善关节功能。手术后的功能康复训练是否得当直接影响到手术的疗效的好坏。康复的目的是希望通过增强肌力训练，加强膝关节周围肌肉力量，增强关节的稳定性。通过对关节活动度的训练，使膝关节的活动度最大限度的恢复，以满足日常生活的需要。膝关节的训练中，还可以改善下肢的血液循环，减少术后并发症的发生。

手术后早期，由于局部手术创伤反应、关节周围肿胀、关节内少量积血、积液或伤口敷料包扎等因

素，都影响了膝关节的康复锻炼，因此术后早期，可以穿弹性袜，抬高患肢，主动或被动活动踝关节来改善下肢的静脉回流，预防下肢血栓性静脉炎。一般在手术后第3天拔除伤口引流管，更换敷料，开始进行膝关节被动锻炼。早期锻炼主要以恢复膝关节的活动度为主，而后期主要锻炼膝关节周围肌肉的力量。恢复膝关节的活动可以通过持续被动活动机（CPM）帮助进行训练，一般在开始几天训练时，控制活动幅度在0~45°，根据患者训练后的反应，调整活动度，每天可增加5~10°。一般在2周内膝关节活

专家提醒

在恢复关节活动幅度同时，可以进行膝关节周围肌肉力量的锻炼。通过主动屈伸膝关节来锻炼股四头肌、腘绳肌的力量，增加膝关节在活动中的稳定性。当肌肉的力量明显恢复后，尤其当膝伸直可主动抬起下肢，表明股四头肌力量已能抗衡地心引力，此时可使用助步器或双腋杖下地行走、锻炼，恢复正常的行走步态。

动度可达到90°。CPM训练使膝关节活动恢复比较容易，又可防止术后关节粘连。

人工全髋关节置换术后患者出院后如何进行康复治疗

（1）根据手术类型决定手术髋关节继续需要保护的时间：一般术后6周的保护是必要的，这是骨关节被软组织包裹和骨愈合的大概时间，也是组织内生提供假体固定的时间。若假体水泥固定、无转子截骨者，练习和承重的进展速度可较快；若手术未使用水泥，限制承重的时间则相应要长一些。

（2）继续加强康复练习

在术后4~6周，可开始适度的牵伸练习，以改善髋关节活动。牵伸练习的目的在于预防挛缩，并使患者可较好地穿脱鞋袜，因为这一动作需要患者髋关节屈曲、外展和外旋的结合。因此，牵伸的方向主要以这3个方向为主，其他方向的牵伸练习则应有所限制，同时进一步

开展力量练习。

　　允许承重后，可在有或无帮助的情况下进行手术侧下肢站立时轻阻力抗阻外展健侧下肢，以促进臀中肌更大程度地收缩。通过逐渐增加台阶、椅子的高度进行上楼、下楼、坐位至站位活动，以刺激臀大肌活动。在平行杠或步行器辅助下站立，进行单关节练习和多关节练习，以保持手术下肢的部分承重。

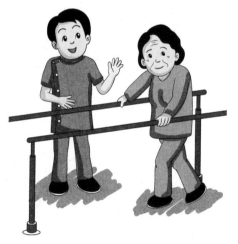

　　在具有相当肌力和平衡能力后，若无步态限制，可利用辅具进行步态训练。步态训练应强调步态质量。患者术后常习惯为术前步态，这种不完善的步态须进行矫正，以使通过假体的异常压力最小

化。在不完善步态矫正前应充分使用步行辅具。

　　继续强化手术髋功能的练习。适度的髋伸肌和外展肌力量是有效移行的重要基础，因此要强调安全的髋关节肌群练习，并改善这些肌群的耐力。继续轻负荷、高重复的渐进性抗阻练习。过高的负荷是不适合的，如跳绳运动，可导致股骨干假体的微小活动，并造成假体松弛。患者步行练习应进一步过渡至持手杖步行，渐至不用步行辅具。

专家提醒

　　患者在出院后还应逐渐改善整体功能，如可采用固定自行车练习等方法进行耐力练习，改善机体健康。但应注意，进行固定自行车练习时，要提高车座高度，预防髋关节过度屈曲。行走时避免高冲击的娱乐活动，如跳跃或下肢过大旋转力量的抗阻运动，这将导致髋关节置换假体的松弛和手术失败。

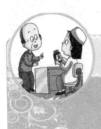

第三节
中医治疗腰痛

中医医学对腰痛的认识有哪些

中医对腰痛的认识较为深刻，在中医医书中常有"气滞腰痛"、"血淤腰痛"、"寒湿腰痛"，以及"闪腰"、"岔气"、"虚劳"等的描述。传统医学不单纯着眼于腰痛的局部，而且认为腰痛与气血、经络、脏腑等功能有着十分密切的联系。中医学认为，产生腰痛的病因主要有以下几型：

（1）急性闪挫，气血淤滞型：这类腰痛常因外力的击扑闪挫、跌打损伤引起。外伤导致经络损伤、气滞血淤，从而产生疼痛如锥，痛有定处。气血阻于腰间，不能输达

下肢，而见下肢麻痛相间，日久筋失所养，见肢软无力、肉萎不红等症状。

（2）外感风寒湿邪，经络痹塞型：这类腰痛是因风寒湿邪客于膀胱经及督脉后，造成气血凝滞，脉络不通所致。患者可因不同的诱发因素表现为腰膝冷痛、下肢重着、走串麻痛等多种症状。

（3）久病劳损，肾虚型：这类腰痛患者多为年龄较大、病程较久、体质较差。中医学认为，"腰者肾之府"。张景岳认为，"凡腹痛悠悠戚戚，屡发不已者，肾之虚也"。这种腰痛常因七情内伤、房事不节，或年老体衰、肾气亏损、血不运行、筋脉失养所致。

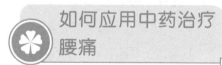

专家提醒

在中医古籍中并没有腰椎间盘突出症、腰椎退行性疾病等现代医学病名，但是根据腰痛疾病的临床表现，基本上可以与中医的"腰痛"、"痹痛"、"肾亏"等相对应。而且传统医学不单纯着眼于腰痛疾患的损伤局部，而是认为腰痛与气血、经络、脏腑等功能有密切的关系。这样就有机地将局部和整体更为紧密地联系起来，从而在治疗腰痛疾患上独树一帜，有别于现代医学治疗腰痛的方法。

如何应用中药治疗腰痛

中药治疗腰痛一般是根据患者病症，通过辨证论治，不仅治疗腰、腿的病变局部，而且通过调节气血、经络、脏腑，以达到整体治疗的目的。

（1）治疗腰痛常用的中药

①通络活血、止痛类，有当归、丹参等。②健骨强筋、补腰肾类，有川断、杜仲等。③行气散结、活络舒筋类，有牛膝、枳壳等。

此外，对于血淤者，可加用三七、红花、没药、乳香、川芎、土鳖虫等；对于肾阳虚者，宜加用寄生、熟地黄、枸杞子、女贞子、补骨脂、附子；对于肾阴虚者，宜加用枸杞子、山药、旱莲草、熟地黄等。

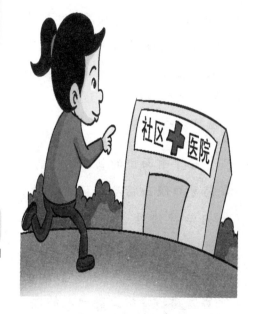

（2）中药治疗原则

①急性闪挫，气血淤滞型。以行气活血散淤、舒通经络为主，日久佐以补肾壮腰。②感风寒湿邪，经络痹塞型。以驱邪通络、温燥散风、驱寒化湿为主。③久病劳损，肾虚型。宜大剂量温补肾阳，佐以

舒通经络。④根据各型不同的治疗原则、结合临床病症，相应选用上述药物，辨证加减。

（3）其他中成药

①复方元胡注射液。主要成分为元胡。元胡有活血、理气、止痛作用，对缓解急性腰痛有一定疗效。患者疼痛较剧烈时，可每日肌内注射1~2次，每次1~2毫升。②独活寄生丸或小活络丹。对于病程较长的患者，也可服用独活寄生丸或小活络丹等中成药。用法：独活寄生丸每日2次，每次5~10克；小活络丹每日2次，每次5~10克。

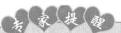

专家提醒

除了前面讲的利用汤药、成药等口服药物治疗腰痛的中医内治疗法外，利用贴敷、熏洗、涂擦局部的中医外治疗法也可治疗腰痛。外用中药在缓解腰痛的症状上有一定的疗效，因此历来为医家重视，并广泛应用。常用的外用中药有正骨水、解痉镇痛酊、麝香风湿油、息伤乐、寒痛乐等，以舒筋活络、活血止痛的作用达到治疗目的。

怎样应用针灸疗法治疗腰痛

针灸疗法是祖国医学中又一特有的治疗方法，用于治疗腰痛，具有疗效好、不需特殊设备、易于掌握等优点。针灸治疗腰痛的方法主要有体针、水针、电针、梅花针等。临床上常用体针、水针、电针。

（1）体针

①取穴。选择腰$_4$、腰$_5$棘突两旁的压痛点，臀上部痛点，或环跳、阳陵泉、足三里、悬钟、承山等穴位。②方法。以深刺、重刺激的手法，每隔2~3分钟捻转提插，共留针15分钟。每日1次。

（2）水针

①取穴。同体针。②药物。当归注射液或红花、当归、川芎混合注射液。每穴可注射3~5毫升，每次可选择2~3个穴位注射，每3日注射1次。也可用10%葡萄糖注射液5~10毫升做穴位注射。③治疗步骤。常规皮肤消毒，对准穴位，快速刺入，达到一定深度后提插数次，待出现针感后，回抽一下，无回血即可将药液缓缓注入。④注意事项。严格无菌

操作，预防感染；避免注入血管及神经干内；孕妇不宜进行。

（3）电针

是将电针仪接在针灸针尾部，通过电流对穴位进行刺激，以达到治疗目的的一种针灸治疗方法。

①取穴。同体针。②方法。一般治疗时间10~30分钟，电流量逐渐由小至大调整，以患者能耐受为度。

针灸疗法也是传统医学中治疗腰痛的一种独特方法，对各种腰痛疾病均具有较好的疗效。

 如何应用针灸耳穴方法治疗腰痛

（1）耳穴诊断

①望诊。腰椎间盘突出症患者腰椎穴呈点、片状红晕或白色，边缘有红晕；坐骨神经穴也呈点状白色，边缘有红晕，少数患者坐骨神经穴呈环状皱折或白色丘疹。腰椎骨质增生在腰椎穴上呈小片状增厚，并伴有肾穴反应；急性腰扭伤在腰椎穴外侧呈点状小片红润；腰肌劳损则在腰椎穴处反应为片状增厚及条索。②触诊。可在腰椎穴上触及结节或条索，触压时压痛十分明显；坐骨神经穴压痛也可十分明显。③电测诊。坐骨神经穴强阳性；臀、髋、膝、踝、趾等沿着坐骨神经走行分布的相应耳穴均可出现阳性反应。

（2）治疗方法分类

①耳穴针刺法。包括毫针法、电针加梅花针法、水针法、埋针法等。②耳穴灸法。包括线香灸、火柴灸、艾温灸等。③耳穴割治法。放血法、割刀敷药法等。④耳穴贴压法。包括贴膏法、压丸法等。⑤其他：包括耳穴按摩法、激光、磁疗、放射性同位素等

（3）压丸法

是最常用的耳穴治疗方法，疗效较为明显。①材料：为质硬且光滑的小粒药物种子或药丸，常用的有王不留行、油菜籽、牛黄消炎丸、六神丸等，以代替耳针贴压耳穴，达到治疗目的。一般先将胶布剪成0.6厘米×0.6厘米大小数块备用。②取穴：通过耳穴诊断方法探寻压痛点，一般腰椎间盘突出症患者取穴为腰骶椎、坐骨神经、神门、臀、膀胱、肝等穴位。③方

法：用酒精棉球消毒局部皮肤，待干后，左手固定耳廓，右手用镊子夹取粘有贴压物的小块胶布对准上述各穴位贴敷，并按压数分钟，以获得耳郭发热、发胀、放散感的针感。④疗程：一般每贴压1次，可在上述各穴位上放置3~7日。贴压5次为1个疗程。贴压期间可以让患者每日自行按压2~3次，每次每穴位1~2分钟。⑤注意事项：应注意防止胶布过敏，夏季多汗时贴压时间不宜过长，冬季耳郭冻疮处不宜贴压，患

专家提醒

耳穴诊断是在望耳诊断基础上，随着对耳穴认识的深化而发展起来的一种诊断方法。在方法上，除了传统的望诊之外，还应用了耳穴压痛诊断、耳穴触摸诊断、耳闻测定、染色法及日光反射法等方法，并根据耳穴诊断的基本理论相应设计了耳穴诊断的探测仪器。耳穴治疗则是通过刺激耳穴来达到治疗疾病目的的一种治疗方法。耳穴诊断和治疗在治疗腰痛的临床应用上具有良好的效果。

者自行按压时要避免搓揉，以防搓破皮肤造成感染。

如何应用推拿疗法治疗腰痛

推拿疗法是一种运用传统医学治疗腰痛的方法，在非手术疗法中占有相当重要的地位。在实际运用中，推拿疗法应用也相当广泛。

（1）作用

①促进局部血液循环：在推拿治疗后，由于手法的刺激可使毛细血管扩张，局部血液循环增强，为局部的组织修复或病变组织的复原创造了良好的条件。②促进淋巴液的流动：推拿治疗可加速淋巴液流动，从而对局部渗出起到治疗作用。③放松肌肉和解除痉挛：推拿可使肌肉放松和解除由于疼痛、疲劳等原因造成肌肉痉挛。④一定的复位作用：若损伤关节而发生轻度错位、关节滑膜嵌顿，推拿治疗时所采用的抖动、牵拉、滚、摇等手法可对其起到复位作用。⑤解除粘连：由于损伤、退变等因素的作用，腰椎的肌肉、韧带、肌腱、

关节囊等部位可发生变性、粘连、瘢痕，推拿手法不仅可机械性地分离粘连，而且还可通过促进血液循环、增进淋巴液流动来改善局部组

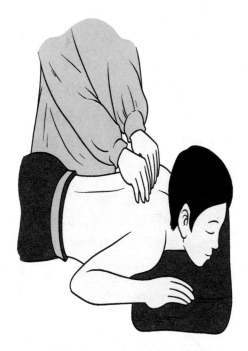

织的营养状态，使变性、粘连的组织重新恢复为有弹性的组织。⑥松解挛缩：与解除粘连相同的道理，推拿治疗对挛缩的肌肉及关节囊有较好的松解作用，并可逐步恢复及加大关节的活动范围。

（2）适用范围

①适应证：损伤性腰痛包括腰部急性扭伤、陈旧性扭挫伤、腰肌劳损等。非化脓性炎症引起的腰

痛有肌纤维组织炎、强直性脊柱炎等。退行性疾病引起的腰痛有腰椎间盘突出症、骨关节炎、腰椎椎管狭窄症等。其他，如腰椎骶化等。

②禁忌证：化脓性炎症：脊柱化脓性骨髓炎、硬膜外脓肿；腰背部局部疖肿、毛囊炎等皮肤化脓性炎症。结构破坏性疾病为脊柱结核、脊柱肿瘤等。其他为患者处于发热状态、有出血性疾病、局部静脉炎等。

（3）常规方法

①放松肌肉的方法：点法：治疗人员用双手的拇指指腹前部从患者后背部肺俞穴开始，顺棘突两侧点按各俞穴直至膀胱穴。压法：治疗人员双手交叉，右手在上，左手在下，用手掌自患者上背部按压棘突，逐渐向下直至腰骶部。在每次按压时应附加双手向上下方分开的力量。揉法：治疗人员单手张开虎口，将拇指及其他四指分别置于患者腰部两侧肾俞穴，轻轻颤动、揉按，也可以用双侧拇指分别按于患者两侧肾俞穴进行上述手法。推法：治疗人员用两手掌按压患者脊柱两旁，给予一定压力并推向两侧。摇法：治疗人员双手掌置于患

者腰部正中，推摇患者身体左右摆动，使腰部肌肉放松。②其他手法：抖法：患者俯卧位，双手扶于床缘，全身放松。治疗人员站于患者足侧，双手握住患者踝部，用力

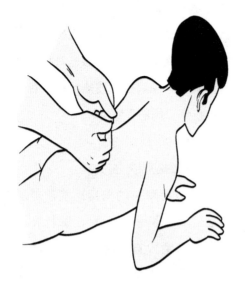

将患者提起并在空中作抖动动作，使患者躯干呈波浪状轻轻落下，此时患者腰背部肌肉进一步松弛。这一手法特别强调治疗人员要在用力的同时使用巧劲，千万不要将患者用力提起后又重重摔在床上。扳腿：患者俯卧位。治疗人员一手按压患者第三、第四腰椎旁边，另一手托住一侧的膝关节，使髋关节过伸到一定的程度，双手同时相对交错用力。左右各1次。注意有时可感到腰

部有弹响。扳肩：患者俯卧位。治疗人员一手按压患者第四、第五腰椎，另一手插于一侧肩下慢慢将肩部扳起到一定程度，然后双手同时相对交错用力。左右各1次。注意有时可感到腰部有弹响。侧扳：患者侧卧位，患侧在上，健侧下肢伸直，患侧下肢略屈曲。治疗人员站于患者腹侧，一手置于患侧髂部，另一手置于患侧肩部，使患者躯干扭转到一定程度，轻轻晃动。等患者肌肉完全放松时，治疗人员双手向相反方向同时猛然用力。此时患者可感到腰部有明显的弹响。患者改换另一侧卧位，用同样方法完成对侧的侧扳。注意这一手法应轻巧并掌握好时机。

有关腰痛的推拿手法治疗方法较多，在此主要介绍的是较为常用且较为简单、易操作的方法。

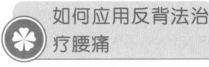

如何应用反背法治疗腰痛

反背法是治疗人员与患者背靠背站立，将患者反背起来的一种特殊的推拿治疗方法，属于传统医学

的范畴。反背时，患者腰部以下的自身重量尚可进行一段时间的持续牵引，使椎间隙增大，再由被动的腰部前后抖动和左右摇晃，从而放松肌肉、松解神经根处的粘连，创造突出组织还纳的机会，所以可用于腰椎间盘突出症患者，同时还可帮助缓解腰部肌肉痉挛，整复腰椎小关节紊乱。具体操作方法如下：

（1）治疗人员马步站立，双肩放松，与患者背靠背站立，屈肘，两肘互相勾紧，治疗人员臀部与患者臀部相对，然后稍向前弯腰，屈膝、挺臀，以治疗人员的臀部抵住患者的腰骶部或第四、第五腰椎部，将患者反背起来，使患者双脚离地。

（2）治疗人员逐渐增加腰部前屈的幅度和运动速度，并有节奏地进行臀部着力，快速前后来回活动患者腰部的动作30~40次。治疗人员臀部颤动要与双膝关节的屈伸动作协调统一。颤动要有节律，幅度不宜过大，频率不宜过快；呼吸要自然均匀，不能屏气。

（3）在前面操作的基础上，患者腰部已得到了一定的牵引，治疗人员再通过自己躯体的左右晃动，

使患者腰部以下随之产生左右摆动，重复20~30次。

　　操作过程中及其后的注意事项：①在整个反背治疗过程中，患者若感到疲劳，可适当休息片刻，再继续完成动作。②反背疗法后，为巩固疗效，防止复发，患者需卧硬床休息一段时间，避免腰部前屈活动。③在卧床休息期间，可逐渐开始进行腰背肌锻炼。

 ## 如何应用踩跷法治疗腰痛

　　治疗人员应用自身的重力，双脚施用不同的术势，着力踩踏施治部位，称为踩跷法。踩跷法作为推拿疗法中一种独特的治疗术式，也可用于治疗腰痛。具体操作方法如下：

（1）患者俯卧于特制的踩床上，胸前及两侧大腿前部分别用垫枕垫平。

（2）治疗人员双手或单手扶

住预制好的扶手（或吊环、悬木架），用以控制自身体重和平衡。

（3）用单足或双足尖部踩踏患者腰痛的部位，踩踏时以足尖为着力点，治疗人员借助体重对病变部位进行均匀而有节律的弹跳。弹跳时足尖不离开患者腰部皮肤。

（4）根据患者体质，可逐渐增加踩踏的力量和弹跳的幅度，但频率不宜过快。

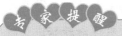

踩跷法虽然可舒筋活血、疏经通络、消炎止痛、缓解痉挛，从而达到治疗目的，但它刺激量很大，应用时必须谨慎，一般多用于体壮肥胖的患者，且操作时应避免暴力踩踏。此外，体质虚弱或合并心血管系统疾病、肝脾大、强直性脊柱炎、脊柱骨折、脱位、炎症、肿瘤等骨质病变及骨质疏松症患者应禁用。

（5）同时叮嘱患者随着弹跳的起落张口一呼一吸，切忌屏气，以防踩伤。

（6）根据使用足的部位不同及着力方法的不同，分别采用跟蹬法、溜滑法、跟蹂法、足心蹉法、足滚法、摩合法、沉压法、顿按法、足振法等。

（7）操作时根据患者疼痛部位的不同，变换双足着力的轻重及踩踏术势。

（8）操作的部位、顺序、方法及施力大小应根据患者病情及体质决定。

 ## 需要两人以上完成的推拿手法有哪些

（1）对抗牵引法：两人以上的治疗人员以一定的力量作用于患者腰部的上、下两端，使患者腰部受外力被动拉伸的方法，称为对抗牵引法。这一方法具有松解腰部肌肉、筋膜和韧带紧张或痉挛，增加椎间隙和椎间各小关节间隙的效果，一般适用于治疗急慢性损伤性腰痛、腰椎退行性疾患和腰椎间盘突出症等。

①具体操作方法：患者俯卧位，全身放松，双手紧握床沿。治疗人员的助手站立于患者健侧上端，双手掌托住患者双腋下，做向

前拉势，以固定患者上半身。治疗人员站立于床的另一端，双手握住患者受累下肢的踝部，做向后拉势。治疗人员与助手上下方向同时作对抗用力，持续牵引数分钟。力度要适宜，过大可能会伤及正常的软组织，加重患者疼痛症状；过小则达不到治疗目的。②注意事项：

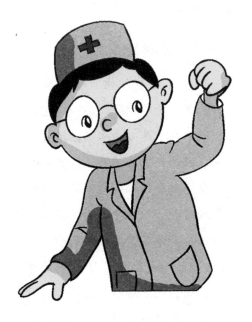

用力大小及方式应根据患者年龄、性别、体型、体质和病情来决定。一般年轻体健、男性、病程短的患者，牵引力量宜大；年老体虚、体弱瘦小、女性、病程长的患者，牵引力量则宜小。牵引力量的大小应以患者能耐受为度。

（2）抖腰法：治疗人员在助手的协助下手持患者受累下肢进行上下小幅度抖动，使下肢随之呈波浪起伏状抖动，并将这种振动传递到腰部的手法。这一方法具有松弛腰部肌肉、解痉止痛的效果，主要用于治疗急性腰扭伤、腰椎间盘突出症等疾病。

①具体操作方法：患者俯卧位，全身放松。治疗人员的助手双手掌托住患者双腋下，对抗牵引，使患者上半身固定。治疗人员握住患者双侧踝部，身体后仰，逐渐用力牵引拔伸，持续1~2分钟后，在牵引力量作用下左右摇转患者下肢，等患者腰部放松时，用突然的力量上下抖动数次，如此重复2~3次。②注意事项：患者在接受治疗时，应尽量使全身处于放松状态。

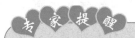

上述这些推拿治疗方法对腰部组织作用的力量相对较大，而且需要两人以上共同配合方能完成。因此，在进行上述推拿治疗方法时，应特别掌握适应证和禁忌证，较好地把握操作技术，合理地、恰到好处地完成治疗。

腰痛推拿手法治疗时应注意什么

腰痛推拿手法治疗时，需要特别注意如下几点：

（1）局部合并明显的骨质病变：如骨关节骨折、脱位，重度的腰椎滑脱症，椎弓根不连的患者不宜采用推拿手法治疗。在推拿手法治疗前，应排除上述腰椎骨质病变。

（2）伴有高血压、心脏病、糖尿病及其他全身性疾病者：应慎用推拿手法治疗。有严重的皮肤病、传染病，怀疑有结核、肿瘤等情况时，禁用推拿手法治疗。妇女在月经期及怀孕期也不宜采用推拿手法治疗。

（3）对于一些复杂情况：应慎用推拿手法治疗。如中央型腰椎间盘突出症，病程较长、疼痛剧烈、神经受压症状明显或病情迅速恶化、病情复杂的患者，可能后纵韧带已破裂、突出物大部在韧带之外，或已有明显的粘连，或突出的髓核已游离在椎管内，此时若做幅度较大的手法，腰椎被动地过度屈曲或伸展，突出物可更向椎管突出，造成更重的神经损害，甚至

在手法后会发生下肢肌肉瘫痪。因此，在上述情况下，不要勉强采用推拿手法。

（4）刺激性较重的推拿手法：尤其是腰部旋转复位、踩跷法或两人以上操作完成的推拿手法治疗后，需卧在硬板床上休息，或带腰围以起支撑保护作用，同时要注意腰部保暖。

此外还应注意：①推拿手法治疗只是治疗腰痛的一个中间阶段，它不是一劳永逸的治疗方法，因此在手法治疗、卧床休息后要逐渐加强腰背肌锻炼，注意自我防护，以避免复发。②推拿手法治疗不是治疗腰痛的唯一疗法，因此通常不宜仅用手法治疗，而应配合牵引、理疗、医疗体操、针灸等多种方法，予以综合治疗。

腰痛患者如何进行自我按摩

腰痛患者可以通过自我按摩方法缓解腰、下肢症状，并可配合正

规治疗，增强疗效，同时也可通过自我按摩恢复体力，巩固疗效。

（1）腰部的自我按摩

①搓法：患者端坐，两脚开立，与肩同宽。双手对搓10次，待发热后，紧按两侧腰眼处，即为第三腰椎棘突左右各3~4寸（同身寸）的凹陷处。稍停片刻（3~5次呼吸），两手掌顺着腰椎两旁，上下用力搓动，向上搓到两臂后屈尽处，向下搓到尾骨下的长强穴（尾骨尖与肛门之间）。连续36次。②捏法：患者姿势同上。双手拇指和食指同时夹住脊柱正中的皮肤，从与脐眼相对的命门穴（第二腰椎棘突下）开始往下捏，捏一下，松一下，直至尾椎。如此捏脊4次。③摩法：患者姿势同上。双手轻握拳，拳眼向上，以掌指关节突出部分在双侧腰眼处作旋转揉摩。先顺时针方向旋摩，再逆时针方向旋摩，各18圈。两侧可同时进行，也可先患侧后健侧进行。④叩法：患者姿势同上。双手轻握拳，拳眼向下，同时用双拳的指面轻叩骶尾部（以不痛为度）。左右拳各叩36次。⑤抓法：患者姿势同上，两手反叉腰，拇指在前，按于腰侧不动，其余4指从腰椎两侧处用指腹向外轻柔抓擦皮肤（注意指甲不能过长，以免抓破皮肤）。两手同时进行，各抓擦36次。

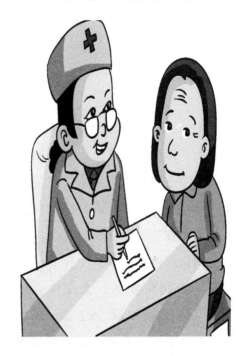

（2）下肢的自我按摩

①揉臀部：患者站立位。健侧手叉腰，患侧手掌置于臀部，自上而下以掌根回旋揉动肌肉。揉36次。②捏揉下肢外侧：患者端坐，两脚开立，与肩同宽。双手捏揉同侧大腿外侧，并顺势向前弯腰，一直捏揉到踝外侧。揉捏36次。③捏揉下肢内侧：接上手法，

双手绕到大腿内侧，由下而上顺序捏揉，直到大腿根部。揉捏36次。④捏揉小腿：患者坐位，"二郎腿"样将患侧小腿架于健侧大腿，双手捏揉小腿内侧、外侧、后侧，由膝至踝。重复36次。⑤搓脚弓：接上手法，捏踝后，顺势搓揉脚弓。重复36次。

（3）自我点揉穴位

①点揉委中穴：由于中医的观点为"腰痛委中求"，因此腰痛患者自我点穴按摩最常用的穴位为委中穴。委中穴位于腘窝横纹中央处。患者在捏揉小腿、脚弓后，将对侧拇指指腹在委中穴上用力点揉片刻，可缓解腰痛。②点揉环跳穴：环跳穴位于臀部外上部，压痛最明显处，用力点揉片刻，可缓解下肢症状。

（4）利用按摩机械

有条件的患者还可利用按摩机械自我按摩。常用的家庭按摩机械有电动按摩椅、电动按摩器等。

自我按摩具有相对安全的特点，是一种腰痛自我治疗或家庭治疗的较好方法，特别适用于姿势性腰痛、腰扭伤、腰肌劳损等一般腰痛。

如何采用拔罐疗法治疗腰痛

拔罐疗法不仅在民间应用较为广泛，而且在一些医院也常用，是一种负压治疗的手段。

（1）材料

①玻璃罐或专门的火罐：一般为口小腹大、罐口边缘光滑、稍厚、略向外翻的耐热硬质玻璃罐。

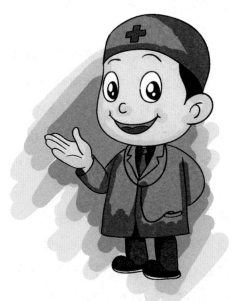

②其他材料：96％乙醇、棉棒或棉花、镊子、打火机或火柴、凡士林、大（小）毛巾。

（2）操作方法

①患者取舒适体位，暴露腰痛部

位，擦干汗液，涂以凡士林。②用备好的棉棒或用镊子夹住棉球，用酒精淋湿，点燃，迅速放入罐内并使大部分空气从火罐内排出，随即将罐子扣压在腰痛部位，形成负压，将火罐吸附于治疗部位的皮肤上，待罐吸紧后再放手。可按治疗部位的大小，选取大、中、小火罐及火罐数目，火罐尽量有规则地排列。③盖上大毛巾或衣服保暖，发现罐子吸力不足应取下重拔。④治疗3~5

分钟后，需观察皮肤反应，如皮肤发紫，出现水疱，应立即取下。一般治疗时间为10~15分钟。⑤取罐时右手拿罐，向一侧倾斜，左手按住倾斜的对侧皮肤，轻轻用力，待空气进入罐内后再拔起。治疗完毕，用湿热毛巾擦拭治疗部位。⑥隔日1次，3次为1个疗程。

如何采用刮痧疗法治疗腰痛

刮痧疗法是运用光滑的硬物或用手指、金属针具等在人体表面的特定部位或穴位进行反复刮擦、挤捏、缪刺等刺激而达到治疗疾病的方法。痧一方面是指"痧"疹征象，即皮肤出现红点如粟，指抚稍有隆起的疹点，是疾病在体表的一种表现；另一方面是指痧证，又称为痧胀、痧气，是多种疾病的共同症候，因此有"百病皆可发痧"的说法。从现代医学理论解释，刮痧一方面可直接刺激神经末梢，调节机体神经、内分泌功能，增强机体免疫力，从而提高人体的防御功能；另一方面可改善组织营养状况，

专家提醒

在进行拔罐疗法时，需要注意如下几点：①孕妇、发热、局部皮肤破损、感染者不宜采用。②检查罐口边缘是否完整，如有缺口不能使用。③患者治疗前腰部肌肉放松；治疗时局部有紧缩感；治疗过程不要移动身体，以免罐子脱落；若有灼痛感，应告知治疗人员，以及时处理，以免烫伤。④棉球淋湿时，要适量，不宜过多，点燃的棉球放入火罐时切勿触碰罐缘，以免烫伤。⑤拔罐处皮肤紫色罐痕未消失时，不宜在原处治疗。

促进新陈代谢，使机体恢复正常。

（1）材料

①刮痧板。一般采用玉质材料等。②刮痧介质。为减少刮痧时的摩擦力，防止皮肤擦伤，提高治疗效果，一般采用适当的润滑剂（如精油或红花油等）。③其他物品。包括酒杯、茶壶、汤匙等。

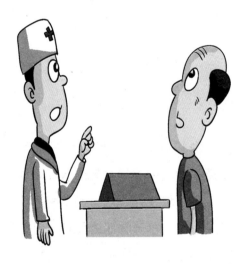

（2）操作方法

①患者俯卧位，放松，暴露腰背部皮肤，治疗者用湿毛巾将局部擦洗干净（或可用75％乙醇擦拭消毒）。②治疗者右手持刮痧板，与患者腰背部皮肤成45°，由上而下，由内而外，根据腰痛的不同病因进行；必要时，可根据循经取穴的原则，对下肢的相关穴位进行刮痧；一般急性腰扭伤可依次以腰夹脊→肾俞→大肠俞→秩边、委中的顺序进行；腰肌劳损可依次以腰夹脊→肾俞→大肠俞→秩边、委中→委阳→承山→昆仑的顺序进行；腰椎间盘突出症可依次以肾俞→大肠俞→次髎→环跳→殷门、委中→承山、阳陵泉→悬钟→昆仑的顺序进行。③一般每一部位刮治20次左右，总治疗时间20分钟；具体可根据疾病的性质和患者的体质情况等因素灵活掌握。④5~7日刮治1次，连续5次为1个疗程。2个疗程之间可间隔8~10日。

在进行刮痧疗法时需要注意如下几点：①禁用于合并存在急慢性传染病、出血倾向疾病（如白血病、血小板减少性紫癜等）、局部皮肤感染（如疖肿、痈疮等）、年老体弱者及妊娠妇女。②接受治疗的患者不要空腹。③注意对刮痧用具、局部皮肤的消毒。④患者体位尽量处于放松姿势。⑤刮治的力度要均匀，以避免损伤皮肤。⑥治疗数疗程后效果不佳者，应停止治疗，再次就诊，查明病因。

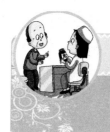

第四节
常用药物

 杜冷丁

【别名】地美露、哌替啶、唛啶、美吡利啶、利多尔、吡利啶、唛啶利多尔。

【适应证】①各种剧痛的止痛，如创伤、烧伤、烫伤、术后疼痛等。②心源性哮喘。③麻醉前给药。④内脏剧烈绞痛（胆绞痛、肾绞痛需与阿托品合用）。⑤与氯丙嗪、异丙嗪等合用进行人工冬眠。

【用量用法】①口服：每次50~100毫克。极量：每次150毫克，每日600毫克。②皮下注射或肌内注射：每次25~100毫克，极量：每次150毫克，每日600毫克。2次用药间隔不宜少于4小时。

【注意事项】①成瘾性比吗啡轻，但连续应用亦会成瘾。②不良反应有头昏、头痛、出汗、口干、恶心、呕吐等。过量可致瞳孔散大、惊厥、幻觉、心动过速、血压下降、呼吸抑制、昏迷等。③不宜皮下注射，因对局部有刺激性。④儿童慎用。1岁以内小儿一般不应静脉注射本品或行人工冬眠。⑤不宜与异丙嗪多次合用，否则可致呼吸抑制，引起休克等不良反应。⑥其他注意事项及禁忌证同吗啡。

【规格】片剂：每片25毫克；50毫克。注射液：每支50毫克（1毫升）；100毫克（2毫升）。

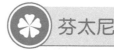 **芬太尼**

【别名】枸橼酸芬太尼

【适应证】适用于各种疼痛及外科、妇科等手术后和手术过程中的镇痛；也用于防止或减轻手术后出现的谵妄；还可与麻醉药合用，作为麻醉辅助用药；与氟哌啶配伍制成"安定镇痛剂"，用于大面积换药及进行小手术。还可用于外科麻醉的诱导，而且可在经过选择的患者作为单一麻醉药同氧气、肌肉松弛药合用，以进行心血管、神经外科或骨科的手术。

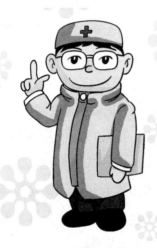

【用量用法】①麻醉前给药：0.05~0.1毫克，于术前30~60分钟肌内注射。②诱导麻醉：静脉注射0.05~0.1毫克，间隔2~3分钟重复注射，直至达到要求；危重患者、年幼及年老患者的用量减小至0.025~0.05毫克。③维持麻醉：当患者出现苏醒时，静脉注射或肌注0.025~0.05毫克。

④一般镇痛及术后镇痛：肌内注射0.05~0.1毫克，可控制术后疼痛、烦躁和呼吸急迫，必要时可于1~2小时后重复给药。⑤对2~12岁儿童，用于诱导和维持麻醉，每千克体重用2~3微克。

【注意事项】①静注时，可能会引起胸壁肌肉强直。如一旦出现，需用肌肉松弛剂对抗。注意，静注太快时，还能出现呼吸抑制。②个别病例可能会出现恶心和呕吐，约1小时后，可自行缓解，还可引起视觉模糊、发痒和欣快感，但不明显。③孕妇、心律失常患者慎用。支气管哮喘、呼吸抑制、对本品特别敏感的患者以及重症肌无力患者禁用。④有弱的成瘾性，应警惕。⑤不宜与单胺氧化酶抑制剂（如苯乙肼、优降宁等）合用。中枢抑制剂如巴比妥类、安定剂、麻醉剂，有加强本品的作用；如联合应用，本品的剂量应减少1/4~1/3。⑥芬太尼有一种很少见的迟发效应，发生在术后2~6小时；其特点是肌肉僵直，胸壁顺应性下降，通气减弱而导致酸中毒低血压及呼吸停止等。这种状况经机械呼吸和钠洛酮0.4毫克处理有效。⑦用该药后若发生心律缓慢，可用阿托品使之逆转。

【规格】①注射液：每支0.1毫克（1毫升）。②复方芬太尼注射液：每毫升含芬太尼0.1毫克，异丙嗪25毫克。

注：阿芬太尼：针1毫克/2毫升，5毫克/10毫升。

舒芬太尼：针50微克/1毫升，100微克/2毫升，250微克/5毫克。

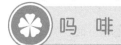 吗 啡

【别名】盐酸吗啡，美施康定（吗啡控释片），美菲康

【适应证】①镇痛：有强大的镇痛作用，对一切疼痛均有效，对持续性钝痛比间断性锐痛及内脏绞痛效果强。1次给药，镇痛作用持续4~8小时，故仅用于创伤、手术、烧伤、心肌梗死等引起的剧痛。②镇静：在镇痛的同时有明显镇静作用，有时产生欣快感，可改善疼痛患者的紧张情绪。③抑制呼吸：可抑制呼吸中枢，降低呼吸中枢对二氧化碳的敏感性。④镇咳：可抑制咳嗽中枢，产生镇咳作用。因有成瘾性，并不适用于临床。⑤对平滑肌的作用：可使消化道平滑肌兴奋，致使便秘；并使胆道、输尿管、支气管平滑肌张力增加。⑥心血管系统：可促进内源性组胺的释放而使外周血管扩张、血压下降；使脑血管扩张，颅压增高。⑦镇吐。亦因有成瘾性而不适用于临床。

【用量用法】皮下注射或口服：每次5~10毫克，1日1~3次。极量：皮下注射，每次20毫克，1日60毫克；口服每次30毫克，1日100毫克。

【注意事项】①连续使用可成瘾，需慎用。②婴儿及哺乳妇女忌用，临产妇女禁用（因可经乳腺排出及分布至胎盘，可抑制新生儿及婴儿呼吸）。③可引起眩晕、呕吐及便秘等不良反应。④慢性阻塞性肺疾患、支气管哮喘、肺源性心脏病禁用；急性左心衰竭晚期并出现呼吸衰竭时忌用。⑤颅内高压、颅脑损伤等患者禁用。⑥肝功能减退者忌用。⑦胆绞痛、肾绞痛需与阿托品合用，单用本品反而加剧疼痛。⑧在疼痛原因未明确前，忌用本品，以防掩盖症状，贻误诊治。⑨对呼吸抑制的程度与使用吗啡的剂量并行，过大剂量可致急性吗啡中毒，患者出现昏睡、呼吸减慢、瞳孔缩小至针尖样，进而可致呼吸

麻痹而死亡。

【规格】注射液：每支5毫克（0.50毫升）；10毫克（1毫升）。片剂：每片5毫克，10毫克。

二氢埃托啡

【别名】创伤止痛片；二氢片；双氢MQQ；双氢埃托啡；双氢乙烯啡

【适应证】创伤引起的疼痛、手术后疼痛、急腹痛、痛经和各种晚期癌症疼痛等。本品与解痉灵同用，有助于进行内镜逆行胰胆管造影术。

【用量用法】舌下含片，最大剂量一般为60毫克，1日量为180毫克，连续用药一般不得超过1周，晚期癌症患者长期应用本品产生耐药时，增加剂量最大可1次100毫克，1日400毫克。

【注意事项】少数患者可出现头晕、恶心和呕吐，出汗和无力，不经任何处理可自愈，少数患者出现呼吸抑制时，可用可拉明、洛贝林或吸氧后得到改善。脑外伤神志不清或肺功能不全者禁用；肝肾功能不全者慎用；非剧烈疼痛如牙痛、头痛、风湿痛、痔疮痛或局部

组织小创伤痛不宜使用本品。

【规格】舌下含片：20、40微克。

针剂：20微克/1毫升。

强痛定

【别名】布桂嗪，布新拉嗪，丁酰肉桂哌嗪

【适应证】用于偏头痛、三叉神经痛、炎症性及外伤性疼痛、关节痛、痛经、癌症等引起的疼痛。

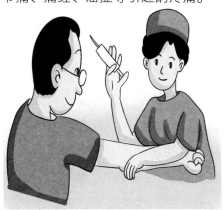

【用量用法】①口服：成人1日3~4次，每次60毫克，小儿每次每千克体重1毫克。疼痛剧烈时用量可酌增。一般在口服后10~30分钟内出现疗效。②皮下注射：成人每次50毫克。一般在注射后10分钟内出现疗效。

【注意事项】①偶有恶心或头晕、困倦等，停药后即消失。②据国内报道，连续使用本品可致耐受和成

瘾，故不可滥用。③镇痛作用为吗啡的1/3，一般注射10分钟见效。④对内脏器官的止痛作用较差。

【规格】①片剂：每片30毫克；60毫克。②注射液：每支50毫克（1毫升），100毫克/2毫升。

专家提示：

以上镇痛药物易成瘾。

以下两种镇痛药物不易成瘾。

镇痛新

【别名】乳酸喷他佐辛；戊唑星，喷他佐辛

【适应证】镇痛效力较强，皮下注射30毫克约相当于吗啡10毫克的镇痛效应，适用于各种慢性剧痛。

【用量用法】①静脉注射、肌内注射或皮下注射，每次30毫克。②口服后1小时发挥作用，1次给药可维持5小时以上，每次25~50毫克。必要时每3~4小时1次。最大量每日600毫克。12岁以下儿童的剂量尚未确定。

【注意事项】①国外认为本品不易成瘾，故列为非成瘾性镇痛药，不作为麻醉药品管理。但据报道，有2例连续用药一年以上，也出现成瘾现象，故仍应注意，切不可

滥用。②有眩晕、恶心、呕吐、出汗等不良反应。③大剂量可引起呼吸抑制、血压上升及心率加速。④对吗啡有耐受性的人，使用本药能减弱吗啡的镇痛作用，并可促使成瘾者产生戒断症状。⑤该药物加强括约肌对胆汁流出的阻力，因此不推荐在胆道内镜检查之前或对有胆道疾病的患者使用。⑥该药一部分在肝内代谢，另一部分以原药从肾脏排出。因此，肝肾功能差的应慎用。⑦该药不可用于缓解心肌梗死的疼痛，因为它有升高肺动脉压和中心静脉压的倾向，从而加重心脏的负荷。⑧长期反复注射该药，可使皮下组织或肌肉内产生无菌性脓肿、溃疡和瘢痕形成。⑨镇痛强度为哌替啶的3倍。⑩颅内压增高，孕妇，肝肾功能损害者慎用。

【规格】①片剂：每片25毫克；50毫克。②注射液：每支15毫克（1毫升）；30毫克（2毫升）。

平痛新

【别名】奈福泮，盐酸平痛新，肌舒平，甲苯恶唑辛，苯甲氧氮辛因，唑辛，镇痛醚

【适应证】对中、重度疼痛有效，肌内注射注本品20毫克相当12毫克吗啡效应。无耐受和依赖性。①用于术后止痛、癌瘤痛、急性外伤痛。②用于急性胃炎、胆道蛔虫症、输尿管结石等内脏平滑肌绞痛。③局部麻醉、针麻等麻醉辅助用药。

【用量用法】①口服：口服15~30分钟后迅速吸收而起作用，每次20~60毫克（口服60毫克相当肌内注射或静脉注射本品20毫克时疗效），1日3次。②肌内注射或静脉注射：每次20~40毫克，1日3次。必要时每3~4小时1次。

【注意事项】①产生作用时常有瞌睡、恶心、出汗、口干、头晕、头痛等不良反应。但一般持续时间不长。若过量可引起兴奋，宜用地西泮解救。②心血管疾病、心肌梗死或惊厥者禁用，严重肝、肾功能不良者慎用。

【规格】①片剂：每片20毫克。②胶囊剂：每胶囊20毫克。③注射液：每支20毫克（1毫升），20毫克（2毫升）。

非成瘾性药物还包括非甾体类抗炎药：如吲哚美辛、布洛芬等，以及一些合成类药物和中成药等

专家提示：

以下几种为非甾体类抗炎药：

 阿司匹林

【别名】醋柳酸，乙酰水杨酸，拜阿司匹林加维生素C；拜阿司匹林咀嚼片；巴米尔，醋酰水杨酸

【适应证】①用于发热、头痛、神经痛、肌肉痛、风湿热、急性风湿性关节炎及类风湿性关节炎等，为风湿热、风湿性关节炎及类风湿性关节炎首选药，可迅速缓解急性风湿性关节炎的症状。对急性风湿热伴有心肌炎者，可与皮质激素合用。②用于痛风。③预防心肌梗死、动脉血栓、动脉粥样硬化等。④用于治疗胆道蛔虫病（有效率90％以上）。⑤粉末外用，可治足癣。

【用量用法】①解热镇痛：每次口服0.3~0.6克，1日3次，或需要时服。②抗风湿：每次0.5~1克，1日3~5次。口服时宜嚼碎，并可与碳酸钙或氢氧化铝或胃舒平合用，以减少对胃刺激。1个疗程为3个月左右。小儿1日每千克体重0.1克，分3次服，前3日先服半量，以减少反应。

③预防心肌梗死、动脉血栓、动脉粥样硬化，每日1次，每次0.3克；预防暂时性脑缺血，每次0.65克，1日2次。④治疗胆道蛔虫病：每次1克，每日2~3次，连用2~3日。当阵发性绞痛停止24小时后即停药，然后再行常规驱虫。⑤治疗X线照射或放疗引起的腹泻：每次服0.6~0.9克，每日4次。⑥治疗足癣：先用温开水或1∶5000的高锰酸钾溶液洗涤患处，然后用本品粉末撒布患处，一般2~4次可愈。

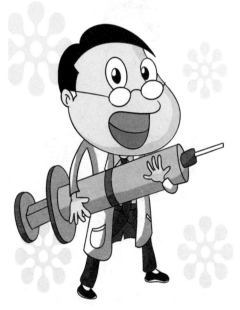

【注意事项】①年老体弱或体温在40℃以上者，解热时宜用小量，以免大量出汗而引起虚脱。解热时应多喝水，以利排汗和降温，否则因出汗过多而造成水与电解质平衡失调或虚脱。②有时可见恶心、呕吐等。口服较大量（1日3克以上）可刺激胃，破坏胃黏膜屏障而引起胃出血，并由于使凝血酶原减少导致全身出血倾向，如同服维生素K（每日2~4毫克）则可防止。③特异体质者可引起皮疹、血管神经性水肿、哮喘等过敏反应，其中哮喘最多见（约占2/3），故哮喘患者慎用。④胃及十二指肠溃疡病患者应慎用或不用，如需用应与抗酸药（如胃舒平或三矽酸镁）同服，或应用肠溶片。⑤饮酒前、后不可服本品，因可损伤胃黏膜屏障而致出血。⑥长期大量服用或误服过量，可引起急性中毒，其症状为头痛、眩晕、耳鸣、视力减退、呕吐、大量发汗、谵妄，甚至高热、脱水、虚脱、昏迷而危及生命。⑦与其他水杨酸类药物、双香豆素类抗凝血药、磺胺类、降血糖药、巴比妥类、苯妥英钠、甲氨蝶呤等合用时，可增强它们的作用及毒性。⑧因糖皮质激素有刺激胃酸分泌、降低胃及十二指肠黏膜对胃酸的抵抗力，故与本品合用可能使胃肠出血加剧。⑨本品与氨茶碱或其他碱性药（如碳酸氢钠）合用，可促进本品的排泄而降低疗效。⑩本品使布洛芬等非甾体抗炎药的血药浓度明显降低，二者不应合用。⑪可引起胎儿异常，妊娠期妇女尽量避免使用。

【规格】片剂：每片0.025克；0.05克；0.1克；0.2克；0.3克；0.5克。

布洛芬

【别名】异丁苯丙酸，异丁洛芬，拔怒风，芬必得，波菲特；大亚芬克；芬尼康；炎痛停；美林；雅维；抗风痛，依布洛芬

【适应证】本品的镇痛、消炎作用机制尚未完全明确，可能是通过抑制前列腺素或其他刺激性递质的合成而在炎症组织局部发挥作用。本品适用于解热，减轻中度疼痛如关节炎、神经痛、肌肉痛、头痛、偏头痛、痛经、牙痛、感冒及流感症状。用于风湿性关节炎，其消炎、镇痛、解热作用与乙酰水杨酸、保泰松相似，比对乙酰氨基酚好。在患者不能耐受乙酰水杨酸、保泰松等时，可试用本品。对血象与肾功能无明显影响。

【用法用量】口服：成人每次200毫克，每日1～3次，每日最多不超过800毫克；缓释剂可每次300毫克，每日1～2次。儿童每日1～3次，1岁以下每次20～30毫克；1～3岁每次60毫克；4～6岁每次100毫克；7～9岁每次150毫克；10～12岁每次180毫克；12岁以上每次200毫克。

外用：5％，每日3次。

【不良反应】偶见轻度消化不良、皮疹、胃肠道溃疡及出血，氨基转移酶升高。

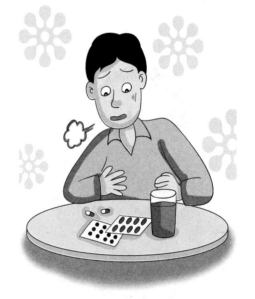

【注意事项】①对阿司匹林或其他非甾体类消炎药过敏者，对本品有交叉过敏反应。②孕妇及哺乳期妇女慎用。③对患有哮喘、心功能不全、高血压、血友病及其他出血性疾病、消化道溃疡、肾功能不

全者慎用。

【禁忌证】

①对阿司匹林或其他甾体药物严重过敏者禁用。

②对鼻息肉综合征及血管水肿患者禁用。

【药物相互作用】①饮酒和与其他非甾体抗炎药同时使用，会增加胃肠道不良反应，也有引起溃疡的危险性。②与阿司匹林或其他水杨酸类药物同用时，不能增加疗效，而胃肠道不良反应及出血倾向发生率增高。③与抗凝血药同用，增加出血危险。④本品可增强抗糖尿病药物作用；降低抗高血压药物的降压作用；与皮质激素类同用，可明显地减缓炎症症状。⑤不宜与甲氨蝶呤同用，以防中毒。⑥与丙磺舒和维拉帕米、硝苯地平同用时，要注意降低剂量；与地高辛同用时，注意调整地高辛剂量。

【用法用量】口服：成人每次200毫克，每日1～3次，每日最多不超过800毫克；缓释剂可每次300毫克，每日1～2次。儿童每日1～3次，1岁以下每次20～30毫克；1～3岁每次60毫克；4～6岁每次100毫克；7～9岁每次150毫克；10～12岁每次180毫克；12岁以上每次200毫克。外用：5％，每日3次。

【规格】片剂：每片100毫克，200毫克。缓释胶囊：0.3克。搽剂：2.5g（50毫升）。

 芬必得

【别名】布洛芬缓释胶囊

【适应证】有解热、镇痛及抗炎作用，适用于扭伤、劳损、下腰疼痛、肩周炎、滑膜囊炎、肌腱及腱鞘炎。牙痛和术后疼痛、关节炎等。

【用量用法】口服：成人及12岁以上儿童，每日2次（早、晚各1次），每次1～2粒。晚间服药可使疗效保持一夜，亦有助于防止晨僵。

【注意事项】一般有肠胃不适或皮疹、头痛、耳鸣。肠胃道患者慎用。禁忌证：活动期消化道溃疡患者，对本药过敏者，因服用阿司匹林和其他非类固醇类抗炎药诱发哮喘、鼻炎或荨麻疹的患者。

【规格】胶囊：300毫克/粒。

泰 诺

【别名】百服宁；醋氨酚；扑热息痛；泰诺止痛片；退热净；雅司达，泰诺林，对乙酰氨基酚，斯耐普，一粒清

【药理作用】本品是非那西丁在体内的代谢产物，其抑制中枢神经系统前列腺素合成的作用与阿司匹林相似，但抑制外周前列腺素合成作用弱，故解热镇痛作用强，抗风湿作用弱，对血小板凝血机制无影响。口服吸收迅速，完全，在体液内分布均匀，大部分在肝脏代谢，中间代谢产物对肝脏有毒，以葡萄糖醛酸结合物形式或从肾脏排泄，半衰期一般为1~4小时。

【适应证】用于感冒发烧、关节痛、神经痛及偏头痛、癌性痛及术后止痛。尤其阿司匹林不耐受或过敏者。

【用量用法】每次口服0.25~0.5克，1日3~4次。1日量不宜超过2克，疗程不宜超过10日。儿童12岁以下按每日每平方米体表面积1.5克分次服。按年龄计：2~3岁，160毫克；4~5岁，240毫克；6~8岁，320毫克；

9~10岁，400毫克；11岁，480毫克。每4小时或必要时再服1次。

【注意事项】①不良反应较少，不引起胃肠道出血。②可引起恶心、呕吐、出汗、腹痛及面色苍白等。③剂量过大可引起肝脏损害，严重者可致昏迷甚至死亡。如有可能可测定本品血药浓度，以了解肝损程度。④在3岁以下儿童及新生儿因肝、肾功能发育不全，应避免使用。

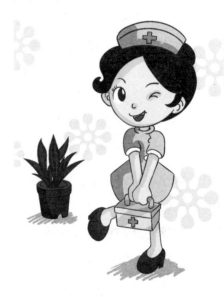

【药物相互作用】①长期饮酒或正在应用其他肝酶诱导剂时，尤其是巴比妥类或其他抗痉挛药的患者，连续使用本品，有发生肝脏毒性反应的危险。②与抗凝血药合用，可增加抗凝血作用，故要调整

抗凝血药的用量。③长期大量与阿司匹林、其他水杨酸盐制剂或其他非甾体抗炎药合用时（如每年累积用量1000克，应用3年以上），可明显增加肾毒性的危险。④与抗病毒药齐多夫定合用时，会增加毒性，应避免同时应用。

【规格】片剂：每片0.16克；0.3克；0.5克。针剂：0.075克；0.25克。栓剂：0.125克；0.15克；0.3克；0.6克。

泡腾冲剂小儿用100毫克/包，成人用500毫克/包。

泰诺（TYENOL COLD）每片成分：对乙酰氨基酚325毫克，盐酸伪麻黄碱30毫克，氢溴酸右美沙芬15毫克，马来酸氯苯那敏2毫克。具体参见"泰诺感冒片"。

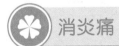

消炎痛

【别名】吲哚美辛，保新；美达新；意施丁；吲哚新，艾狄多斯，运动派士

【适应证】①解热、缓解炎性疼痛作用明显，故可用于急、慢性风湿性关节炎、痛风性关节炎及癌性疼痛；也可用于滑囊炎、腱鞘炎及关节囊炎等。②能抗血小板聚集，故可防止血栓形成，但疗效不如乙酰水杨酸。③治疗Behcet综合征，退热效果好；用于Batter综合征，疗效尤为显著。④用于胆绞痛、输尿管结石引起的绞痛有效；对偏头痛也有一定疗效，也可用于月经痛。

【用量用法】口服：开始时每次服25毫克，1日2~3次，饭时或饭后立即服（可减少胃肠道不良反应）。治疗风湿性关节炎等，若未见不良反应，可逐渐增至每日125~150毫克。现亦采用胶丸或栓剂剂型，使胃肠道不良反应发生率降低，栓剂具有维持药效时间较长的特点，一般连用10日为1疗程。

【注意事项】①常见的不良反应有胃肠道反应（恶心、呕吐、腹痛、腹泻、溃疡，有时并引起胃出血及穿孔）。饭后服用本品胶囊剂，可减少胃肠道反应。②中枢神经系统症状（头痛、眩晕等）的发生率也不低（20%~50%），若头痛持续不减，应停药。③可引起肝功能损害（出现黄疸、转氨酶升高）。④抑制造血系统（粒细胞减少等，偶有再生障碍性贫血）。⑤过敏反应：常见的有皮疹、哮喘。与乙酰水杨酸有交叉过敏性，对后者过敏者本品忌用。⑥有报道，与氨苯喋啶合用可引起肾功能损害。⑦溃疡病、震颤麻痹、精神病、癫痫、支气管哮喘患者，肾功能不全者以及孕妇忌用；儿童对本品较敏感，有用本品后因激发潜在性感染而死亡者，故忌用。⑧外用软膏只适用于无破损皮肤表面，忌用于皮肤损伤或开放性创口处。

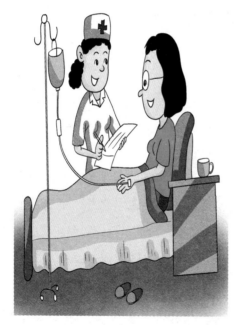

【药物相互作用】①本品与对乙酰氨基酚长期合用，可增加肾脏毒副作用。与其他非甾体消炎药合用时，消化道溃疡的发病率增高。

②与阿司匹林或其他水杨酸盐同时应用，不能增加疗效，而肠胃道不良反应明显增多，并可增加出血倾向。③饮酒或与皮质激素、促肾上腺皮质激素同用，可增加胃肠道溃疡或出血倾向。④与肝素、口服抗凝药、溶栓药合用时，有增加出血倾向的潜在危险。⑤与氨苯蝶啶合用时可致胃功能减退。⑥与秋水仙碱、磺吡酮合用时可增加胃肠溃疡和出血危险。

【禁忌】活动性消化道溃疡、肾功能不全、对非甾体类抗炎药物过敏者、震颤麻痹、癫痫、精神病患者，孕妇、哺乳妇女及儿童。

【规格】①片剂：每片25毫克。②胶丸：每粒25毫克，75毫克。③栓剂：25毫克，75毫克，100毫克。④针剂：1毫克，10毫克，20毫克。⑤膏剂：100毫克，10克。

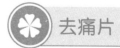

去痛片

【别名】索米痛；索密痛

【药理作用】具有解热、镇痛、镇静作用，抗风湿作用很弱。每片含对乙酰氨基酚0.125克，氨基比林0.15克，咖啡因0.05克，苯巴比妥

0.015克，辅料适量。

【适应证】用于发热、头痛、牙痛、关节痛、痛经及其他各种慢性钝痛的治疗。

【用量用法】口服：每次1片，或遵医嘱。儿童：＞5岁：每次1/2片，每日3次。必要时3~4小时重复用。

【注意事项】偶见皮疹或剥脱性皮炎；极少数过敏者有粒细胞缺乏症，连用1周以上应定期检查血象；贫血、造血功能障碍患者忌用。有严重不良反应，常用而不宜久服。苯巴比妥类药物过敏者禁用。

【规格】片剂：每片0.5克。

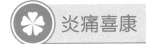

扶他林

【别名】双氯芬酸钠，双氯灭痛、服他灵、阿米雷尔、迪弗纳；奥尔芬；奥湿克；凯扶兰；诺福丁；天新力德；英太青胶囊；

【成分】双氯芬酸钠50毫克，米索前列醇200微克。

【适应证】类风湿性和骨关节炎，强直性脊柱炎。

【用量用法】成人1片，2~3片/

日，口服。乳胶剂：外用。

【禁忌】胃肠道出血者，妊娠妇女和计划怀孕的妇女。

【不良反应】腹痛，腹泻，恶心，消化不良，腹胀，呕吐，胃炎，便秘，皮疹，头晕，头痛，月经过多。肝病患者可出现S—GPT、S—GOT和胆红素增高。偶见肾脏损害。

【注意事项】哺乳妇女慎用。

【规格】片剂50毫克×10片。乳胶剂：20克。

炎痛喜康

【别名】安尔克；吡罗昔康；吡氧噻嗪，希普康，费啶

【适应证】用于治疗风湿性及类风湿性关节炎，有明显的镇痛、抗炎及一定的消肿作用，近期有效率可达85％以上。

【用量用法】每次服20毫克（必要时可酌增剂量），每日1次，饭后服。1日总量一般不超过40毫克。1疗程自2周至3个月不等。栓剂：塞肛20毫克/天。针剂：肌内注射10~20毫克。

【注意事项】①用量小，每日20毫克，4~7日即达稳态血药浓度。有报道其疗效优于吲哚美辛、布洛芬及奈普生。②不良反应轻微，偶有头晕、水肿、胃部不适、腹泻或便秘、粒细胞减少、再生障碍性贫血等，停药后一般可自行消失。③长期服用，可引起胃溃疡及大出血。④长期服药应注意血象及肝、肾功能变化，并注意大便色泽有无变化。必要时应进行大便隐血试验。⑤孕妇慎用。

【规格】片剂：每片20毫克。胶囊：10毫克；栓：20毫克；针剂：20毫克/2毫升。

非普拉宗

【别名】非普拉酮，戊烯松，戊烯保泰松，戊烯那宗

【适应证】适用于风湿性关节炎、类风湿性关节炎、强直性关节炎、肩周炎、骨关节炎、血栓性静脉炎、肌纤维炎、牙周组织炎、坐骨神经痛等的治疗。

【用量用法】口服：每次100~200毫克，每日2次，饭后服。

【注意事项】可有皮疹、嗜睡、水肿等，有肝、肾功能损害者慎用。

【规格】片剂：100毫克。